高等职业教育教材

角膜接触镜验配技术

主　编　黄小洁
参　编　陈　露　潘俊杰　廖观兴
　　　　易际磐　徐　良　张　敏
　　　　　　　　　　　陈　瑶

中国轻工业出版社

图书在版编目（CIP）数据

角膜接触镜验配技术／黄小洁主编.—北京：中
国轻工业出版社,2024.1

高等职业教育教材

ISBN 978-7-5184-1982-1

Ⅰ.①角… Ⅱ.①黄… Ⅲ.①角膜接触镜-眼镜检法
-高等职业教育-教材 Ⅳ.①R778.3

中国版本图书馆 CIP 数据核字（2018）第 122156 号

责任编辑：李建华 杜宇芳

策划编辑：李建华 责任终审：张乃东 封面设计：锋尚设计
版式设计：华 艺 责任校对：吴大朋 责任监印：张京华

出版发行：中国轻工业出版社（北京鲁谷东街 5 号，邮编：100040）

印 刷：北京君升印刷有限公司

经 销：各地新华书店

版 次：2024 年 1 月第 1 版第 6 次印刷

开 本：720×1000 1/16 印张：17.5

字 数：330 千字

书 号：ISBN 978-7-5184-1982-1 定价：52.00 元

邮购电话：010-85119873

发行电话：010-85119832 010-85119912

网 址：http://www.chlip.com.cn

Email：club@ chlip.com.cn

如发现图书残缺请与我社邮购联系调换

232100J2C106ZBW

👓｜前 言

　　角膜接触镜问世已有百余年，随着科技的发展和技术的进步，角膜接触镜学已成为一门相对独立和专业化的学科，更是眼视光技术专业学生必修的重要专业课程之一。

　　为积极推进眼视光技术专业的教学改革，立足实际，因地因校制宜，开发和编写适合眼视光专业课程特点、符合高职教育特色的教材是非常必要的。针对高职高专眼视光技术专业培养从事角膜接触镜验配工作应用型人才的特点，坚持理论联系实际，讲、学、练结合，突出岗位技能训练的原则、能力本位结合的原则、学生为主体的原则、与时俱进的原则，我们组织专业人员、教师和有关专家编写了这本教材。

　　角膜接触镜属于医疗器械范畴，配戴角膜接触镜的宗旨是通过规范化的验配使配戴者获得安全、舒适、持久清晰的视力。角膜接触镜学是一门涉及光学、医学、化学、材料、制造、生理学、心理学等多学科的交叉学科。角膜接触镜验配技术是集知识、技术、分析、诊断、处理能力为一身的综合技术，强调系统性和规范性，培养学生的临床逻辑思维能力。

　　本书从整体结构上分为接触镜概述、配前检查、接触镜护理和随访、软性接触镜验配、硬性接触镜验配、特殊患者角膜塑形镜验配、接触镜对眼睛的影响、接触镜与现代生活等。本书能够体现角膜接触镜学的特点，同时注重实际，具有知识性和实用性。

　　所谓知识性，体现了角膜接触镜学规范化的特点，在现有教材的基础上，注重知识间的前后衔接，使学生进一步了解和掌握角膜接触镜知识的特点，从而提高学生的专业素质。

所谓实用性，是指本书突出岗位能力需求，突出实践教学效果，注重学生的职业素养培养，以提高学生的职业能力和技术水平。

本书在正式出版前，大部分内容和相关资料曾作为编者所在学校眼视光专业的讲义试用，并在应用实践中不断改进，部分模拟方式的实训项目很有创新意义。

参加本书编写的人员均为多年从事教学和实践的专业人员，其中陈露编写项目一，黄小洁编写项目二、项目三、项目四、项目五、项目六，潘俊杰编写项目七，北京博士伦眼睛护理产品有限公司专业事务部主任廖观兴编写项目八，张敏、徐良编写实训项目。

浙江工贸职业技术学院眼视光技术专业教师陈瑶和易际磐、浙江省温州市黎明眼镜有限公司的郑耀洁参与了编写和图片摄制工作，在此一并表示感谢。

教材的开发是一个系统工程。在编写过程中，由于我们对于教材编写的认识还很肤浅，稚嫩之处难免，时间紧，任务重，其中缺点错误在所难免，敬请读者及时批评、指正，以便更好地改进。

编者

2018 年 1 月

目录

项目一　角膜接触镜概述

|学习目标|

　　了解角膜接触镜的发展史；掌握与角膜接触镜相关的解剖和生理知识；掌握接触镜、角膜、氧气三者的关系；掌握角膜接触镜基本设计参数和材料性质。

知识点 1　角膜接触镜的认识

|理论要求|

1. 掌握角膜接触镜配戴目标。
2. 掌握角膜接触镜的特点。
3. 了解角膜接触镜的优点。
4. 了解角膜接触镜的应用。
5. 了解角膜接触镜的发展史。

一、概述

　　角膜接触镜（通称隐形眼镜）问世已有百余年，随着现代科技的发展，有关角膜接触镜的知识和技术也在不断发展，已成为一门相对独立和专业化的学科，同时又是一门综合学科，涉及光学、医学、化学、材料、制造、生理学、心理学等众多学科。约 50% 的世界人口需要各种形式的视力矫正，而角膜接触镜已经成为临床屈光矫正的主要方法之一。

　　角膜接触镜是一种主要用于矫正各类屈光不正（包括近视、远视、散光）和老视的医用光学器具，角膜接触镜在国内被定为第三类医疗器材，非医疗单位需要获得角膜接触镜医疗器械经营许可才被允许验配角膜接触镜。角膜接触镜是根据人眼角膜的形态制成的，它直接附着在角膜表面的泪液层上并能与人眼生理相容，从而达到矫正视力、美容、治疗等目的。

当接触镜直接接触角膜时，光学功能与眼的光学作用结合起来，使光线聚焦在视网膜上，从而矫正屈光不正，获得清晰视力。除了屈光矫正外，接触镜还有很多特殊用途，包括治疗作用，如眼科手术后的绷带型镜片，采用特制的胶原膜制成，配戴这种角膜接触镜可免除缝合或减少缝合，减轻疤痕形成，对受伤的睑裂区的角膜起到屏障保护作用，还可以作为给药途径治疗某些眼病；美容作用，如改变眼睛颜色，起美容作用的染色镜片对角膜上的白斑、斑翳具有遮瑕作用。

与其他屈光矫正手段比较，角膜接触镜有着不可取代的优势，但也存在着问题，与框架镜比较，角膜接触镜优点很明显，它视觉自然，视野开阔，配戴舒适、方便、美观。

（一）角膜接触镜的优点

1. 视野大

角膜接触镜比框架眼镜具有更大的视野，没有眼镜框阻挡，直接与角膜接触，并随眼球转动，也不会产生由框架镜带来的一些光学缺陷如变形，尤其是对于屈光不正较严重的患者来说，作用明显。

2. 美观

人们选择角膜接触镜最重要的原因之一就是角膜接触镜提供了自然的外观，除了能矫正屈光不正之外，接触镜还能被用于改变配戴者的眼睛颜色，某些变色镜片还能对角膜上的白斑、斑翳等起遮瑕作用。

3. 配戴舒适方便

框架眼镜配戴者在温差大的环境下镜片要起雾，如食用面食、喝汤时容易起雾，也会在雨天溅上雨水，眼镜会压迫鼻梁和耳根，出汗时眼镜容易下滑，舒适度方面会差很多，而角膜接触镜配戴者不会遇上这些问题。

4. 安全

角膜接触镜在外界环境和角膜之间可起到保护、屏障的作用，在运动的时候，接触镜可以避免在镜架损坏时所发生的鼻子或脸部伤害。

5. 特殊用途

（1）无晶状体眼　儿童先天性白内障手术未植入人工晶体，可以用接触镜替代眼晶状体 +12.00 ~ +18.00D 的屈光度。对于无晶状体眼的患者来说，接触镜矫正效果明显优于框架眼镜，因为高度数的框架眼镜会引起视物变形等光学缺陷，尤其是对于单眼无晶状体眼。

（2）圆锥角膜　圆锥角膜表面不规则，框架眼镜矫正很难达到良好的效果，而硬性角膜接触镜能让角膜和镜片之间填充泪液，使光学界面变平滑，获得更清晰的视力。

（3）屈光参差和不等像　左右眼的屈光度数不同，产生的视网膜像大小不等，配戴接触镜就成为矫正的首选方法。

（4）其他　角膜接触镜的特殊用途还包括在眼科手术、药物给予和低视力矫正等方面。

（二）角膜接触镜的缺点

1. 角膜接触镜的配戴会影响到角膜的代谢活动

若镜片材料、设计方面或配戴方式不当，就会对角膜产生潜在的危险，如配戴者将日戴型的镜片戴镜过夜，就有可能引起角膜缺氧，从而引起一系列的眼部并发症。

2. 对配戴者眼睛健康状态和镜片护理要求较高

如活动性眼病的患者不能配戴，干眼症患者不宜配戴，糖尿病患者谨慎配戴；另外对配戴环境也有要求，在多风沙、高污染环境不建议配戴角膜接触镜。对配戴依从性的要求也很严格，戴镜之前要接受护理宣教，练习配戴；镜片保养比较麻烦。

二、理想的角膜接触镜

接触镜的发展经历了不断尝试、不断失败、不断进步的过程，人们一直在寻找理想的接触镜，即符合以下条件的接触镜：

① 视力清晰：成像质量好，提供优良的矫正视觉。

② 配戴舒适持久：配戴者不会感觉明显的异物感，能够长时间地配戴。

③ 安全：不会对眼睛产生刺激和毒性。

④ 透氧：能够保证配戴期间眼睛所需要的氧气供应。

⑤ 稳定：不容易和眼睛的生物组织、泪液成分发生反应。

⑥ 耐用：使用寿命长。

⑦ 多参数：湿润性好、抗沉淀性强。

⑧ 易于操作：容易护理和保养。

⑨ 易验配：验配流程简易准确，便于推广。

角膜接触镜具有光学性、附着性、适应性、透氧性、代谢性等特点，为实现理想接触镜的配戴目标，即安全、舒适、增视，经过不断探索实践，角膜接触镜在理念、材料、设计、配戴方式、更换周期等各个方面都经历了深刻的发展变化，虽然至今角膜接触镜还未达到十全十美，但是已经拥有数量众多的成功配戴者。

三、角膜接触镜的发展历史

角膜接触镜的发展经历了各种挑战，经过无数医学、材料化学、光学等领域的杰出人士的不断研究实践，角膜接触镜才有了今天的局面。

（一）早期设想

1508年，意大利著名画家达·芬奇第一个介绍并描绘出角膜接触镜草图，他介绍了将眼睛浸泡到盛水容器中时，可以中和角膜屈光力（图1-1），无意中却表达了接触镜的基本原理。

1637年，Rene Descartes介绍了充水玻璃管与角膜接触，该玻璃管一端直接与角膜接触，另一端是透明玻璃，产生光学矫正作用［图1-2（a）］。

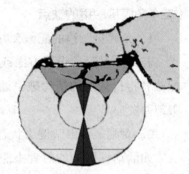

图1-1　达·芬奇描述的接触镜

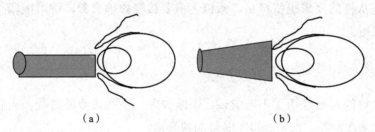

图1-2　早期角膜接触镜的设想

（a）Rene Descartes，1637年　（b）Thomas Young，1801年

1801年，物理学家Thomas Young制作了类似眼杯的装置，装置内充满水，直接贴于眼眶边缘，另外一端采用双凸镜［图1-2（b）］，系统与Rene Descartes介绍的系统相似，但是又更进一步适合眼睛，允许瞬目。

1845年，英国天文学家John Herschel根据前人的研究成果，提出了角膜上可以放置角膜模子加透明胶质来矫正角膜散光，被称为"接触镜之父"。

19世纪80年代，对角膜接触镜的研究越来越多，1888年德国眼科医师Adolf Eugene Fick和法国医师Eugene Kalt尝试研制用角膜接触的矫正镜片来治疗眼睛。1899年德国人August muller研制出有屈光力的角膜接触镜，首次提出CONTACT LENS，成为第一位研制具有屈光矫正作用的角膜接触镜的学者。

（二）角膜接触镜材料的发展

最初的角膜接触镜是用玻璃制作的，1936 年美国 Kefin Tuohy 实验室发现了聚甲基丙烯酸甲酯（简称 PMMA），当时用此材料制成的镜片为巩膜镜。PMMA 透明，密度比玻璃低，设计并加工成的接触镜更薄。除了这些，PMMA 镜片还有很多优点，容易制造，耐用，参数可以改变而且稳定，光学性能好，表面湿润性好，可以矫正角膜散光等，因此 PMMA 镜片很受欢迎。但是 PMMA 存在一个致命的弱点，不透气，这影响了角膜的健康，导致角膜缺氧引起的各类并发症，人们就开始寻找更理想的接触镜材料——具有 PMMA 的所有优点再加上透氧性。

软性角膜接触镜是发展里程中最为成功的，最早的软镜材料是高分子聚合物 HEMA（甲基丙烯酸 –2– 羟基乙酯），由捷克斯洛伐克科学院的 Otto Wichterle 教授发明，HEMA 材料是亲水性的，对营养物质和代谢物具有一定的通透性。在 1962 年和 1965 年获得美国专利，20 世纪 60 ~ 70 年代美国博士伦公司购买该专利并大规模生产，于 1972 年进入市场。

角膜接触镜配戴方式不当导致了多种并发症，促使人们进一步研究角膜接触镜的新材料，也开发出了其他不同类型的软镜材料，包括含水量高达 71% 的材料，称为非 HEMA 材料。20 世纪 90 年代出现硅水凝胶软镜，既保持了硅高透氧的特点，又有水凝胶材料亲水的特点，显著改善了材料的湿润性，可以连续配戴 30 天。

PMMA 除了不透气，其他方面都可以作为硬性角膜接触镜的理想材料，第一种尝试是在 PMMA 中加入硅，制成硅胶丙烯酸酯，但是湿润性和抗沉淀物差。硬性透气性角膜接触镜（RGP）是目前对角膜健康最好的镜片，光学性能好，矫正散光效果佳，RGP 的验配需要更多的理论知识和技能，且配戴需要配戴者有一定的素质和理解能力才能成功适应，因此 RGP 的验配不如软镜普及。

（三）我国角膜接触镜的发展

1946 年上海的吴良材最早引进国外的角膜接触镜技术，上海医学院和上海眼镜二厂在 1962 年研制出中国最早的 PMMA 硬性接触镜，在 20 世纪 70 年代初研制出中国最早的软性角膜接触镜。80 年代开始，我国的接触镜开始进入快速发展时期，博士伦、海昌、卫康、强生、视康等品牌开始进入中国市场，我国配戴角膜接触镜的人数也日益增加。

20 世纪 90 年代后期，硬性角膜接触镜开始在中国推广，随着国人对 RGP 认识的不断增加，配戴者人数也逐渐增加，一种特殊设计的 RGP 镜片（角膜塑形镜即 OK 镜）经国家食品药品监督管理局的监管，开始步入理性的发展阶段。

知识点 2　角膜接触镜与眼相关的解剖和生理知识

|理论要求|

1. 掌握角膜、泪膜结构和生理功能。
2. 了解结膜和眼睑的结构和生理功能。

　　角膜接触镜直接接触的是角膜、泪膜、结膜，配戴会引起这些组织的变化，因此需要了解与角膜接触镜配戴有关的眼部解剖结构、生理功能。

一、角膜

　　角膜位于眼球前极中央，前表面呈椭圆形，垂直径为 10.5 ~ 11.0mm，水平径为 11.5 ~ 12.0mm，中央厚度 0.50 ~ 0.55mm，周边厚度约 1mm，前表面曲率半径约 7.8mm，后表面曲率半径约 6.8mm，是眼睛的主要光学表面。角膜透明，无血管，折射率是 1.376。角膜前表面屈光力约为 +48.8D，后表面屈光力约为 –5.8D，总屈光量约为 +43.0D，占眼球屈光力的 70%。角膜中央呈圆形，为光学区，中央到周边则越来越平坦。角膜的营养代谢主要来自房水、泪膜和角膜缘血管网。

　　组织学上，角膜自外向内可分为五层：上皮细胞层、前弹力层、基质层、后弹力层、内皮细胞层（图 1-3）。

　　（1）上皮细胞层　厚约 35 μm，由 5 ~ 6 层上皮细胞组成，无角化，细胞类型有基底细胞、翼状细胞、扁平细胞和微绒毛，细胞更新周期约为 7 天，微皱褶和微绒毛出现在上皮细胞的前表面，有助于保留泪液。上皮细胞层的生理功能是形成光滑、透明的光学界面，表面的微绒毛和微皱襞是泪膜的黏附表面，阻止微生物和异物侵入。上皮再生

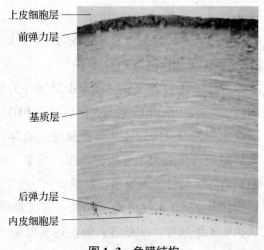

上皮细胞层
前弹力层

基质层

后弹力层
内皮细胞层

图 1-3　角膜结构

能力强，损伤后可再生。

（2）前弹力层（Bowman's membrane）　由较坚实的透明弹性纤维构成，为一层均质透明膜，无细胞。厚 8 ~ 14 μm，主要是胶原纤维随机分布。前弹力层的生理功能主要是维持上皮结构，损伤后不可再生。

（3）基质层　厚约 500 μm，占角膜厚度的 90%，由约 200 层平行排列的胶原纤维薄板组成，规则性排布有利于角膜透明成分，胶原板层需要氧气来维持相对脱水的状态和相对恒定的厚度，缺氧导致无氧代谢，产生乳酸，水分潴留，造成水肿。基质层的生理功能是透光和维持角膜形状，损伤后不可再生。

（4）后弹力层（Descement's membrane）　厚 10 ~ 12 μm，由弹性的无结构胶原纤维薄膜构成，由内皮分泌，生理功能主要是作为角膜内皮基底层，能轻易从基质层脱离，损伤后可再生。

（5）内皮细胞层　厚约 5 μm，由单层扁平六角形细胞构成，细胞密度为 3000 个 /mm^2，由 Na$^+$–K$^+$–ATP 酶即内皮泵主动泵出水分，维持角膜相对脱水的状态。内皮细胞的数量随着年龄的增大而减少，损伤、炎症、内眼手术都会引起内皮细胞减少和代偿反应：如内皮空洞，内皮细胞多形性。主要生理功能：具有角膜 – 房水屏障功能，内皮层允许营养物质弥散到角膜，机械泵的作用是将水分从角膜基质中泵到前房，保持角膜处于部分脱水的状态。

二、泪膜

1. 泪膜的结构

泪膜是眼表结构的重要组成部分，覆盖于眼球前表面，泪膜的总厚度为 6.5 ~ 7.5 μm。泪腺分泌系统包括主泪腺和副泪腺，主泪腺提供反射性分泌（感情性分泌），副泪腺（Krause 和 Wolfring 副泪腺）提供基础分泌（又称生理性分泌），通过眼睑运动和眼球运动形成泪湖，每次瞬目使泪膜重新分布，正常泪液成分包括白蛋白、酶、免疫球蛋白（IgA、IgG、IgM、IgE）、补体成分、乳铁蛋白、乳化脱氢酶、胞浆素等。泪膜由外向内分为三层：脂质层、水质层、黏液层（图 1–4）。

（1）脂质层　主要由睑板腺（Meibomian

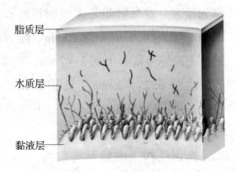

脂质层
水质层
黏液层

图 1–4　泪膜结构

腺）分泌，厚约 0.1 μm，作用是增加泪膜的表面张力，减少泪液蒸发率，防止泪液外溢。

（2）水质层　由泪腺、Krause 和 Wolfring 副泪腺分泌，厚 6 ~ 7 μm，泪膜的主要成分包含水、电解质、蛋白质。作用是维持角膜表面的亲水性，为角膜运送营养物质，并能抵抗微生物的作用，保护、冲洗、润湿角膜和结膜。

（3）黏液层　由结膜的杯状细胞分泌，厚 0.02 ~ 0.05 μm，主要成分为糖蛋白和黏多糖，角膜上皮表面的微绒毛形成水质层所吸附的亲水表面。作用是维持角膜亲水性，使水质层能够均匀地覆盖角膜表面，降低泪膜表面张力，清除泪膜中的颗粒物质。

2. 泪膜的生理功能

（1）湿润作用　湿润眼球前表面，维持角膜的透明性；形成光滑的光学界面，形成清晰的视觉。

（2）保护角膜　泪液中含有免疫球蛋白和抗菌物质；给角膜提供需要的营养物质和氧气。

（3）排泄代谢产物　泪液带走脱落的上皮细胞和二氧化碳等代谢终产物。

三、结膜

结膜是一层半透明薄黏膜，覆盖于眼睑的后面、巩膜的前面和穹窿部，分为睑结膜、球结膜、穹窿结膜三部分。结膜腺体包括杯状细胞、Krause 和 Wolfring 副泪腺。杯状细胞分泌泪液的黏液层，Krause 和 Wolfring 副泪腺分泌泪液的水质层。

四、眼睑

眼睑位于眼眶前部，覆盖于眼球表面，分为上睑和下睑，上下睑缘间的裂隙称为睑裂。睁眼时睑裂大小因年龄和种族而异，黄种成年人约为 28mm×8mm，白种成年人约为 30mm×10mm。睑裂内外连接处分别为内眦和外眦，正常人平视时上睑遮盖角膜上部 1 ~ 2mm，内眦有一小小的肉样隆起，称为泪阜。

睑缘长 25 ~ 30mm，宽约 2mm，有 2 ~ 3 排睫毛。上睑睫毛较长，为 8 ~ 12mm，数量为 100 ~ 150 根；下睑睫毛较短，为 6 ~ 8mm，数量较少，为 50 ~ 75 根。

组织结构上眼睑从外向内分为五层：皮肤层、皮下组织层、肌肉层（主要是眼轮匝肌）、纤维层（包括睑板）、黏膜层（睑结膜），眼睑的腺体除了皮肤和结膜腺体外，还有睑板腺、Moll 腺、Zeis 腺。睑板腺是泪膜脂质层的主要来源，Moll 腺开口位于 Zeis 腺、睫毛毛囊和睑缘，Zeis 腺分泌形成泪膜脂质层。

眼睑瞬目运动平均 12 ~ 15 次 /min，保护眼组织和帮助泪液的重新分布，眼睑闭合能减少外界的刺激，防止泪液蒸发。

知识点 3　配戴角膜接触镜与角膜氧的代谢

|理论要求|

1. 掌握角膜氧供的来源和作用。
2. 掌握透氧性和等效氧分压的概念。
3. 了解影响氧供的因素。

氧气是角膜维持正常新陈代谢活动和结构完整性所必需的，如葡萄糖的新陈代谢（营养），葡萄糖供应能量给角膜内皮，角膜内皮主动维持角膜水分的平衡，保持角膜的透明性及功能。

（一）不戴镜时角膜的氧供

角膜氧来源于大气、睑结膜血管、角巩膜缘血管、房水（图 1-5）。睁眼时角膜上皮的氧供主要来自于大气中的氧溶解到泪膜，小部分来源于角巩膜缘和睑结膜血管，氧气再被传送到角膜基质，角膜内皮的氧主要来源于房水，然后再到角膜基质。闭眼时，大气中的氧供中断，仅来自于睑结膜血管、房水、角巩膜缘血管。

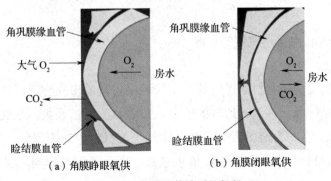

（a）角膜睁眼氧供　　　　（b）角膜闭眼氧供

图 1-5　角膜不戴镜时的氧供

上述是不戴镜时角膜的氧供，配戴角膜接触镜后，泪液重新分布，分别在镜片前后各形成一层泪膜，角膜获得氧供的情况如下：睁眼时主要来自于大气，但是部分被镜片阻断，少部分来源于角膜缘血管、睑结膜血管、房水；闭眼时主要来自于角膜缘血管、睑结膜血管、房水（经过泪膜溶解后到达角膜的一部分被镜片阻断）。

（二）戴镜时角膜的氧供

配戴角膜接触镜后角膜获得氧气的途径主要有以下几个方面：

1. 泪液排吸

空气中的氧气并不能直接参与角膜的代谢，而是以泪液为媒介间接地将氧气传递给角膜。通过瞬目可将镜片边缘含氧量高的泪液吸入镜片下供给角膜进行新陈代谢，被称为镜片的"排吸"作用。硬质镜片的排吸作用较强，每次瞬目泪液的更换率达15%～20%。软镜的泪液排吸作用较弱，每次瞬目泪液的更换率不足4%，故软镜更主要的是依赖泪液渗透来维持角膜氧供的。

2. 泪液渗透

泪液渗透是含氧量高的泪液经过镜片的水通道渗透至角膜表面，软镜主要依赖这种途径来维持角膜氧供。软镜的水凝胶聚合材料有良好的亲水性，镜片外含氧量高的新鲜泪液可借助镜片中的水通道渗透至角膜表面。软镜的透氧能力与镜片水通道的数量、行程有关。镜片含水量多则水通道多，透氧性能好；镜片薄则水通道行程短，透氧性能好。故软镜的透氧能力与镜片的含水量呈正相关，与镜片的厚度呈负相关。

3. 材料结合

材料结合是镜片材料与外界氧气结合，并传递给角膜，含有氟、硅成分的镜片具有比水凝胶软镜材料更好的透氧性能，这些镜片的透氧是靠镜片材料中的成分特异地与外界的氧气结合传递给角膜的。如透气硬镜（含氟、硅）、硅水凝胶镜等。

（三）评价角膜接触镜透气性的参数

1. 透氧性（Dk）

评价角膜接触镜材料的透气性，是接触镜材料的内在物理属性，指接触镜材料在单位时间内允许氧气通过的能力。其中 D 为弥散系数，是气体分子在材料中运动的速度；k 为溶解系数，是气体分子在材料中的溶解量，单位以 cm^2/s 表示。镜片材料含水量越高，Dk 值也越高；同时受温度影响，温度越高，Dk 越大。

2．Dk/L（氧传导性）

Dk/L 表示镜片的氧传导性。L 为镜片厚度，单位为 cm（厘米），以 -3.00D 接触镜片的中央厚度为计算标准。镜片的氧传导性为镜片材料的透氧性除以镜片的厚度（L）。镜片离体试验测试的氧传导性是指氧通过一定厚度特定镜片的实际速度，厚度越薄，透氧性越好；含水量增大，氧传导性也增大。

3．等效氧分压（EOP）

EOP 表示配戴角膜接触镜后角膜面实际的氧分压，用来评价角膜接触镜在活体眼上的实际透氧性，不是物理常数，是与材料 Dk 值和镜片设计有关的生理度量。

通常将空气中的氧体积分数 21% 作为角膜可获得的最高标准，EOP 最大值为 21%。如果 EOP 为 10.5%，只允许一半的大气氧到达角膜；如果 EOP 为 7%，只允许 30% 左右的大气氧到达角膜。

由于不戴镜睡眠时角膜前氧水平为 6% ~ 7%，故通常认为 6% 为角膜的生理氧临界，即当戴角膜接触镜时，无论睁眼还是闭眼，角膜前的氧水平低于 6% 就破坏了角膜正常的生理状态。

（四）缺氧角膜的变化

缺氧会影响角膜各层的结构和功能，因此验配角膜接触镜需要在随访中检查缺氧的体征，包括上皮微囊、基质水肿（条纹褶皱）、内皮空泡多形变、角膜触觉阈值增加（敏感度降低）、新生血管等（详见项目七：接触镜配戴对眼睛的影响）。

（五）影响角膜氧供的因素

（1）海拔高度　海拔增高，氧分压下降，角膜获得的氧气减少。

（2）配戴角膜接触镜　接触镜直接影响角膜与大气之间的气体交换，其影响程度与镜片材料、厚度、配适状况等有关。

知识点 4　角膜接触镜材料和工艺

| 理论要求 |

1．掌握弹性模量、湿润角、含水量的概念。

2．掌握角膜接触镜制作工艺的种类。

一、角膜接触镜的材料

理想的角膜接触镜材料要与人眼的相容性好，才能保证无毒和舒适；理化性质要稳定，才能容易配方和制作；耐用，简化操作和保养；光学性能好，保证视力清晰；高透氧性，保证安全。为了追寻完美的镜片，角膜接触镜材料的发展从最早的玻璃，到后来的树脂（PMMA），再到 HEMA 和非 HEMA 软镜材料，直到现在的 RGP 和硅水凝胶材料，镜片材料的舒适性、透氧性、安全性等指标在不断完善。软镜是目前最普及的接触镜，软镜材料是由许多含有亲水基团的聚合物组成的，又有水凝胶之名，这些基团有活性，对水分子吸引力很强。吸收水分以后，镜片变得柔软，表现为柔软、亲水、透氧。最初的软镜用 HEMA 材料制作而成，经过多年的发展和改进后，于 1971 年获美国食品药物管理局（FDA）批准。

（一）聚甲基丙烯酸羟乙酯（HEMA）材料

聚甲基丙烯酸羟乙酯，是最早的软镜材料，由 Otto.Wichterle 申请专利。

优点是吸水性强，柔软，含水量 38%；缺点为只能部分透氧，通过添加不同的单体来增加材料的透氧性。

（二）HEMA 混合材料

通过增加不同的单体来增加 HEMA 材料的透氧性。添加单体后，不同类型的 HEMA 混合材料所表现的特性不一样。比如特殊性质、含水量、透氧性或者离子性。主要优点是吸水性强，缺点是只能部分透氧。

（三）非 HEMA 材料

非 HEMA 材料的优点是抗沉淀性好。如甲基丙烯酸甲酯（MMA）和甘油丙烯酸酯的共聚物，更坚韧，具抗沉淀能力，含水量 38.6%；聚乙烯醇（PVA）呈非离子性，抗沉淀，弹性模量高，含水量 64%。

（四）硅水凝胶材料

硅水凝胶材料硬度较大，镜片成形性好，角膜氧流量（比水凝胶高 3 倍，可减少角膜缺氧），Dk/L 值高，比水凝胶高 3 倍，见表 1-1。

表 1-1	角膜氧流量与材料的关系	
镜片材料	Dk/L	角膜氧流量 /%
水凝胶材质	7.5	52
	26	88
硅水凝胶材质	86	97
	110	98
	138	98
	175	99

二、角膜接触镜材料的性质

根据现有接触镜材料的特点，分为一般性质和特殊性质。一般性质包括透明度、硬度和韧度、抗张强度、弹性模量、相对密度、折射率、湿润性、吸水性。特殊性质包括含水量（软镜）、离子电荷、透气性。

（一）一般性质

1．透明度

透明度表明物质的清晰度，指特定波长的光线通过某种物体的透过率，以百分比来表示，当光通过某种物体时，总有些被反射、吸收或散射，没有完全透明的物体。

一般无着色的接触镜材料的透明度为92%～98%，无着色的接触镜就是我们平时说的透明隐形眼镜。美瞳片是经过染色处理的，所以透明度下降。

2．硬度和韧度

硬度反映了镜片的耐用性能，是衡量材料软硬程度的一项重要性能指标，它可理解为是材料抗磨损、抗拉伸、抗压入等的能力。硬度与硬镜材料关系更为密切。通俗说，硬度高就是用手压的时候它很难变形。

韧度反映了材料的柔韧程度，柔韧性好的镜片感觉舒适，但不能矫正角膜散光，所谓韧度高，即表示物体难破裂。

3．抗张强度

抗张强度是材料在被牵拉断裂之前能承受的最大拉力值，关系到接触镜配戴的耐久性，以断裂点的伸长百分比来表示。抗张强度高的材料具有良好的耐久性。

4．弹性模量

弹性模量表示材料在承受压力时保持形态不变的能力（抵抗变形的能力），为一常数，弹性模量高的材料能更好地抵抗压力，保持原形态，可以提供更好的视觉效果。

5．相对密度

相对密度是指在一定温度下的空气中，相同体积的镜片材料质量与水的质量的比值，在涉及高度数正透镜或复合透镜的接触镜设计时这个性质尤为重要。

6．折射率

折射率是光通过空气中的速率与通过该材料的速率之比，表示材料对光线的偏折能力。接触镜含水量越高，折射率越低。

7. 湿润性

湿润程度由固液两者之间产生的分子作用所引起，表面的分子抵抗物体表面向下的力称为固体或液体的表面张力。湿润性取决于液体的表面张力、固体的表面能量和两种物质间的界面张力。

湿润性决定一种液体在一种固体表面上的延展性，接触镜材料的湿润性可通过湿润角［在待测材料表面滴一滴水（生理盐水或泪液），其与材料表面所形成的切线角］来解释。接触镜表面的湿润性越大，所形成的泪膜越均匀稳定，配戴越舒适。

湿润性测量可以通过人眼实验法来进行：直接检测人眼配戴镜片时的泪液覆盖情况，以覆盖是否完整和均匀作为镜片湿润性高低的评估指标；用裂隙灯评价镜前泪膜破裂时间，湿润性越大，所形成的泪膜也越均匀稳定。

减少液体表面张力、减少液体和固体材料界面的张力、增加固体表面张力，可以提高接触镜材料的湿润性。

8. 吸水性

镜片材料的吸水性为吸收水分和肿胀的能力，取决于亲水功能基团和疏水功能基团的比值，比值＜4%为疏水材料，比值＞4%为亲水材料。相同厚度的软镜，含水量越多，透过镜片的氧气越多。

（二）特殊性质

1. 含水量

软镜材料由含有许多亲水基团的聚合物构成，具有一定的吸水性。含水量为镜片中水分子的含量，软镜的含水量用百分比表示：

含水量 =（镜片中的水质量 / 镜片的总质量）×100%

软镜的含水量一般在 30% ~ 80%，硬镜含水量＜0.35%。按照含水量分类，FDA 的标准分为两类，即高含水（含水量＞50%）和低含水（含水量＜50%）；国内的标准分为三类，即低含水（含水量 30% ~ 50%）、中含水（含水量 51% ~ 60%）、高含水（含水量 61% ~ 80%）。

水是氧通过软镜材料的载体，氧分子溶解到水中后，经镜片传递到角膜，所以亲水材料是透氧的，氧的通透性与含水量成正比。含水量高可使镜片加厚，低含水量的镜片中央厚度为 0.04 ~ 0.06mm；中含水量的镜片中央厚度为 0.06 ~ 0.10mm；高含水量的镜片中央厚度为 0.15 ~ 0.20mm。

高含水镜片特点：透氧率比较高，比较柔软，配戴舒适，若有变形，能较快恢复原状，但是强度低、易碎，太脆弱；容易吸附沉淀物；较容易受环境影响，比如酸碱值、湿度，参数很难保持稳定；顺应角膜的能力好，因此形成的泪液镜不稳定，矫正散光不理想。高含水量的镜片厚度不可以太薄，镜片水分容易蒸发导致角膜缺水。

低含水量镜片特点：镜片参数几乎不受环境影响，稳定性好；镜片成形性好，操作方便；使用寿命长，不易吸附沉淀物；可制成较高屈光度且很薄的镜片，形成的泪液镜稳定，可矫正适度散光；镜片水分不易蒸发，防止角膜缺水。但是因材料透氧率低，只有很薄的镜片才能提供足够的氧气；因镜片较硬，难以附着在角膜上，舒适度比较差。为了达到高透氧性，镜片必须很薄，因此很难操作。

2．离子电荷

接触镜材料可带有电荷，也可是电中性的。电荷影响镜片材料与溶液的相容性和沉淀物形成等。带电荷的物质称为离子性材料，一般带负电荷占多数。离子电荷更易使镜片上形成沉淀物，大多数沉淀物是来自泪液的带正电荷物质，它们被镜片表面的负电荷吸引。

离子性材料的优点：更好的湿润度；泪液蛋白质变性少；溶菌酶成分多，抗菌活性强。缺点：较多蛋白质沉淀、沉淀物黏附，容易受 pH 变化的影响。

电中性的物质为非离子性材料。材料聚合物内部有极化，但是表面不带电荷。

非离子性材料的优点：不容易使蛋白质沉淀；不黏附带电颗粒。缺点：泪液蛋白质变性多；湿润性差，配戴较为不适；较易吸附脂质沉淀。

3．透气性

为确保角膜健康，镜片必须不阻碍氧从空气到角膜的传递，且不阻碍二氧化碳从角膜到空气的传递过程。透气性通过三个指标反映：透氧性（Dk）；氧传导性（Dk/L）；等效氧分压（EOP），这三个指标的基本内容已在评价角膜接触性镜的透气性参数内容中讲解。

三、接触镜制作工艺的种类

角膜接触镜属于医疗器械，因此生产制造过程也是非常严格的，主要分为四种工艺：旋转成形法、车削成形法、铸模成形法、综合成形法。

（一）旋转成形法

旋转成形法又称为离心浇铸法。把液体材质聚合物注入高速旋转的模子中

（图 1-6），滴入量以及模具的旋转方向、速度均由电脑全方位精确控制，以保证镜片的形状、厚度和屈光度等参数符合设计。

旋转过程中，在紫外线的照射下液体原料发生光聚合反应，形成固态镜片，再经过边缘精加工、水合脱膜、萃取、着色、全面质检和消毒包装等工序后制成成品镜片。然后经过磨边、抛光，再把镜片浸泡在温水中软化，当镜片吸收水分后会膨胀，自然地脱离模子，镜片即完成（图 1-7）。

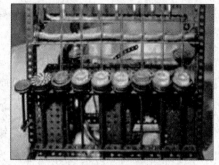

图 1-6 高速旋转的模子

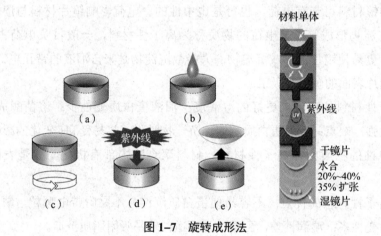

图 1-7 旋转成形法

（a）凹模 （b）注料 （c）旋转 （d）固化成形 （e）脱模

旋转成形法的优点：镜片超薄、柔软、有弹性、表面光滑，配戴舒适，重复性好，适合大规模生产。但也存在着缺点，如不能制造复杂镜片设计，没有基弧选择，镜片表面带电荷，易吸附蛋白质，易粘连，矫正散光效果较差，操作困难，镜片易破损，中心定位及移动度不理想。

（二）车削成形法

车削成形的过程：液体聚合物注入长玻璃管内，经高温处理后，聚合物液体变为固体，脱掉玻璃管后构成一根硬化的聚合物材料，再把它切成一个纽扣形的片状物，然后放在车床上车削。经过磨边、抛光，再把镜片浸泡在温水中软化，即完成制造过程（图 1-8）。

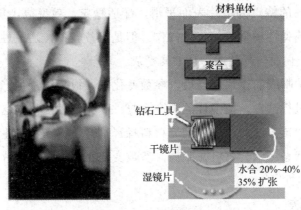

图 1-8　车削成形

车削成形法的特点如下：镜片厚，弹性好，故更易操作，使用寿命更长，表面不带电荷，不易粘连，不易吸附蛋白质，中心定位及移动理想，矫正散光效果好，视觉更稳定、更清晰，基弧可选，没有参数方面的限制，可完成复杂镜片设计。但车削成形法制成的镜片较厚，表面不够光滑，舒适性差，制造过程比较复杂，产量低，成本高，不适合大规模生产。

（三）铸模成形法

铸模成形法又称为模压法。铸模成形过程：液体聚合物放置在两个模子中间，然后两个模子压合起来，经过高温和高压的处理，液体聚合物硬化，脱掉模子后，再经过磨边、抛光，然后把镜片浸泡在温水软化，即完成镜片制造过程（图 1-9）。铸模成形法根据不同的屈光度、基弧和直径设计出多套模板模具，再复制出一次性的凹模和凸模。将液态原料或固态毛坯注入凹模进行铸压，其余工序与旋转成形相同。

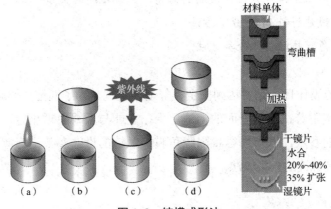

图 1-9　铸模成形法

（a）注料　（b）铸模　（c）固化成形　（d）脱模

铸模成形法的特点为镜片表面平滑，配适稳定，效率高，重复生产性好，成本低，镜片的弹性模量好，较易操作。但是镜片较厚，透氧性稍差，表面带电荷，易吸附蛋白质，易粘连，且工具复杂。

铸模成形法制成的镜片水合后，参数变化大，很多镜片生产厂家就会在模压法的基础上进行改良，使镜片的生产重复性和稳定性更好，这种方法称为稳定软性铸模法。该方法通过加入辅助材料稀释剂，使得在整个生产过程中镜片始终保持湿润状态，水合材料膨胀后，参数变化小，提高了镜片参数规格的标准化和生产稳定性。

（四）综合成形法

综合成形法就是综合上述生产工艺的各自优点，包括旋转切削工艺和铸模切削工艺。

旋转浇铸前表面 / 车削后表面工艺：20 世纪 80 年代中期，博士伦镜片采用这种改良的工艺。镜片的外表面采用旋转成形法完成，镜片薄，矫正视力清晰。镜片内表面通过车削成形法完成，固体原材料弹性模量较大。镜片整体较薄，配戴舒适，透氧性好，内表面光学区呈球面，矫正视力清晰，定位好，易于操作，能矫正一定程度的散光。

知识点 5　角膜接触镜设计参数和分类

|理论要求|

1. 掌握基弧、镜片直径、矢高的概念及三者之间的关系。
2. 掌握镜片材料 FDA 分类方法。
3. 掌握角膜接触镜的分类方法。

接触镜的设计目标是要达到安全、舒适、增视，为了匹配人眼角膜的形态，使镜片能直接附着在角膜表面的泪液层上，并能与人眼生理相容，需要从多方面设计镜片的参数，以下内容将围绕角膜接触镜的设计参数进行阐述，并介绍不同的角膜接触镜的分类方法。

一、镜片的设计参数

每一项镜片的设计指标都是接触镜整体结构的一部分，对于镜片的配适效果产生影响。大部分镜片设计指标都是可以量化的，这些量化的数值就是设计参数。设计参数主要包括基弧、镜片直径、矢高、镜片厚度、光学区、周边弧、镜片前表面、屈光力、边缘轮廓、缩径设计。

（一）基弧

角膜接触镜中央光学区的后表面曲率称为基弧（图1–10）。可以用屈光度来表示，也可用曲率半径来表示，单位为D或mm，两者之间的换算见附录（曲率及半径换算表）。以mm表示时，曲率半径越大，基弧越平坦；曲率半径越小，基弧越陡（图1–11）。基弧可以是球面弧即各点曲率半径相同，也可以是非球面弧即曲率半径自中央向周边逐渐缩短或延长（图1–12）。

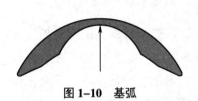

图1–10 基弧

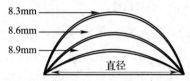

图1–11 不同大小的基弧

角膜接触镜后表面与角膜的前表面进行匹配，角膜曲率与基弧的匹配情况可以分为三类：完全一致、较平坦、较陡峭（图1–13）。镜片基弧太小，称为配紧（较陡峭）；镜片基弧太大，称为配松（较平坦）。

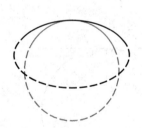

图1–12 基弧的球面与非球面

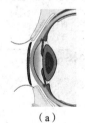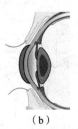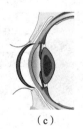

（a） （b） （c）

图1–13 角膜曲率与基弧的匹配

（a）较平坦 （b）完全一致 （c）较陡峭

为了获得良好的配适、清晰的矫正视力和舒适的持久效果，并要保证角膜泪液氧气和营养成分的交换正常进行及代谢产物的及时排出，软性角膜接触镜基弧应比角膜曲率略大5%～10%，即后表面一般比角膜前表面的曲率平坦0.4～0.8mm。角膜的曲率一般为7.6～8.2mm，因此软镜的基弧一般为8.3～9.0mm，而硬镜为了矫正效果和配戴的稳定性，与角膜匹配情况为匹配或稍陡峭。

（二）镜片直径

镜片直径就是经过镜片几何中心最宽的弦长（图1–14），直径的选择主要取决于配戴者角膜直径和睑裂高度。软镜应完全覆盖角膜，并超出角膜周边 0.5mm 以上，这样才能在眼内有一定范围的偏位及移动度，通常软镜直径为 13.6 ~ 15.0mm。而 RGP 镜片直径应小于角膜直径，但是要大于瞳孔直径，通常范围为 8.0 ~ 9.5mm。

（三）矢高

矢高又称为弧矢高或垂度，指的是镜片后表面几何中心与镜片总直径之间的垂直距离（图 1-15）。

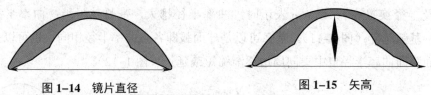

图 1-14　镜片直径　　　　　　　　　　图 1-15　矢高

保持镜片的直径不变，增大基弧，镜片变平坦，矢高降低，配适变松；反之，保持直径不变而减小基弧，镜片变陡峭，矢高增加，配适变紧（图 1-16）。保持基弧不变，增加镜片直径，镜片变陡峭，矢高增加，配适变紧；反之，保持基弧不变，减小镜片直径，镜片变平坦，矢高减小，配适变平坦（图 1-17）。

矢高与基弧负相关，与直径正相关，矢高大（基弧小 / 直径大），配适紧；矢高小（基弧大 / 直径小），配适松。可以增加直径或减小基弧让镜片配适变紧；可以减小直径或增加基弧让镜片配适变松。

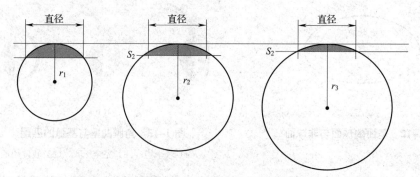

图 1-16　直径不变，基弧变化，矢高和配适的变化

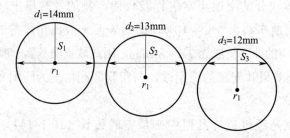

图 1-17　基弧不变，直径变化，矢高和配适的变化

（四）镜片厚度

镜片的厚度是指镜片前后表面的垂直距离，分为中央厚度、边缘厚度和过渡区厚度。镜片厚度对于镜片的配适效果、弯曲、操作、耐久性和配戴舒适性有很重要的影响，镜片的厚度取决于镜片屈光力和整体设计。

中央厚度通常是指软镜的几何中心厚度的计量参数，实际设计中角膜接触镜的中央厚度范围通常为 0.035 ~ 0.150mm，一般会与相同屈光度的镜片的中央厚度进行比较，比较常用的是 −3.00D 的镜片厚度，可分为超薄型（中央厚度＜0.035mm）、标准型（中央厚度 0.035 ~ 0.09mm）、厚型（中央厚度＞0.09mm）。

薄镜片的优势包括透氧性高，柔软，配戴舒适；由于镜片薄，贴着角膜，顺应角膜能力强。不足之处在于易引起干涩感，强度低，易损，形成的泪液镜不稳定，矫正散光不理想。

厚镜片的优势包括成形性好，操作方便，有效矫正适度散光，防止眼睛干涩。不足之处在于不够柔软，舒适性稍差，透氧性较低。

镜片厚度的选择需要综合考虑的因素包括氧气的传导、水分的蒸发、镜片的配适和泪液交换。

① 氧气的传导：氧气的传导性与中央厚度成反比，但不局限于镜片在角膜中央的厚度。研究发现，角膜的某一点水肿与该点的镜片氧传导性相关，镜片局部厚度不均可导致局部角膜水肿；整个镜片透气性一致，则整个角膜生理反应也一致。镜片厚度受软镜制作工艺的限制，软镜片厚度过薄会出现角膜干燥点，镜片耐用性差，弹性差，稳定性差，容易弯曲，矫正散光效果差。镜片厚度过大，影响氧传导性，导致角膜缺氧水肿，影响泪液交换。

② 水分的蒸发：镜片太薄，容易脱水，出现角膜干燥、角膜染色，严重的会导致角膜炎。

③ 镜片配适和泪液交换：薄镜片顺应角膜能力强，倾向于覆盖在角膜上，难以自由运动，导致泪液交换不足，代谢产物排泄不畅，需要考虑镜片厚度和镜片运动的平衡。镜片厚度不适影响镜片配适和泪液交换的情况包括镜片脱水、镜片下泪液无法交换、严重的角膜染色。

（五）光学区

基弧所在的圆形镜片区域为光学区，光学区通常为圆形，位于镜片的几何中心（图 1–18），光学区直径以 mm（毫米）为单位，需要完全覆盖瞳孔区域，瞳孔直径大小为 3.0 ~ 6.0mm，软镜光学区直径一般为 7.0 ~ 12.0mm，而 RGP 镜片光学区直径范围为 7.0 ~ 9.0mm。如光学区发生偏心或范围不足以覆盖眼的瞳孔区时，戴镜会发生眩光现象。

（六）周边弧

基弧以外的周边均为镜片周边，镜片表面周边部围绕基弧的各弧统称为周边弧（图 1-19），角膜的形态是非球面的，中心直径 4 ~ 6mm 区域接近圆形，角膜自中央逐渐向周边变平坦，镜片设计应符合角膜的形状，配戴才舒适安全。

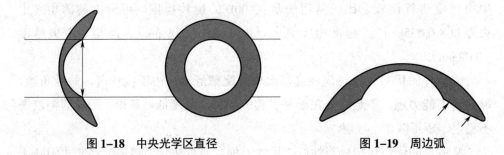

图 1-18　中央光学区直径　　　　　　　　　图 1-19　周边弧

（七）镜片前表面

镜片前表面曲率由目标屈光力决定，镜片后表面曲率（基弧）由角膜曲率来决定。与后表面的基弧和周边弧不同，前表面通常是球面的，有时会为矫正像差设计成非球面。镜片前表面的曲率由其他参数决定，在镜片的基弧、厚度确定的情况下，目标屈光力的获得就取决于镜片前表面的曲率，前光学区决定了稳定、精确的屈光矫正度数。

（八）屈光力

如前所述，镜片的屈光力主要取决于镜片前表面曲率，还与镜片厚度和镜片整体形状有关。基弧与角膜的弧度相匹配，屈光度由镜片的前表面曲率确定。

（九）边缘轮廓

镜片边缘轮廓的形状、厚度对配戴舒适性影响很大，理想的镜片边缘轮廓应该是平滑、渐变的，边缘设计的原则就是增进舒适，将对泪膜的干扰减少到最小，减少与眼睑之间的相互作用。

（十）缩径设计

接触镜的直径不变，光学区直径变小，将光学部分局限在中央相对有限的范围，周边加载弧度不同的载体部分，这样的设计称为缩径设计（图 1-20）。负镜载体用于增加中高度正镜片周边

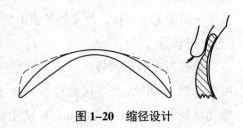

图 1-20　缩径设计

厚度，相对减少中央厚度和镜片质量，并增加眼睑吸附。正镜载体用于中高度负镜片（大于 –6.00 D），减少镜片边缘厚度。缩径设计的镜片可以减少镜片边缘厚度，减少镜片边缘与角膜、结膜的摩擦，提高配戴舒适性，提高氧的传导性。

二、角膜接触镜的分类

由于角膜接触镜的材料、设计、加工工艺不断发展，接触镜的种类也越来越多，分类方法也多样化。

按照材料的亲水和疏水特性分为软性和硬性角膜接触镜。

软性角膜接触镜根据配戴方式可分为日戴、弹性配戴、长戴或连续配戴；根据使用周期分类可分为传统型、定期更换型、抛弃型；根据水凝胶镜片材料的含水量和电荷进行分类，分为四类镜片，分别是低含水量（＜50%）、非离子性，高含水量（＞50%）、非离子性，低含水量（＜50%）、离子性，高含水量（＞50%）、离子性；根据中央厚度进行分类，分为超薄型（＜0.035mm）、薄型（0.035 ~ 0.09mm）、标准型（0.09 ~ 0.15mm）、厚型（＞0.15mm）；根据功能进行分类，分为光学性接触镜、治疗性接触镜、美容性接触镜；根据加工工艺进行分类，分为旋转成形（离心浇铸）镜片、车削成形镜片、铸模成形镜片、综合成形镜片。软性角膜接触镜分类的内容在项目四详细介绍。

硬性角膜接触镜从设计上可分为普通球性 RGP、环曲面 RGP、矫形塑形镜和透气性巩膜镜；硬性角膜接触镜相关的内容将在项目五中加以详述。

【实训项目 1】　实验室操作规范和角膜接触镜参数识别

一、目标

熟悉角膜接触镜实验室操作规范；掌握接触镜包装上各项主要参数的识别和意义；掌握七步洗手法。

二、仪器设备和材料

不同品牌的软性角膜接触镜；硬性角膜接触镜；洗手液或肥皂；干净干燥的毛巾或无香无屑纸巾。

三、步骤

（一）角膜接触镜实验室安全操作规范

1. 实验前规定

（1）进入实验室，必须穿工作服，实验室内不得穿拖鞋。

（2）严禁在实验室内吃东西。

（3）严禁把潮湿的雨伞带入实验室。

（4）禁止在实验室大声喧哗和打闹。

（5）不得随意动用仪器设备。

2. 实验规定

（1）根据教师安排进行有序实验，实验过程中应维持好秩序。

（2）实验中根据实验要求进行操作，不得喧哗，并注意室内卫生。

（3）分组实验，认真记录实验过程中的数据和结论。

3. 实验后规定

（1）完成仪器操作记录登记。

（2）检查仪器，关闭仪器电源，做好防尘处理。

（3）接触镜操作台保持干净和物品摆放整齐。

（4）值日生清理好实验室卫生方可离开实验室。

（二）七步洗手法

七步洗手法是医务人员进行操作前的洗手方法，用七步洗手法清洁自己的手，清除手部污物和细菌，预防接触感染，减少传染病的传播，如图 1–21 所示。

（1）洗手掌　流水湿润双手，涂抹洗手液（或肥皂），掌心相对，手指并拢相互揉搓。

（2）洗背侧指缝　手心对手背沿指缝相互揉搓，双手交换进行。

（3）洗掌侧指缝　掌心相对，双手交叉沿指缝相互揉搓。

（4）洗指背　弯曲各手指关节，半握拳把指背放在另一手掌心旋转揉搓，双手交换进行。

（5）洗拇指　一手握另一手大拇指旋转揉搓，双手交换进行。

（6）洗指尖　弯曲各手指关节，把指尖合拢在另一手掌心旋转揉搓，双手交换进行。

（7）洗手腕、手臂　揉搓手腕、手臂，双手交换进行。

医务人员七步洗手法		
● 彻底有效洗手	● 每次 40~60s	● 不共用擦手手巾

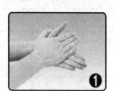 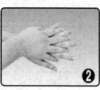 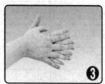

掌心相对，手指并拢，相互搓擦　　手心对手背沿指缝相互搓擦，交换进行　　掌心相对，沿指缝相互搓擦

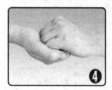 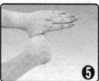 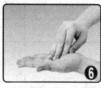 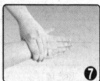

弯曲手指关节，双手指相扣，互搓　　一手握另一手大拇指旋转搓擦，交换进行　　将五个手指尖并拢在另一手掌心旋转搓擦，交换进行　　如有必要，螺旋式擦洗手腕，交换进行

5 个重要时刻：①接触患者前；②无菌操作前；③接触血液、体液后；④接触患者后；⑤接触患者环境后。

图 1-21　七步洗手法

特别要注意彻底清洗戴戒指、手表和其他装饰品的部位（有条件的也应清洗戒指、手表等饰品）。应先摘下手上的饰物再彻底清洁，因为手上戴了戒指，会使局部形成一个藏污纳垢的"特区"，稍不注意就会使细菌"漏网"。

（三）接触镜参数识别和理解参数含义

在接触镜验配过程中，需要取出相应参数的镜片给患者进行试戴，试戴完成后需要按照处方配发相应的镜片，此时需要认真核对处方和镜片参数是否一致，如图 1-22 所示。

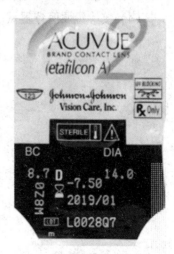

（1）每位同学分别领取 3 个不同品牌的软性角膜接触镜和 2 个硬性接触镜。

（2）任意选择一片软性接触镜，通过讨论和查阅相关资料，在记录表上填写接触镜的相关参数。

（3）全部同学填写完毕后，老师将与大家讨论答案并通过所学理论进行讲解。

（4）请记录剩余镜片的参数。

图 1-22　角膜接触镜包装参数

四、操作记录表（表 1-2）

表 1-2 　　　　　　　　　　　**接触镜参数识别**

产品名称	软性接触镜		硬性接触镜	
品牌				
材料				
含水量				
中央厚度				
使用周期				
配戴方式				
基弧				
直径				
屈光度				
生产批号				
保质期				

五、注意事项

（1）注意镜片参数的含义。

（2）注意实验室规范学习的重要性。

（3）注意七步洗手法的规范性。

（4）接触镜属医疗器械产品。

项目二 配前检查

|学习目标|

掌握接触镜配前检查内容；掌握接触镜验配前问诊的内容；掌握裂隙灯显微镜、角膜曲率计的基本操作方法；掌握角膜直径的测量方法。

角膜接触镜验配的基本流程包括问诊、眼前节健康检查、眼部参数测量。其中问诊、眼前节健康检查、眼部参数测量等配前检查，可以为选择合适的配戴者和推荐合适的镜片做出指导。配前检查可以了解顾客的配镜目的、支出能力、购买欲望等情况；了解顾客的健康状况，有无配戴角膜接触镜的眼部或全身禁忌症，了解药物使用情况以及其生活工作环境；了解原镜的类型与配戴方式和曾发生的问题。

知识点 1 问诊

|理论要求|

1. 掌握问诊的内容和作用。
2. 掌握接触镜配戴适应症和禁忌症。
3. 了解影响配戴的健康因素。

接触镜验配有系统规范的验配流程，在问诊之前要知道哪些人群适合配戴接触镜，哪些人群不适合配戴接触镜，即接触镜配戴的适应症和禁忌症，才可以在问诊时，根据问诊得到的详细信息做出合理判断，为选择合适的接触镜做准备，为后期配发镜片和宣教做重点指导，提高验配成功率。

一、接触镜配戴的适应症

1．符合下列条件的接触镜配戴者戴镜效果较好

（1）年龄　最佳年龄为 16～38 岁。

（2）屈光不正量　远视或近视＞1.50D，对于球面软镜，低度规则散光＜1.50D。

（3）角膜曲率读数　41.00～46.00D。

（4）角膜完整，无疤痕或扭曲，角膜染色呈阴性。

（5）泪膜比较稳定　如泪膜破裂时间（BUTs）＞15s，Schirmer 测试正常。

（6）睑位置正常，无巩膜暴露。

2．下列配戴者配戴接触镜效果可能不佳

（1）屈光不正，低于 1.00D 者。

（2）生活、卫生习惯不佳者，如吸烟者、生活邋遢者。

（3）患有眼部过敏、慢性睑缘炎、关节炎、眼球突出者。

（4）眼睑下垂者。

（5）有心理限制因素，如过分胆小者、精神烦躁者。

（6）主观不积极者，如在他人的强迫下配戴。

（7）职业环境受限者，如在酸性或碱性尘雾环境工作的人。

3．谨慎验配的几种情况

（1）游泳　游泳池中有绿脓杆菌、棘阿米巴等微生物致病原，游泳时不适合戴接触镜，尤其是软镜；可以加戴眼罩游泳，但要特别谨慎，而且存在眼部缺氧问题。

（2）接触镜配戴失败者　对先前配戴接触镜失败而想重新配戴者，验光师首先要了解其配戴史。这样才能不重复发生以前的问题。要仔细了解患者的操作方式，护理清洗剂的使用，贮存液的消毒，有时问题还可能在于选择的镜片类型不合适，镜片材料选择错误或实验室质量控制不良等，因此要对症解决问题。

不应以任何方式贬低先前或其他的验配师，在不知道全部条件的情况下，乱加批评是不公正的。

（3）精神和心理疾病患者　精神忧郁的患者应先进行详细的检查，但不必劝其不戴接触镜，如果接触镜能明显改善视力或增加美容效果的话，要根据个体的特性进行评判，如果患者的状态处于临界状态，就需要医生关注其卫生习

惯和接触镜保养情况，这时这类患者最好不戴接触镜。

一般来说一个人的忧郁情绪是暂时性的，如产后、丧偶或离婚后的压抑，找工作或考试前的焦虑，经济的压力都可能引起痛阈的减低，建议这些人配戴镜片的时间稍延迟即可。但对下列验配者要多加注意：

① 服用提神药或亢奋药的人。

② 进过精神病院的人。

③ 不能戴接触镜而非要戴的人。

④ 眼压测定、Schirmer 测试甚至裂隙灯显微镜检查不合作或不能配合的人，这种患者会出现过度睑痉挛或畏光症。

⑤ 还有一些人对待接触镜的态度不现实，如有验配者要求长戴型，一年只清洗一两次，这些人都应慎重检查和验配。

但注意：初戴接触镜的人都有精神负担，要与上述情况区分开来。

二、特别适合配戴接触镜的情况

作为验光师，实际上不能选择配戴者，能选择的是根据配戴者的实际情况选择合适的镜片，提出合理的建议，选择其他合适的矫正途径，为配戴者提供最佳视力矫正方法。

1. 特别适合配戴软镜的情况

（1）适应快的人　通常戴上 10min 就感觉比较舒服，对于那些工作、学习比较繁忙的人来说适应快是很重要的。

（2）对舒适要求高的人　那些不适阈值较低的人，软镜是唯一的选择，对于硬镜淘汰者来说，配戴软镜后大都感觉很舒服。

（3）低度屈光不正者　屈光不正，低于 −1.50D，如果需要戴镜，戴软镜比戴硬镜好。

（4）无法戴硬镜者　很多人由于下述原因不能戴硬镜，应考虑戴软镜：

① 因为妊娠不能耐受镜片。

② 有过一次超敏反应的经历。

③ 诱发散光和因硬镜引起的框架眼镜模糊、角膜变形。

④ 很难遵守硬镜的配戴计划。

⑤ 畏光等。

（5）运动员　身体相互碰撞的运动，如棒球、篮球、足球、网球运动员，戴软镜不易丢失镜片。

（6）儿童　因虹膜缺失、弱视治疗、白化病、先天性眼球震颤的儿童如果需要戴接触镜，应该选择软镜，软镜舒适、安全，长期配戴不会损伤眼球，在运动或有尘环境中尤为合适。

（7）间歇配戴者　有些人不经常戴接触镜，只需要在某种场合戴一下，如公开发言人、运动员、演员等，比较喜欢软镜，因为适应快，引起角膜水肿而模糊的程度轻，重戴框架眼镜时不会有视力障碍。

（8）大睑裂者　不适合配戴直径较小的硬镜，适合配戴软镜。

2．特别适合配戴硬镜的情况

（1）需要优良视觉的配戴者　硬镜的成像质量要高于框架眼镜和软镜，能提供更优质的矫正视觉。

（2）有角膜散光的配戴者　硬镜形成的泪液镜能够充分地矫正角膜散光。球面 RGP 能够矫正 2.50D 以内的角膜散光，尤其是顺规散光。

（3）不规则散光验配者　不规则角膜散光，如术后角膜、圆锥角膜等，通过硬镜形成的泪液镜和较高的成像质量可以获得比较满意的矫正视觉。

（4）需要较高的氧传导性　远视者、无晶状体者、高度散光者以及其他需要提高镜片的氧传导性的情况，选用 RGP 镜片是比较适合的。

（5）儿童　一般情况下儿童不适合配戴软镜，但是硬镜由于较高的材料透氧性、高质量的成像，在一些研究中发现可能延缓儿童近视进展。特殊设计的角膜塑形镜，可以暂时性减少儿童或成年人的近视量。

（6）需要选择健康镜片的配戴者　RGP 较高的透氧率和较少的配戴并发症适合健康配戴的人。

（7）需要简化镜片操作、护理的验配者　由于材料性质的改良，镜片护理程序简化。

（8）需要耐用镜片的配戴者　RGP 的使用寿命平均为 2 年左右，而传统型软镜通常大约为 1 年。

三、角膜接触镜配戴禁忌症

（1）眼部疾病　眼睑、结膜炎和角膜炎急性感染期，沙眼、泪囊炎、泪道堵塞或泪液分泌减少；只剩单眼视力者；患有眼球震颤者。

（2）全身疾病　十分神经质，对任何不适相当敏感者，尤其对眼痛极敏感者；全身抵抗力下降者，如糖尿病、关节炎、鼻窦炎患者。

（3）环境条件　有风沙、灰尘、挥发性酸碱物等。

（4）个人素质 不讲卫生，不能依从医嘱。

（5）做完视力纠正手术者1年内不能戴角膜接触镜。

（6）角膜接触镜不适宜中小学生配戴。

（7）40岁以后，也应该逐渐告别角膜接触镜，60岁以上则最好不戴。

（8）女性经期和孕期尽量避免配戴角膜接触镜。

（9）感冒和服用感冒药等药物时不戴角膜接触镜。

四、问诊内容

通过对角膜接触镜配戴适应症和禁忌症的详细了解，大致可以将问诊的内容作如下分类。

（一）基本信息

包括姓名、性别、年龄、文化程度、职业、住址等。

通过年龄可以判断配戴者是否适合配戴接触镜，一般年龄不足12岁应该注意自己是否能够正确操作镜片，能否注意个人卫生；年龄超过45岁应该考虑老视对配戴角膜接触镜的影响。根据文化程度可以判断配戴者的素质能否依从镜片的基本护理程序。从职业可以判断工作环境对接触镜配戴的影响，如所从事工作的环境灰尘较多，则上班时间不适宜配戴接触镜。从住址可以了解配戴者的生活卫生条件对接触镜配戴的影响。通过对基本信息的了解，可以合理选择配戴者，提高接触镜验配成功率。

很多职业不适合选择接触镜作为矫正视力的器具，如从事电焊、采矿、建筑、喷漆或钻探工作，因为这些工作环境有射线、灰尘、蒸汽或烟尘、高速运动的异物，常会损害角膜的完整性。配戴者的手也是判断是否适合戴镜的依据，很多工人如管道工、家具油漆工、汽车机械工等，他们的手无法保持干净，即使洗净时，其手掌、指甲沟仍有尘土和油腻，他们的手粗糙坚硬，很容易污染或损坏镜片。

（二）配镜目的

根据配戴者的需求可以选择合适的镜片种类。

配戴者配镜目的各不相同，有的为了运动方便，有的为了美观，有的为了免除框架眼镜带来的鼻梁压迫，有的出于职业需要或者为了参加某项活动，有的则限于眼部条件不得不选用角膜接触镜，如患有高度近视、屈光参差、无晶体眼、圆锥角膜等，角膜接触镜可以较好地改善视觉质量，甚至是视力矫正的唯一选择。有的儿童近视患者，希望依靠配戴角膜塑形镜抑制或减少近视。根据配戴者的配戴目的，可以预料配戴镜片期间是否会间断，应提醒其在停戴期间正确护理镜片。同时，通过了解配镜目的，能预料配戴者能否持之以恒地戴镜，通常以改善眼的视觉质量、美化外观或防治近视发展为目的的配戴者不易半途而废。

（三）戴镜健康因素的病史采集

影响接触镜配戴的因素包括全身健康因素、眼部健康因素、全身用药史、眼部用药史、妊娠、操作问题和卫生习惯。

1. 全身健康因素

（1）糖尿病　糖尿病是影响多系统的全身性代谢性疾病，糖尿病患者眼角膜的主要特点是角膜敏感性下降、容易反复发生感染、溃疡且难以愈合。这些问题因糖尿病控制程度而有所波动。接触镜配戴可加重上述问题，因此，糖尿病程度严重者是接触镜配戴的禁忌症。轻度糖尿病患者如配戴接触镜，需加强临床监测，尤其谨慎验配长戴型角膜接触镜。

（2）过敏症　常见的致敏原包括微尘、动物皮毛、花粉、食品添加剂、药物等。一些特异体质者如哮喘患者更容易出现过敏情况。可能的话，应确认特异致敏原，尤其是和接触镜护理液相关的情况。多功能护理液中的防腐剂会引起眼部的一些过敏反应。

有过敏史的人可以配戴角膜接触镜，但是需要加强随访和护理。在早期随访中尤其需要关注过敏症状的进行性变化。对有枯草热史、药物过敏史或香水过敏史者要特别警惕，很可能对接触镜护理液产生迟发型过敏反应或者出现巨乳头性结膜炎。

（3）关节炎　一些关节炎会有眼部的临时表现，如 Retiter 氏病、青少年慢性关节炎、类风湿关节炎等。这些关节炎可能导致虹膜炎急性发作，因此用裂隙灯检查时需要特别注意眼前房的变化。类风湿关节炎是进行性的系统性炎症，累及手、足关节，因此影响戴镜时的操作，镜片戴入、取出甚至开关护理液盒子都有困难，有时需要他人的协助。类风湿性关节炎的眼部表现包括角结膜干燥症、角膜炎、巩膜炎等，需要眼润滑剂缓解症状。加强随访对于这些配戴者也很重要。

（4）妊娠　妊娠导致内分泌系统和全身多系统的变化，也影响角膜生理和代谢。妊娠对眼部的影响包括：泪液量减少、泪膜破裂时间缩短、眼屈光近视化、眼调节轻微下降等。由于雌素水平上升导致水钠潴留，角膜也不例外，产生水肿，角膜曲率因此改变。所以如果孕妇是新戴镜者，最好建议她分娩后在上述状态复原稳定时再考虑验配；如果已经是接触镜配戴者，不一定需要终止配戴，但是要随访监测。

（5）皮肤病　溢脂性皮炎、牛皮癣、神经性皮炎以及因皮肤过敏诱发的慢性睑缘炎等，可能使眼睑肿胀感染，增加不适感；眼睑脱落的碎片成为刺激物，睑板腺分泌异常，影响泪膜的稳定性；睑板腺受刺激，分泌皮脂，使镜片变油腻。

（6）甲亢性突眼　可考虑用软镜，因为突出的上下睑会使较小的硬镜移位，但戴软镜时如果瞬目率减少，瞬目不完全，将会出现镜片干燥。在给甲亢患者配戴前，一定要保证瞬目和睡眠时轻轻启闭眼睑能完全覆盖角膜。

（7）操作问题　由于戴接触镜是通过手来操作的，因此当手有以下问题时，不适合配戴接触镜，如关节炎、帕金森氏颤抖、皮肤指甲有牛皮癣等，指甲很脏的人也禁忌。可以这样认为，戴软镜后出现角膜溃疡的最主要原因是操作过程不卫生。

（8）卫生习惯　卫生习惯不良也是接触镜的大敌，据调查卫生不良是造成戴镜后角膜病发生的最常见因素之一。如果配戴者的牙齿、脸是脏的，头发蓬松，那么其对镜片保养肯定是马马虎虎的。由于某些镜片的机械压迫或缺氧，会使角膜产生点状微损伤，这时如果镜片受污染或结膜感染，细菌便会侵入而发生角膜溃疡。最常见的污染源是脏手和潮湿的贮存盒，这些还会使绿脓杆菌生长。

2. 眼部健康因素

眼部疾病包括结膜炎、细菌性病毒性角膜炎、家族性角膜变性或圆锥角膜等。

眼部的健康情况影响戴镜者的选择，可能不适合配戴接触镜，或者需要戴用特殊的接触镜。会引起角膜新生血管的角膜疾病，如复发的角膜糜烂，各种类型的角膜萎缩、角膜疤痕等，陈旧性春季角膜炎、沙眼等疾病也会引起角膜新生血管，不应配戴。对于单眼患者要特别照顾，要多与他们沟通交流并指出训练时有可能发生的相关眼部急症，角膜划伤对单眼患者来说将增加致盲的可能性。软性镜片由于柔软的特性不会划伤角膜，但是它易使泪膜中的蛋白质沉淀，而这些蛋白质是最好的细菌培养基，细菌容易附着沉积蛋白质的镜片上，无晶状体眼配戴软镜和长戴软镜时，该类感染特别常见。

无晶状体患者的泪液比正常人少，所以蛋白质沉淀容易出现，同样，年龄大的患者产生溶菌酶的量也少些，感染的机会就大些；年长的患者还由于泪液成分的变化，增加了镜片的钙化作用。

常见的对接触镜配戴有影响的眼部健康情况包括：

① 眼部过敏史。

② 活动性眼病。一般在眼病消退后才考虑验配。

③ 眼部感染的易感性。

④ 干眼。干眼综合征可能就出现干点，也可能合并有房水减少，黏液层和类脂层缺损，严重的出现角膜糜烂。所以每个患者最好都要做泪膜功能检测。

⑤ 结膜水肿和充血。

对于存在一些眼部健康问题但仍适合配戴接触镜者，最好配戴高 Dk 值的 RGP 或者抛弃型角膜接触镜，并选择日戴方式。根据具体情况选择合适的护理液，尽量避免使用含防腐剂的护理液，需要加强随访。

3. 全身用药史

接触镜配戴者可能有服用药物，例如皮质类固醇、抗胆碱药物和抗精神失常药物。一些全身性的药物对眼部有副作用。服用某些药物时可能不适合配戴接触镜，而有些情况则需要改变镜片配适、戴镜方式或镜片护理方式。有些药物特别是眼部用药的一些成分会被水凝胶软镜所吸收。

（1）全身性用药　一些全身性用药如利尿剂、β受体阻滞剂对眼部有副作用；治疗消化道溃疡的药物（托品类）会减少泪液流量；避孕药除影响泪液成分外，还会使软镜迅速覆盖上蛋白质沉淀；安定和其他镇定药对角膜和泪膜虽无直接作用，但服该类药的焦虑患者也比较难配镜。

（2）眼部用药　眼部用药的剂型包括眼药膏、眼药水、乳剂、洗涤剂等。眼药膏黏性较高，其活性成分被眼组织吸收较慢，如果黏附在镜片表面，会影响镜片的湿润性，干扰视觉。从剂型上来说，眼药水与其他几种剂型相比，更容易被镜片软镜吸收。但眼药水停留的时间较其他几种剂型短。如果配戴者泪液量、泪流速度正常的话，在滴用眼药水之后 1h 戴镜最佳，此时眼药水基本已经被引流干净。乳剂、洗涤剂等用于眼睑皮肤，容易沾染在镜片上，注意戴前清洗眼睑皮肤和手。

（四）戴镜史和屈光不正史

详细记录过去配戴眼镜类型的情况和屈光不正史。

1. 戴镜史

如果过去曾配戴过角膜接触镜，需记录镜片的类型，采取何种配戴方式和使用周期？采用何种护理产品？期间是否停戴过镜片？因何种原因停戴？在配戴镜片期间是否出现过戴镜引起的眼部并发症？如有出现并发症，了解病程和治疗简况。

2. 屈光不正史

（1）高度近视 需要进行顶点距离效应换算，尤其当度数在 –4.00D 以上时。如果验配过程中使用试戴镜，试戴镜片的后顶点度数应尽可能和实际屈光不正接近。设计时注意镜片边缘厚度要适度薄一些，防止镜片厚度偏大而导致配戴不舒适。对于硬镜尤其如此。高度近视经常与屈光参差、进展性近视联系在一起。

（2）进展性近视 进展性近视的配戴者需要经常更换处方，也需要经常进行随访。

（3）高度散光 当散光在 0.75D 以上时，往往需要矫正。高度散光者和高度屈光不正者对于小量的残余散光的耐受程度往往较好。

（4）圆锥角膜 难以用框架眼镜进行矫正，电脑验光也不能提供准确的测量。用角膜地形图可以获得比较准确的角膜信息，为接触镜矫正提供依据。

（5）高度远视 由于高度正镜片的厚度要求，需要用 Dk 值较高的材料和特殊的设计来增加镜片的氧传导性，减小缺氧的影响。

小结：通过对配戴者基本信息、戴镜目的、戴镜史、全身健康情况、眼部健康情况等的询问，可以选择出合适的配戴者，预测配戴者将来能否正确地使用和护理镜片以及配戴角膜接触镜诱发眼部并发症的可能性，并设法杜绝眼部并发症的发生。

知识点 2 裂隙灯显微镜

|理论要求|

1. 掌握裂隙灯显微镜的结构和基本检查方法。
2. 掌握裂隙灯显微镜在接触镜验配中的应用。
3. 掌握眼前节健康检查方法。
4. 掌握泪膜破裂时间检测方法。

角膜接触镜配戴前检查需要借助裂隙灯显微镜了解配戴者眼部健康情况，为选择合适配戴者和合适镜片做出指导。

一、基本结构和光学原理

裂隙灯显微镜是眼视光基本器械，一般都是由接收（或观察）系统和照明系统两大部分组成。裂隙灯显微镜的观察系统就是双目立体显微镜，照明系统就是裂隙灯。裂隙灯显微镜基本结构如图 2-1 所示。

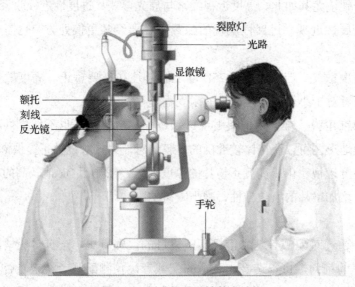

图 2-1　裂隙灯显微镜基本结构

1. 裂隙灯显微镜的光学原理

将具有高亮度的裂隙形强光（裂隙光带），按一定角度照入眼的被检部位，从而获得活体透明组织的光学切片；通过双目立体显微镜进行观察，就可看清被检组织的细节。裂隙灯显微镜检查之所以能看清楚被检组织的细节，是光学切片所包含的超显微质点（就是那些小于显微分辨极限的微小质点）产生了散射效应。实际上，裂隙灯显微镜的光学原理，相当于普通暗视场生物显微镜的光学原理。

2. 照明系统

眼视光器械的照明方式可分为三种类型：直接照明、临界照明、柯拉照明。其中柯拉照明是最常用也是最重要的照明方式。

3. 显微系统

裂隙灯显微镜的观察系统是一个双目立体显微镜，它由物镜、目镜和棱镜组成。

4. 显微系统和照明系统的机械连接

显微系统和照明系统的移动是通过一个操纵杆或操纵轮来控制的，转动或推动操作杆或操作轮，可以使它们相对于头靠架向前后、左右和上下移动，使其容易对焦。

二、裂隙灯显微镜的使用方法

使用时首先将被检者头部固定于颌托和额托上，调节台面高度和旋转颌托的调节螺管，使被检眼大致对准显微镜光轴，即被检者外眦与头靠立柱上的刻线等高（头靠立柱上有一圈刻线，表示光轴大致高度位置）。用操作手柄（或手轮）调整显微镜和裂隙灯的高度，使裂隙像位置适中，并调整滑台左右及前后位置，保证观察到的像清晰。当位置合适、聚焦正确后即可进行检查。

裂隙灯显微镜在临床上常用的六种检查方法：

1. 弥散照明法

光源斜向投射并充分开大裂隙，使眼表处于一种弥漫性照明状态。此法主要用于眼前部组织的快速初步检查，发现病变再改用其他方法。

2. 直接焦点照明法

这是最常用的照明方法，也是后面几种检查方法的基础，基本特点是裂隙灯和显微镜的焦点重合。

光源从右侧或左侧以 40°～65° 角投射到角膜组织上，对组织进行细微的观察。当强光照射到角膜、晶状体和玻璃体等透明组织时，光线可以穿过这些组织形成折射，同时组织内部结构的差异也会在不同的层面形成不同的反射，光线在这些透明组织上就能够形成一个灰蓝色的切面，可以清晰地显示照射组织病变的深浅层次、各组织结构的细微改变、组织的厚薄和弯曲程度。此方法可以用于观察角膜、前房、晶状体和玻璃体的正常结构和异常变化。

3. 后部照明法

裂隙灯光源取 45° 位置照射，显微镜正面观察。将光线投射到虹膜表面，形成一个模糊的光斑，该光斑反射回来的光线照射到角膜的后表面，检查者不去看边界清楚的被照处，就可以看到在光亮背景上出现的角膜病变。此法适用于观察角膜有新生血管后沉着物、角膜深层异物、角膜深层血管、角膜血管翳等。

4. 角膜缘分光照明

利用角膜的透明性能，光线可以在角膜组织内形成全反射。先将裂隙灯光线投射到角膜缘上，这时在角膜的其他部位出现明亮的光晕，将显微镜焦点聚焦在角膜上，可以清晰地显示角膜组织的透明度情况。此法用于检查角膜的云翳、水泡、血管、水肿和瘢痕等病变。

5．镜面反光照明法

这是利用角膜和晶体前后表面都是非常光滑、具有镜面性质、可以反射光线的特点来进行的一种检查方法。被检者注视正前方，使裂隙灯光线从颞侧照射到被检者的眼睛上，裂隙灯光线的宽度掌握在 0.3mm 左右（裂隙灯与显微镜的夹角大裂隙可大一些，相反，裂隙应小一些），把裂隙灯的焦点调到要观察的目标上，如角膜，使其在角膜上形成一个长方体。在角膜的长方体右侧可见一个很小而且很亮的反光点，这就是角膜面的镜面反光点，观察镜面反光点可以了解角膜表面的或内皮面的形态学变化。如果将放大倍数调整至 40 倍，采用镜面反射的方法可以看到角膜内皮细胞的镶嵌形态。同样的方法可以检查晶体的前后表面。

6．间接照明法

将裂隙灯光线聚焦在观察目标的旁边，再用显微镜观察目标。此法可用于角膜血管翳的检查。

三、检查的内容和照明方法

（一）裂隙灯显微镜检查前准备

（1）检查者充分洗手。

（2）适当降低室内光线亮度。

（3）将裂隙灯光线投照于调焦棒，分别调节双眼目镜的焦距手轮，使焦平面清晰。

（4）调整瞳距，使检查者双眼得以同时观察目标。

（5）调整座椅高度，使被检查者保持舒适坐姿，面向前部，将额部和颌部紧贴附于额托和颌托。

（6）调整颌托手轮，被检查者外眦部与托架纵杆眼位刻度线相平。

（二）检查顺序

由外向内的基本检查顺序是：眼睑—睑缘—睫毛—泪器—睑结膜—球结膜—结膜囊—角膜巩膜缘—泪膜—角膜—前房—前房角—虹膜—瞳孔—后房—晶状体。

先右眼后左眼。筛查时平均每只眼睛检查 120s，如果有具体问题再做进一步检查。

1．眼睑、睑缘及睫毛

检查工作流程：

① 把裂隙灯调为弥散光。

② 镜头光圈调为小，裂隙灯的光强调为中度。

③ 光源角度为左右各 45°。

④ 裂隙灯放大倍率应调为低倍。

⑤ 观察顺序为从鼻侧到颞侧。

⑥ 检查时嘱被检者向正前看。

注意观察眼睑正常的解剖结构，皮肤颜色，有无炎症、伤口、水肿、皮疹、包块、压痛或捻发音；眼睑或眦部有无糜烂，有无睑内翻、睑外翻、倒睫、上睑下垂、闭合不全，睑板腺开口有无异常。

（1）眼外观 面对被检者双眼，观察被检者的双眼位于原位时是否有双眼突出，或有一眼突出，如诊为突眼性甲状腺肿或眼眶肿瘤，不宜配戴角膜接触镜。通过角膜映光实验发现双眼视线指向不一致，如诊为显性斜视或眼球震颤，则需考虑其对配戴角膜接触镜的影响。观察被检者双睑在静态或瞬目时是否对称，瞬目时是否闭合完全。

上睑下垂会妨碍戴镜和摘镜，眼睑闭合不全易导致软镜脱水，瞬目迟缓（少于 10 次 /min）同样易引起眼干和软镜脱水，均不宜配戴角膜接触镜。此外应注意睑裂大小，先天性小睑裂可使戴镜困难。图 2-2 为左眼上睑下垂患者。

（2）眼睑 用弥散照明方法观察眼睑皮肤是否有水肿、红肿、干燥、瘙痕、肿块、结节等体征，如有诊断为眼睑病的（图 2-3），宜待治愈后再戴接触镜。

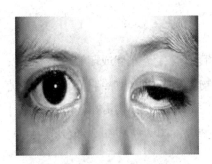

图 2-2　左眼上睑下垂

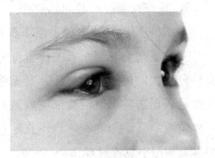

图 2-3　睑腺炎

（3）睑缘和睫毛 观察睑缘是否有皮脂溢出、皮屑、结痂等表现（图 2-4），若有宜待治愈后再戴角膜接触镜。

观察睫毛生长情况，若睑缘内翻形成睫毛倒生（图 2-5），刺激角膜引起泪液外溢者不宜配戴角膜接触镜；同时若发现睑腺炎（图 2-6），无论是内睑腺炎还是

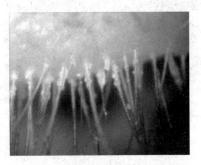

图 2-4　睑缘炎

外睑腺炎,都不能配戴接触镜。应积极治疗原发病,待睑腺炎痊愈,通过裂隙灯显微镜检查符合配戴接触镜的条件,方可配戴。

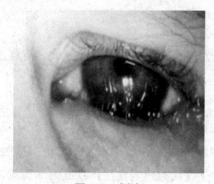

图 2-5 倒睫

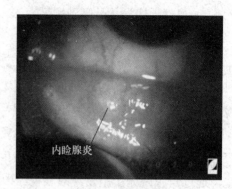

图 2-6 内睑腺炎

2. 泪器

检查工作流程:

① 检查时把裂隙灯调为弥散光。

② 在镜头光圈调为中时,裂隙灯的光强调为中度。

③ 光源角度为颞侧 45°。

④ 裂隙灯放大倍率应调为低倍。

⑤ 检查时嘱被检者向颞侧看。

⑥ 应观察到被检者的上泪小点和下泪小点。

注意观察上下泪小点的位置有无异常,泪小点有无外翻或闭锁,表面有无脓性分泌物,按压有无疼痛、有无脓性分泌物溢出。用弥散照明法观察泪小点位置是否正常,压迫泪囊部观察是否有黏液性或脓性分泌物溢出,若诊为泪小点异位或急慢性泪囊炎,均不宜配戴角膜接触镜。图 2-7 和图 2-8 分别为急性泪囊炎和泪小点位置异常。

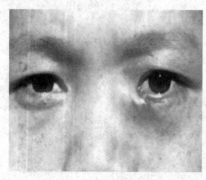

图 2-7 急性泪囊炎

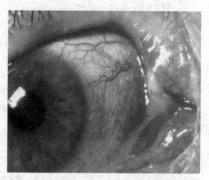

图 2-8 泪小点位置异常

3．泪膜

检查工作流程：

① 检查时把裂隙灯调为弥散光。

② 在镜头光圈调为大时，裂隙灯的光强调为中度。

③ 光源角度为颞侧 45°。

④ 裂隙灯放大倍率应调为低倍。

⑤ 嘱被检者向前看（观察泪膜破裂时间：嘱被检者用力眨一次眼后开始计时，直到泪膜破裂或再次瞬目为止）。

⑥ 应观察到患者的泪膜是否完整，泪膜破裂时间。

采用弥散照明法可见正常眼有少量泪液聚存于下睑缘上方，采用直接投照法窄裂隙光带观察可见睑缘积泪形似半个弯月，称为半月形泪线。若半月形泪线＜0.25mm 者诊断为干眼，宜慎戴角膜接触镜。图 2-9 为泪棱镜高度。

4．结膜

检查工作流程：

① 检查时先把裂隙灯调为弥散光。看一下睑结膜的整体情况，然后再将裂隙灯光线调整为从被检者鼻侧到颞侧，细致检查一至两遍（睑结膜需翻转上睑才能看清）。

② 在镜头光圈调为小时，裂隙灯的光强调为中度。

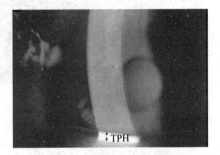

图 2-9　泪棱镜高度（TPH）

③ 光源角度为 45°。

④ 裂隙灯放大倍率应调为低倍～高倍。

⑤ 检查上睑结膜时嘱被检者向下看，检查下睑结膜时嘱被检者向上看。

⑥ 翻眼皮时注意手法，如怀疑有充血、乳头或滤泡，应放大倍率观察。

⑦ 用弥散照明法观察球结膜的基本情况，检查球结膜时嘱被检者眼睛向上下左右四个方向看。

注意观察球结膜是否光滑，有无充血、水肿、纤维血管组织增生，正常球结膜会随眼球运动而移动，如果检查时发现球结膜充血，应停戴角膜接触镜，积极治疗，直至充血消失后可恢复戴镜，并且积极找到球结膜充血原因，避免复发。

如果检查时发现球结膜睑裂区有黄白色三角形或椭圆形粗糙隆起，通常为睑裂斑，一般对配戴接触镜并无影响。

观察睑结膜时嘱被检查者向下看，用拇指和食指捏住上眼睑，轻轻提起并翻开眼睑，暴露上方睑结膜，观察睑结膜血管的走向清晰度，观察有无充血、滤泡和乳头，有无瘢痕，根据病史提示或者遇到阳性体征需提高放大率进行观察。睑半区或整个睑结膜出现 1～3mm 乳头，则不宜配戴角膜接触镜。图 2-10 为巨乳头性结膜炎。

如果检查时发现眦角部可见肥厚纤维血管组织向角膜方向生长，并且有条带充血，有慢性角膜浸润，此时不宜配戴角膜接触镜。检查时球结膜充血，或者有局限球结膜出血灶的，都应待症状消失或疾病治愈后方可配戴角膜接触镜。图 2-11 为球结膜肥厚形成的翼状胬肉。

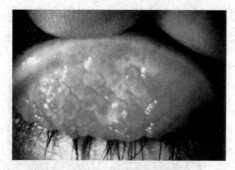

图 2-10　巨乳头性结膜炎

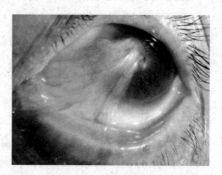

图 2-11　翼状胬肉

5. 角膜

一般采用直接焦点照明法、后部照明法、间接照明法、镜面反光照明法、角膜缘分光照明法等多种照明方法交替使用，来观察角膜的情况。

检查工作流程：

① 检查时把裂隙灯调为裂隙光。

② 调整裂隙灯光源的角度、宽度，从被检者的鼻侧检查到颞侧。

③ 从角膜上层观察角膜的基本厚度。

④ 检查时应不时嘱被检者眨眼以观察被检者泪膜情况。

⑤ 角膜上皮检查，光源角度为 45°，中等强度。

⑥ 角膜基质检查，光源角度为从鼻侧到颞侧，裂隙宽度 2mm，中等强度。

⑦ 角膜内皮检查，光源角度为从鼻侧到颞侧，裂隙宽度 2mm，中等强度。

在角膜、结膜上皮有损伤或溃疡时，可借助荧光素染色进一步观察：用玻璃棒蘸少量 1% 荧光素液于结膜囊内或用消毒荧光素滤纸，将其一端用生理盐水浸湿后，与结膜接触。让被检者瞬目后不要眨眼，此时可见角膜、结膜破损处有嫩绿色染液，上皮完整处不着色。此方法也可用于观察泪膜情况。正常角

膜是完整、透明、无新生血管的。用裂隙灯显微镜直接对焦照明法观察角膜上皮

是否有缺损，是否有基质浸润，是否有
异物、瘢痕或角膜新生血管。如果检查
发现有角膜上皮损伤、角膜浸润或角膜新
生血管，宜治愈后再戴镜。结合被检者的
病史，对于曾有过外伤感染的角膜病变者
宜慎戴角膜接触镜。图2-12为角膜上皮
损伤。

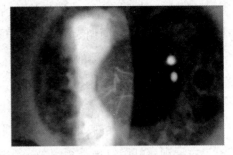

图 2-12　角膜上皮损伤

6. 前房

检查工作流程：

① 检查时把裂隙灯调为裂隙光，裂隙光线取窄光源。

② 在镜头光圈调为大时，裂隙灯的光强应调为高度。

③ 裂隙灯裂隙的宽度约 2mm，选择不同角度。

④ 裂隙灯放大倍率应调为低倍 ~ 高倍。

⑤ 检查时嘱被检者向前看。

⑥ 利用直接焦点照明法由鼻侧到颞侧、再由颞侧到鼻侧观察前房情况。

观察房水是否透明，正常情况下房水透明而看不到炎症细胞，房水会形成
对流：靠近角膜温度低房水向下流动；靠近虹膜温度高使房水上升。

观察前房深度，若见虹膜卷缩轮向前突出，提示浅前房，应该测量眼压，
排除闭角性青光眼。用直接焦点照明法观察房水清晰度，正常房水清晰。如
果检查发现房水闪辉实验呈阳性，提示有炎性反应，不宜配戴角膜接触镜。
图 2-13 和图 2-14 分别为正常前房深度和浅前房。

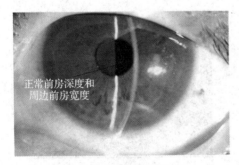

图 2-13　正常前房深度

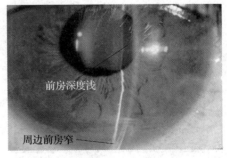

图 2-14　浅前房

7. 虹膜和瞳孔

检查工作流程：

① 将裂隙光聚焦在虹膜上。

② 先选择弥散光观察虹膜整体情况，再调窄裂隙观察具体细节（直接焦点照明法）。在镜头光圈调为中时，调节裂隙光的强度，观察瞳孔在光照下的反应。

③ 光源角度为从颞侧 45° 照射。

④ 裂隙灯放大倍率应调为低倍。

⑤ 检查时嘱被检者向前看。

⑥ 观察被检者虹膜形状，强光刺激瞳孔看是否有收缩。

主要观察虹膜纹理是否清楚，颜色是否正常，有无新生血管、结节、震颤，有无撕裂、穿孔或异物，与角膜或晶体有无粘连。用弥散光可以观察瞳孔的大小、形状、位置，两侧是否对称，瞳孔有无闭锁。利用裂隙灯的开关了解瞳孔对光反射是否灵敏。

正常虹膜纹理清晰、无震颤。如果检查发现虹膜纹理不清、色素脱失，提示为虹膜睫状体炎或其他疾病，应及时治疗眼疾，不宜配戴角膜接触镜。图 2-15 为虹膜睫状体炎。

正常双侧瞳孔等大等圆，对光反射灵敏。如果检查发现瞳孔形状呈不规则形状，可能存在晶状体和虹膜的粘连，应慎戴角膜接触镜。如发现部分被检者瞳孔缘之间有一个或数个色素细线牵连，此种是瞳孔残膜，一般对配戴角膜接触镜并无影响。

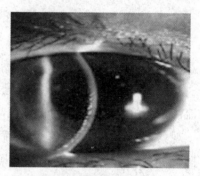

图 2-15　虹膜睫状体炎

图 2-16 和图 2-17 分别为虹膜粘连引起的瞳孔变形和瞳孔残膜。

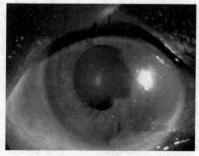

图 2-16　瞳孔变形

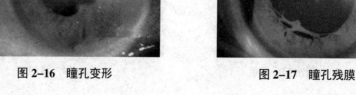

图 2-17　瞳孔残膜

8．晶状体

检查工作流程：

① 检查时把裂隙灯调为裂隙光。

② 在镜头光圈调为大时，裂隙灯的光强应调为高度。

③ 裂隙灯光源的角度左右各 10°~45°。

④ 裂隙灯放大倍率应调为低倍~高倍。

⑤ 检查时嘱被检者向前看。

⑥ 裂隙灯裂隙的宽度为 2mm，裂隙灯取窄光源，对准瞳孔区，将焦距对准晶状体扫描瞳孔区，观察晶体情况。

主要观察晶状体是否透明，位置是否正常，如有混浊，注意其部位、范围、形状、颜色，必要时进行散瞳检查。用弥散照明法或直接对焦照明法窄裂隙观察晶状体位置情况、透明情况，如果诊断为白内障，应告知被检者配戴角膜接触镜可能难以获得理想的矫正视力。如晶状体异位，配戴角膜接触镜不能获得良好的矫正视力。图 2-18 为白内障。

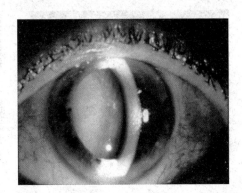

图 2-18　白内障

9. 玻璃体

将焦点移向晶状体的后面，可以看到前部 1/3 玻璃体的切面图，玻璃体有液化或混浊者，可以看到有纱幕样纤维随眼球轻微飘动。在前部玻璃体有出血、炎症时，可以看到红色的血液或炎症渗出物飘动。

10. 裂隙灯评估泪膜

评估泪膜的方法很多，包括侵犯性的和非侵犯性的。其中泪膜破裂时间和泪液分泌量检测在接触镜验配中最常见。如果眼睛太干，不适宜配戴接触镜，通常表现为角膜或者结膜的干燥，如图 2-19 所示。

（1）泪膜破裂时间　反映了被检眼泪膜的质量，对配戴角膜接触镜有着重要的参考意义。

检测方法：嘱被测眼向下看，用拇指暴露上方球结膜，将沾有生理盐水的荧光素钠染色条贴在球结膜上，嘱被检者眨眼使染色均匀。此时请被检者完全

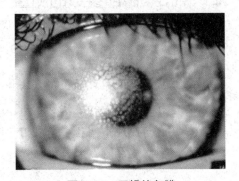

图 2-19　干燥的角膜

瞬目然后停止瞬目，这时开始计时，观察完整的泪膜并记下出现第一个破裂点的时间，出现暗点或条纹提示完整泪膜的破裂。泪膜破裂时间平均值是 10 ~ 15s，也可能有更高的数值，但读数低于 10s 即提示明显异常。图 2-20 为破裂的泪膜。

（2）泪液分泌量：了解被检眼泪液的分泌功能。其中 Schirmer 测试是常使用的检测方法。

检测方法：取宽 5mm、长 35mm 的滤纸条，嘱被检者向上看，将滤纸条圆头一端折叠轻轻纳入下睑 1/3 结膜囊内，嘱被检测者闭眼 5min，观察滤纸湿润的长度。一般滤纸湿润长度＞15mm 表示泪液分泌功能正常。图 2-21 为 Schirmer 测试。

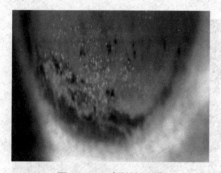

图 2-20 破裂的泪膜

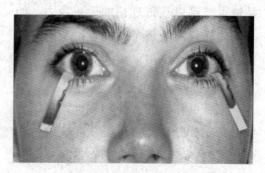

图 2-21 Schirmer 测试

在验配接触镜时，泪膜破裂时间和泪液分泌量的检测都可以帮助我们选择合适的配戴者和为配戴者推荐合适的镜片。如泪膜破裂时间检测出来存在干眼，可以在选择镜片时选择含水量低一些、厚度大一些的镜片。

知识点 3 眼部参数的测量

| 理论要求 |

1. 掌握角膜曲率计的使用方法和作用。
2. 掌握角膜测量的方法和作用。
3. 了解角膜地形图检查的作用。
4. 了解验光的目的和双眼视功能检查。

一、角膜曲率计

角膜曲率计可以测量出角膜前表面几何中心的曲率半径，可以为选择合适的角膜接触镜基弧提供依据，并且角膜曲率计测出的数据可以提示角膜散光的大小。对于曲率过于平坦的角膜（≤39.00D）配戴角膜塑形镜很难获得理想的矫正效果；如果曲率过于陡峭（≥47.00D）则警惕圆锥角膜的发生，应该检查角膜地形图。图 2-22 和图 2-23 为圆锥角膜裂隙灯所见和检查所见。

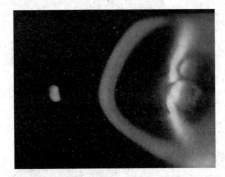
图 2-22　裂隙灯下检查圆锥角膜

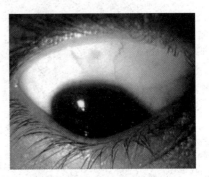
图 2-23　检查所见圆锥角膜

（一）角膜曲率计的结构和原理

角膜曲率计的基本结构包括一个照亮的光标和一个带有三棱镜组的复合显微镜。然而角膜曲率计所测得的仅为角膜前表面几何中心区直径 3mm 范围的曲率半径，不能反映整个角膜的形态，故其测值仅供验配时参考。

角膜曲率计是利用角膜的反射性质来测量角膜曲率半径的。在角膜前的特定位置放一特定大小的物体，该物体经角膜反射后成像，测量此像的大小即可计算出角膜前表面的曲率半径。角膜曲率计如图 2-24 所示。

（二）操作方法

（1）开启角膜曲率计光源，调低室内光线，调整高度，使被检者处于舒适坐姿。

（2）调整颌托手轮，使被检者外眦与纵轴眼位刻度在同一水平线上。

（3）检查者洗净双手，充分开启被检眼睑裂。

（4）嘱被检眼始终注视光标，如测右眼，用遮盖板将左眼遮住。

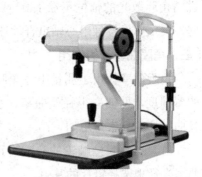
图 2-24　角膜曲率计

（5）逐渐移动操作手柄，此时被检者可以通过反射镜看到自己眼睛的像。

（6）操作移动手柄，在观察视野中出现标像，调整目镜，使标像清晰；调整焦距使右下环双像合一。此时可以看到三个清晰的圈，如图 2-25 所示。

（7）若看见三个以上的圈说明聚焦不清晰，需要调整。

（8）操作垂直和水平手轮，调整垂直和水平光标距离，使标像符号重叠，将标像由图 2-25 调整到图 2-26 所示。

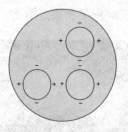

图 2-25　清晰的标像

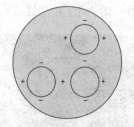

图 2-26　通过垂直和水平手转轮调整后的标像

（9）读出内读窗或外刻度盘上的读数。V 读数为角膜垂直向曲率半径，H 读数为角膜水平向曲率半径。如图 2-27 所示，根据测得的角膜曲率半径值，可换算出角膜前表面垂直向与水平向的屈光度差，即为角膜的散光度。所读出数值表示曲率半径（单位为 mm）和角膜屈光力（单位为 D）。

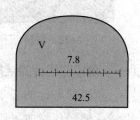

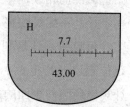

图 2-27　读窗内读数

（10）记录结果　水平曲率半径 7.7mm，角膜屈光力 +43.00D；垂直曲率半径 7.8mm，角膜屈光力 +42.50D；角膜散光 0.50DC×180。

注意：如水平和垂直标像符号的中心轴不能对齐，说明角膜散光的轴位不在 180°或 90°上，需转动光标轴向，直至标像符号中心轴重合，读出角膜散光的轴方位。曲率的测法同前。

（三）角膜曲率计的作用

角膜曲率计用于测量眼球角膜前表面即中心直径约 3mm 区域的各条子午线的弯曲度，即曲率半径及曲率，从而可确定角膜有无散光及散光度和轴向。角膜曲率计的临床作用如下：

（1）在角膜接触镜的验配过程中，可以根据被检者角膜前表面主子午线的曲率半径来选择镜片的基弧。

在选择镜片基弧时，以镜片的基弧等于或略大于角膜前表面主子午线的曲率半径为准则，可用下面公式得出：

$$BC = \frac{两条相互垂直的主子午线的曲率半径的和}{2} \times 1.1$$

如测得两条相互垂直的主子午线的曲率半径为 7.6mm 和 7.8mm，则

$$BC = \frac{7.6+7.8}{2} \times 1.1 = 8.47（mm）$$

（2）对角膜接触镜配戴后的松紧程度进行评估。

检测时，令配戴者眨眼，若配戴良好，视标像始终清晰不变。

若配戴过松，眨眼前视标像清晰，眨眼后视标像立即模糊，片刻后又恢复清晰；若配戴过紧，眨眼前视标像清晰，片刻又恢复模糊。

（3）可以用角膜曲率计检测散光的度数、轴向及判别散光的类型。

若验光中有散光，用角膜曲率计检测无散光，说明该散光全部是眼内散光。

若验光中有散光，用角膜曲率计检测也有散光，并且两者散光度相等、轴向一致，说明该眼的散光全部是角膜散光。

若验光中的散光度与角膜曲率计检测的散光度不等并且轴向不一致，说明该眼存在眼内散光。

二、角膜地形图

计算机辅助的角膜地形图以其能够精确地分析整个角膜表面的形态和曲率的变化为特点，使系统地、客观地、精确地分析角膜性状成为可能。根据角膜地形图可计算出屈光不正患者配镜所需的曲度和度数，指导配戴角膜塑形镜，提高了其准确性。

根据角膜地形图可以辅助分析角膜散光的量值和角膜偏心率 e 值以及圆锥角膜。角膜地形图用光谱色来标定角膜曲率量值，显示为表征曲率形态的光谱色图形，所测量的数据可以为验配透气硬镜和角膜塑形镜镜片配适提供参考依据。图 2-28 和图 2-29 分别为角膜地形图仪和角膜地形图仪测出的角膜地形图。

（一）检查方法

开启角膜地形图仪电源，建立被检者基本资料并保存于系统。调整颌托手轮，使被检者外眦对准眼位刻度；调整头位，取舒适坐姿，使被检者紧贴额托、颌托，并注视靶环形视标中心。由远及近轻轻调整手柄，使测试中心视标与被检者可以自动对焦，拍摄完成并出现地形图测试结果。

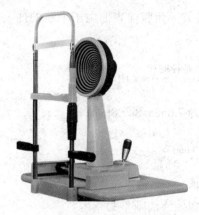

图 2-28　角膜地形图仪

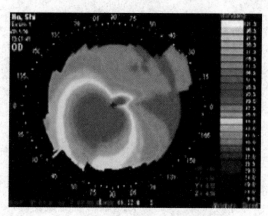

图 2-29　角膜地形图

（二）角膜地形图的作用

角膜地形图能够正确地反映角膜表面的整个形态变化，使以前不明确的疾病得以诊断，尤其是对角膜接触镜的设计和角膜屈光手术的方案选择、手术量的控制、术后屈光度数的变化及愈后的评价都具有巨大意义，甚至成为一种必需的手段。详细了解角膜的屈光状态，不仅能够帮助理解角膜的病理及生理变化，而且在一些以角膜地形变化为主的角膜病变（如圆锥角膜，边缘性角膜变性等）的早期诊断、治疗和愈后评价等方面，都具有十分重要的意义。

1. 诊断圆锥角膜

圆锥角膜是一种先天性角膜发育异常，表现为角膜中央部非炎症性进行性变薄并向前呈圆锥状突出。以往对圆锥角膜的诊断，主要依靠裂隙灯等常规检查，临床上典型的裂隙灯表现 Vogt 线、Fleischer 环和角膜瘢痕等。如果出现以上这些典型的临床症状及体征，诊断较容易，但是对于较早期的圆锥角膜（亚临床期：无症状、矫正视力较好、临床检查阴性），诊断非常困难。近几年对圆锥角膜患者禁忌施行放射状角膜切开术（RK）、散光角膜切开术（AK）及准分子激光角膜切削术（PRK 和 LASIK 等）；如行手术，可能导致病情加速发展，且手术效果明显欠佳。角膜地形图的出现为早期圆锥角膜的诊断提供了较客观的依据，因此在术前进行圆锥角膜的严格筛选是十分必要的。

2. 角膜接触镜的验配

角膜接触镜的验配有一个至关重要的参数，即角膜曲率，这几年可通过角膜地形图对角膜的形态进行更好的评价，以选择适合的角膜接触镜。典型的角膜扭曲的地形图表现有角膜中央不规则散光、散光轴向改变；放射状不对称改变，与正常角膜相反的从周边向中央角膜逐渐变扁平；如果接触镜有偏心现象，在接触镜经常停留的角膜部位相对变扁平；接触镜范围以外的角膜相对变陡。通过角膜地形图可以对角膜接触镜配戴者进行配适前参数的选定，以及配戴后角膜变化的动态评价等。

3．屈光手术

角膜屈光手术前进行常规角膜地形图检查，除了排除圆锥角膜外，对手术方案的设计、手术结果的预测及手术的成功率均具有重要的参考价值，也是手术前最关键的参考资料。这一检查可以帮助手术医生了解以下内容：

① 角膜散光及其轴位的确定。角膜地形图为整个角膜表面的屈光状态及角膜的散光量和轴位等提供准确具体的信息，并反映角膜散光的规则与否，可作为散光矫治参考及结果预测。

② 了解角膜屈光力，有助于确定手术区域及手术量。角膜屈光力的大小还决定了术中负压吸引环的大小。

③ 对特殊的角膜表面形态需进行个性化切削，可在术前设计好切削的中心位置（偏心切削）、切削量等，有条件时进行角膜地形图引导的个体化激光切削。

④ 角膜地形图对于手术效果的评价和角膜愈合的动态观察均具有重要的临床意义。其主要作用在于评价手术效果、术后动态观察创面愈合、屈光回退的随访观察等。

三、角膜直径和瞳孔直径的测量

（一）角膜直径的测量

角膜接触镜的直径选择是根据瞳孔的直径和角膜的直径定量得来的。瞳孔的直径测量需要在光线昏暗的情况下进行，以便确定镜片的光学中心能够完整地覆盖放大的瞳孔，获得理想的矫正效果。角膜直径的测量为选择角膜接触镜的镜片直径提供参考，包括对水平和垂直子午线的测量。

使用 0.5mm 格值的瞳距尺进行测量，将尺缘放置被检眼前，然后读出瞳孔直径和可见虹膜横径的数值。

测量方法：用毫米尺经过瞳孔中央测量从角膜缘相当于钟表盘 12 点钟处到 6 点钟处角膜缘可见虹膜区域的长度，记录为可见虹膜垂直径（VVID）；而用毫米尺经过瞳孔中央测量从角膜缘 3 点钟处到 9 点钟处可见虹膜区域的长度，则记录为可见虹膜水平径（HVID），单位为 mm。HVID 在临床上更加实用，测量如图 2-30 所示。

测量时应在光线昏暗的环境下进行，给读数带来了困难，因此测量的结果是估计判断的结果，精密的测试方法是采用裂隙灯显微镜刻度尺的目镜进行测量。

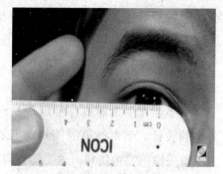

图 2-30　可见虹膜水平径的测量

（二）瞳孔直径的测量

瞳孔直径的测量为选择角膜接触镜的后表面光学区直径提供参考，特别要求测量瞳孔在光线较暗环境下的直径。测量方法是用毫米尺经过瞳孔中央测量瞳孔直径，应注意在暗环境下测量比较困难，中国人虹膜颜色较深，更是如此。镜片的光学区应该始终覆盖住瞳孔的总直径，消除了因光学区小于瞳孔而可能引起的视觉干扰。

四、验光

验光是检查光线入射眼球后的聚集情况，它以正视眼状态为标准，测出受检眼与正视眼间的聚散差异程度。验光有多种方法，从是否让眼球调节静止而言，可分为扩瞳验光与小瞳验光；从验光方法来分，可分为客观验光和主觉验光。验光是眼视光学工作者最基础、最常用，但又重要的工作之一。

验光对角膜接触镜初次验配必不可少，主要目的是：① 可以确定就诊是否适合配戴角膜接触镜；② 可以为就诊者选择适合的镜片类型，达到验配目的；③ 通过验光可以确定接触镜验配的度数。

配前检查验光可以分为客观验光和主觉验光，客观验光可以很快了解屈光状态，并且可以提供基本的屈光度数。主觉验光是通过被检者戴上矫正镜片后对矫正视力的改善情况进行判断，特别适合于扩瞳验光后的复验。主觉验光可以使客观验光提供的基础数据更加精确，然后通过综合调整确定最终处方。综合验光仪是主觉验光的主要仪器。图 2-31 为综合验光仪肺头。

客观验光常用方法有电脑验

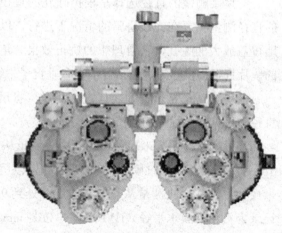

图 2-31　综合验光仪肺头

光和检影验光。电脑验光是一种简便快捷的普查方法，可以很快地了解屈光状态和初始屈光度，电脑验光仪的准确性受很多因素的影响，例如患者的头和眼配合不好，动来动去，眼注视验光仪内目标不够集中，以致放松调节不够，必然影响屈光度检查结果的准确性，甚至重复检查的度数差异也较大。对儿童和屈光间质混浊者，电脑验光仪测试的误差较大，甚至不能检查出屈光度数。因此，将电脑测定的屈光度数作为配镜的唯一根据是不妥的。电脑验光仪不能代替检影师验光及镜片矫正的技术，只是为人工验光提供有益的参考。图 2-32 为电脑验光仪。

　　检影验光是用检影镜将一束光线投射到被检眼屈光系统，直达视网膜，再由视网膜反射光线抵达检影镜，穿过检影镜窥孔（简称检影孔），被验光师观察到。检影验光是一种可靠的客观验光方法，能客观检查出被检眼屈光状况，不受被检者主观误识的影响，不需询问被检者即可检出被检眼准确的屈光不正。所用器械仅仅是检影镜，器械简单，价廉而实用。对合作不好的婴幼儿验光，检影法是最好的选择。对疑难光度的验光，如不规则散光、弱视、眼球震颤、白内障、弱智等，用检影法易操作，且结果可靠。图 2-33 为检影镜。

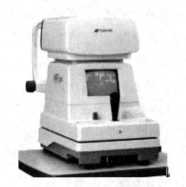

图 2-32　电脑验光仪

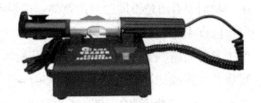

图 2-33　检影镜

　　电脑验光仪和检影镜所测得的屈光度数都只能作为客观数据，不能作为最终数据，最终的屈光度数需要通过主觉验光进行确定。

五、其他检查

（一）眼睑特征判断

　　不同种族的人眼睑特征差异较大，特别在睑裂和眼睑张力方面。睑裂的测量是在第一眼位时用毫米尺通过瞳孔中央从上睑缘至下睑缘测量，如图 2-34 所示。

　　无论对硬镜还是软镜，眼睑的张力都明显影响镜片的中心位置和移动度，眼睑的张力大，瞬目时镜片的移动度通常也大。

（二）双眼视功能

双眼视觉是指一个外界物体的影像分别落在两眼视网膜对应点上，被大脑感知分析融合形成单一完整、具有立体感影像的过程。拥有相同的视觉方向的一组对应点分别是两眼的黄

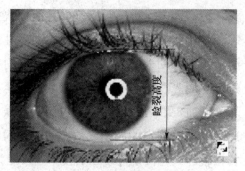

图 2-34　睑裂测量

斑部，其他对应点的关系分别是一眼鼻侧视网膜某点对应另一眼颞侧视网膜某点，一个物体只有同时落在两眼对应点上，才能被大脑感知形成一个物像，也就是所说的双眼单视。而我们在看近距离物体时，除了动用调节功能保证看清以外，大脑将神经冲动传递给眼外肌，同时产生集合功能，迫使眼球转动，集合功能又是我们保证双眼单视的一个重要因素。

人的两只眼睛并不是简单的单眼视觉叠加，而是为了提供良好的立体视觉感受建立在双眼调节功能和运动功能基础上的复杂工作。针对眼部调节、运动功能所做的检查即为双眼视功能检查，包括负相对调节（NRA）、正相对调节（PRA）、调节反应灵活度（BCC）、聚散能力测量等多项检查。验光得到结果是当时眼部的屈光状态，一般可以满足验光距离时视物清晰，而在正常生活工作中，我们要看清楚不同距离的物体，需要调节、聚散，即双眼视功能的参与。

检查中若发现双眼视功能出现障碍，可制定相应的视觉功能训练方案，利用工具对眼睛视觉系统进行锻炼，从根本上提高视觉功能、视觉舒适度。很多视疲劳和近视增长较快的青少年都会伴有调节、集合等双眼视功能的异常，通过双眼视功能检查和相应训练，可以使视觉功能得到有效恢复，缓解视疲劳，也可以起到控制近视的作用。

【实训项目 2】　问诊

一、目标

掌握问诊的基本内容、问诊的目的和作用；掌握问诊每项内容的意义；掌握问诊的流程和方法。

二、步骤

（一）问诊流程和基本内容

（1）基本情况　姓名、年龄、职业、环境、卫生习惯等。

（2）配镜的目的　主观意愿配戴或被动的配戴（职业需求、屈光因素）。

（3）相关病史采集

① 全身情况：糖尿病、过敏症、关节炎、妊娠等。

② 眼部情况：各种结膜炎、角膜病、接触镜过敏、干眼等。

③ 药物的使用情况：全身性药物（利尿剂、避孕药、镇定药）。

④ 眼部用药情况：药膏、药水。

（4）戴镜历史　若有戴镜经历，注意询问镜片的种类和屈光度、镜片的品牌、戴镜期间有无出现眼痛、眼痒等不适，镜片的配戴周期，有无过夜配戴，护理液品牌等。

（二）问诊方法与技巧

（1）问诊是医师通过对患者或有关人员的询问而获取病史资料的过程，病史的完整性和正确性对验配接触镜有很大影响，因此问诊是每个医师必须掌握的基本功。

（2）采集病史是医生验配接触镜的第一步，问诊开始，医生应该主动创造一种宽松和谐的环境以解除患者的不安心情。注意保护患者隐私，最好不要当着陌生人开始问诊。一般从礼节性的交谈开始，可先做自我介绍，讲明自己的职责。使用恰当的语言或体语表示愿意为解除患者的病痛和满足他的要求尽自己所能，这样的举措会有助于建立良好的医患关系，很快缩短医患之间的距离。

（3）尽可能让患者充分地陈述和强调他认为重要的情况和感受，适当引导。切不可生硬地打断患者的叙述，甚至用医生自己主观的推测取代患者的亲身感受。

（4）问诊两项目之间使用过渡语言。即向患者说明将要讨论的新话题及其理由，使患者不会困惑你为什么要改变话题，为什么要询问这些情况。如果过渡到家族史之前可说明有些疾病有遗传倾向或在一个家庭中更容易患病，因此我们需要了解这些情况。

（5）根据情况采用不同类型的提问。避免诱导性提问或暗示性提问、责难性提问、连续提问。

（6）注意问诊的系统性和目的性，每一部分结束时进行归纳小结。

（7）避免医学术语。与患者交谈，必须用常人易懂的词语代替难懂的医学术语。

（8）仪表、礼节和友善举止，有助于发展与患者的和谐关系，使患者感到温暖亲切，获得患者的信任，甚至能使患者讲出原想隐瞒的敏感事情。适当的时候要尽量微笑或赞许点头示意。问诊时记录要尽量简单、快捷，不要埋头记录，不顾及与患者必要的视线接触。交谈时采用前倾姿势以表示注意倾听。

（9）适当运用评价、赞扬与鼓励，促使患者与医生的合作。关心患者有无经济和精神上支持。

（10）了解患者的期望、就诊目的和要求。

（三）示范与问诊案例记录

（1）老师随机选取一名学生进行问诊示范。

（2）同学们分组进行问诊练习，注意问诊的方法与技巧，保证问诊的全面性、系统性和准确性。

（3）问诊练习结束后，随机抽查两组同学进行问诊，检测问诊效果。

（4）老师进行总结并指出问题。

（5）交换实验对象进行问诊，将问诊内容按示例表 2-1 填入操作记录表 2-2 里。

表 2-1 　　　　　　　　　　　　　问诊记录示例

基本信息	姓名：张某某		性别：男		年龄：25
	职业：学生			文化程度：本科	
	居住地址：浙江××市××区××路××号				
	卫生习惯：良好			联系电话：139××××××××	
配镜目的	美观				
病史采集	全身情况：否认糖尿病、关节炎、甲亢等病史				
	眼部情况：否认结膜炎、角膜炎、干眼等病史				
	全身用药情况：否认使用利尿剂、安定片等用药史				
	眼部用药情况：否认近期使用眼药水、药膏等病史				
	家族病史：否认高血压、糖尿病、色盲等家族病史				
戴镜史	无戴镜：	框架眼镜：10 年		角膜接触镜：3 年	
	以下为配戴接触镜填写				
	品牌：不详				

续表

戴镜史	戴镜时间：2014 年开始
	屈光度：OD –4.00D；OS –5.00D
	更换周期：1 年
	配戴方式：日戴
	戴镜感受：一般舒适 / 清晰 / 一般满意
	并发症：否认眼红、眼痛

三、操作记录结果（表 2-2）

表 2–2 问诊记录

基本信息	姓名：		性别：		年龄：
	职业：		文化程度：		
	居住地址：				
	卫生习惯：			联系电话：	
配镜目的					
病史采集	全身情况：				
	眼部情况：				
	全身用药情况：				
	眼部用药情况：				
	家族病史：				
戴镜史	无戴镜：		框架眼镜：		角膜接触镜：
	以下为配戴接触镜填写				
	品牌：				
	戴镜时间：				
	屈光度：				
	更换周期：				
	配戴方式：				
	戴镜感受：				
	并发症：				

四、注意事项

（1）注意问诊的规范性和系统性。

（2）注意问诊的全面性，并且理解问诊的目的。

【实训项目 3】 裂隙灯显微镜的使用

一、目标

掌握裂隙灯显微镜的使用方法；掌握裂隙灯显微镜在接触镜验配中的应用；掌握裂隙灯检查眼前节每项内容的操作方法；掌握眼前节检查的流程；掌握眼睑、睫毛、泪器、结膜、角膜、前房、虹膜、瞳孔、晶状体的具体观察内容；掌握泪膜破裂时间的检测方法和意义。

二、仪器设备和材料

裂隙灯显微镜、荧光素钠染色条、生理盐水。裂隙灯显微镜的结构和使用方法介绍如下：

（一）裂隙灯显微镜的结构

裂隙灯显微镜由三大部分组成的：照明系统，放大系统，平台和支架，如图 2-35 所示。

1. 照明系统

① 光源：灯盖、灯泡（12V、50W 卤钨灯）、灯座。

② 滤片杆：通光、隔热、减光（滤光）、无赤光和绿色光（绿色光方便观察血管）及钴蓝光（荧光观察）。

③ 光栏盘：控制裂隙灯的高度（0.2～8.0mm）。

④ 裂隙灯旋转手柄：可变化裂隙灯的光带（横位、斜位、竖位）。

⑤ 投射镜：光源经过滤片杆到光栏盘后射出处。

⑥ 反射镜：可改变光源投向的镜面。

⑦ 定向中心旋钮：拧松后可左右旋转 10°～15°。

⑧ 前倾扣：按下扣部可以使光线向上射。

⑨ 裂隙宽窄调节旋钮：可在 0～8mm 任意选宽度。

⑩ 导板：滑动前置镜用。

⑪ 刻度盘：调整角度，可显示显微镜壁与裂隙灯壁之间的夹角的大小。

⑫ 固定螺丝：固定灯壁和镜壁。

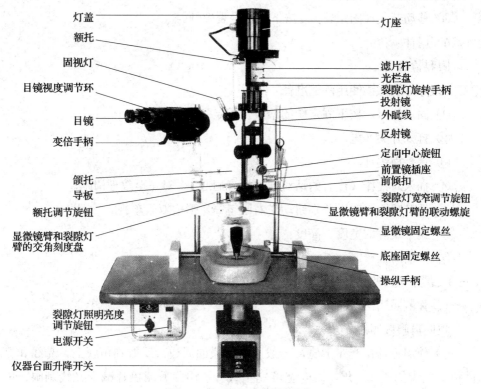

灯盖　　　　　　　　　　　　　　　　　　灯座
额托
固视灯　　　　　　　　　　　　　　　　　滤片杆
目镜视度调节环　　　　　　　　　　　　　光栏盘
　　　　　　　　　　　　　　　　　　　　裂隙灯旋转手柄
目镜　　　　　　　　　　　　　　　　　　投射镜
变倍手柄　　　　　　　　　　　　　　　　外眦线
　　　　　　　　　　　　　　　　　　　　反射镜
颌托　　　　　　　　　　　　　　　　　　定向中心旋钮
导板　　　　　　　　　　　　　　　　　　前置镜插座
额托调节旋钮　　　　　　　　　　　　　　前倾扣
　　　　　　　　　　　　　　　　　　　　裂隙灯宽窄调节旋钮
显微镜臂和裂隙灯　　　　　　　　　　　　显微镜臂和裂隙灯臂的联动螺旋
臂的交角刻度盘　　　　　　　　　　　　　显微镜固定螺丝
　　　　　　　　　　　　　　　　　　　　底座固定螺丝
　　　　　　　　　　　　　　　　　　　　操纵手柄
裂隙灯照明亮度
调节旋钮
电源开关
仪器台面升降开关

图 2-35　裂隙灯显微镜结构

2. 放大系统

① 目镜：有放大 10 倍和 16 倍两种。

② 变倍手柄：可调节放大 10 倍和 16 倍两种。

③ 目镜视度调节环：可调整检查者屈光不正。

3. 平台

① 操纵手柄：可升、降、平移裂隙灯。

② 底座固定螺丝：可固定裂隙灯，防止滑动。

4. 支架

① 额托、颌托调节旋钮。

② 固视灯：随检查的需要固定眼球用的。

③ 外眦线：与眼外眦等高。

5. 仪器台

① 电源开关。

② 裂隙灯照明亮度调节旋钮：调整灯光明亮度的旋钮（L、N、H）。

③ 仪器台面升降开关。

④ 移动开关（固定轮）：按下可固定裂隙灯。

6. 附件

眼科检查用。

（二）裂隙灯显微镜使用前的准备

① 固定仪器。按下固定轮的踏板，固定裂隙灯。

② 打开开关（电源）。

③ 调整卤钨灯。

④ 插入对焦棒（没有的话对准被检者眉心），对焦至纹理清晰。

⑤ 调节瞳距，双手分别钮动左右眼镜筒，形成双眼单视。

⑥ 调节裂隙的宽度、高度。

⑦ 拔出对焦棒。

（三）裂隙灯显微镜的使用方法

1. 弥散照明法

也叫巩膜散照法。

① 使用方法：光带放宽，一般照在角膜的周边，反射到角膜上。光线和显微镜之间大约成45°角，裂隙宽度完全打开，用弥散滤色片减少光线刺眼，采用宽照明和均匀光线，可调节放大率，裂隙灯开到最弱，裂隙最宽。

② 光源选择：加滤光片。

③ 观察夹角：45°~60°。

④ 裂隙宽度：宽大或完全打开。

⑤ 放大程度：低倍观察到全景。

⑥ 大体观察及顺序：

a. 眼睑　有无结节、红肿、缺损等现象。

b. 睑缘　有无红肿、油脂分泌物、鳞屑、溃疡等。

c. 睫毛　卫生情况及生长方向，有无倒睫。

d. 球结膜　令被检眼水平转动，在视左、视右时充分暴露侧方的球结膜。

e. 巩膜和泪阜　有无充血、睑裂斑、异状胬肉等。

f. 睑结膜　有无乳头、滤泡、充血、结石、水肿等。

g. 泪小点　挤压泪囊，看看是否有脓性分泌物。

h. 角膜　有无损伤及新生血管、水肿、疤痕等，检查透明度。

i. 角巩膜缘。

j. 前房　是否有炎性细胞和渗出沉积物、积血积脓等。

k. 虹膜　颜色及纹理。

l. 瞳孔　规则性。

m. 部分晶状体　透明度。

2. 直接焦点照明法

① 使用方法：让光带直接打到对焦的部位（直接照明的部位）。观察和照明系统在同一点聚集，照明的角度可以变化，但是照明仍然和观察系统有共同的焦点。

② 光源选择：通光。

③ 观察夹角：45°。

④ 裂隙宽度：1.5～2.0mm。

⑤ 放大程度：低至高倍。

⑥ 投照亮度：中至高。

⑦ 观察内容：角膜局部照明，有无角膜瘢痕、基质条纹异物、角膜炎、划伤、溃疡、点状角膜炎、滤泡等。

（四）滤光片和附件的作用

① 过滤照明：用于检查泪膜、眼睛染色、RGP 镜片配适评估。

② 钴蓝色光：最有价值的滤色照明方法是钴蓝色照明，结合黄色滤色片，观察角膜的荧光素图和模压角膜接触镜配适。因为滤片使得光线变暗，荧光素显示水平低，这是滤片技术的缺点。

③ 无刺光（绿色）：中和光线强度，使用白光或白光不用滤色片，用高倍放大率可见上皮损伤和基质生长。

（五）各种疾病病变的大致情况

① 结膜慢性充血：血管纹理模糊难辨，结膜表面粗糙不平，乳头肥大、滤泡增生，眼睛很红等。

② 滤泡：淋巴细胞里面有浆液，像水泡一样的物质。

③ 乳头：肉状物，细小的隆起，上皮增生。

④ 疤痕：愈合后形成的痕迹。

⑤ 结膜的结石：睑板腺排泄不畅，日久钙化后形成。

⑥ 翼状胬肉：因球结膜肥厚后形成的，风沙大、日照强容易引起，呈三角形，可以随着角膜转动而转动，严重时影响视力。

三、步骤

（一）翻眼睑和泪膜评估

1. 翻上眼睑方法

（1）单手翻转法　嘱被检者向下看，检查者拇指放在被检眼上睑中央近睑缘处，食指放在上睑中央相当于眉弓下凹陷处，两指挟住相应部位的皮肤向前下方轻拉，然后用食指轻压睑板上缘，拇指同时将上睑皮肤向上捻转，上睑即被翻转，露出上睑结膜。此法只用一只手操作，简便而较易，如图2-36所示。

（2）双手翻转法　以拇、食指挟住被检眼上睑近睑缘处皮肤，向前轻拉，捻转，另一手持玻璃棒或棉签横置于睑板上缘，向下压迫，上睑即被翻转，如图2-37所示。

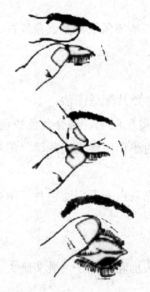

图2-36　单手上睑翻转法

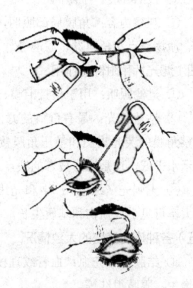

图2-37　双手上睑翻转法

2. 泪膜评估

泪膜由外至内分为：① 脂质层：由睑板腺体分泌；② 水样层：主要由泪腺和副泪腺分泌；③ 黏蛋白层：主要由结膜杯状细胞分泌。泪膜对维持眼表面的健康十分重要。

（1）泪膜破裂时间（break-up time，BUT）　把1%荧光素钠滴入结膜囊，瞬目2～3次，裂隙灯蓝光下检查。令被检者向前注视，不瞬目，观察角膜表面绿色泪液膜破裂所需时间。表现为"海洋"面上出现黑色小岛，如图2-38所示。BUT指最后一次瞬目到干燥斑出现之间的时间。BUT< 10s 为泪膜不稳定。

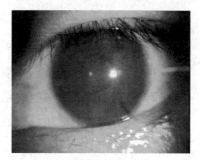

图 2-38　泪膜破裂

（2）泪液分泌实验（Schirmer 测试）　用 5mm×35mm 滤纸条，一端 5mm 处折叠弯曲插入结膜囊，悬挂在下眼睑内或外中 1/3 处。测定 5min 时泪液湿润的长度，湿润长度< 5mm 为阳性。结果< 10mm/5min 为低分泌，< 5mm/5min 为干眼。

（二）分组练习操作

（1）每 2 ~ 3 位同学一组，使用裂隙灯检查眼前节。

（2）在检查过程中，要求按照眼睑—睑缘—睫毛—睑 / 球结膜—角巩膜缘—角膜—泪膜—前房—虹膜—晶状体的顺序检查。

（3）练习上眼睑翻转法和泪膜的评估。

（4）记录检查眼睛基本情况。

（5）按要求填写实验操作记录。

四、操作结果记录

根据裂隙灯显微镜检查结果填写表 2-3。

表 2-3　　　　　　　　　　裂隙灯显微镜检查记录表

检查内容	左眼	右眼
眼睑		
睑缘及睫毛		
泪器		
结膜		
角膜		
前房 / 房水		
虹膜和瞳孔		
晶状体		
玻璃体		
泪膜破裂时间		
瞬目频率 / 性质		

五、注意事项

（1）注意健康眼前节正确描述。

（2）注意泪膜破裂时间的正确操作方法。

（3）理解眼前节健康检查的重要性。

【实训项目4】 眼部参数的测量

一、目标

掌握角膜曲率计的操作方法和意义；掌握角膜直径的测量方法。

二、仪器设备和材料

角膜曲率计、瞳距尺。角膜曲率计的结构如图2-39、图2-40所示。

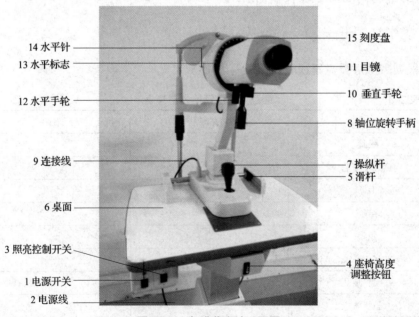

14 水平针

13 水平标志

12 水平手轮

9 连接线

6 桌面

3 照亮控制开关

1 电源开关

2 电源线

15 刻度盘

11 目镜

10 垂直手轮

8 轴位旋转手柄

7 操纵杆

5 滑杆

4 座椅高度调整按钮

图 2-39　角膜曲率计正面图

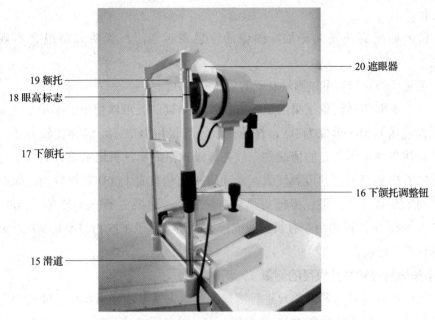

19 额托

18 眼高标志

17 下颌托

15 滑道

20 遮眼器

16 下颌托调整钮

图 2-40 角膜曲率计侧面图

三、步骤

（一）使用角膜曲率计测量角膜曲率的方法

（1）令被检者摘掉框架眼镜或者角膜接触镜。

（2）被检者坐于角膜曲率计前，头部置于固定颌托上。先遮盖左眼，令被检者右眼注视角膜曲率计前方的圆孔，并从中找到自己角膜的反射像。

（3）检查者从目镜中可以观察到三个圈对应在被检者的角膜上，并注意三个圈的相对位置，调整焦距使图像清晰。

（4）通过旋转镜筒左边的水平调节旋钮，使视场中水平分像与中心原像两两相切，从水平读数窗中记录下水平主子午线的曲率或水平角膜的曲率半径。

（5）通过旋转镜筒右边的垂直调节旋钮，使视场中垂直分像与中心原像两两相切，从垂直读数窗中记录垂直主子午线的曲率或垂直角膜的曲率半径。

如果水平和垂直的测量结果相同，说明无角膜散光存在；如果水平和垂直的测量结果不相同，说明有角膜散光存在。

（6）如果检者看到的图像有倾斜，并且十字线不衔接，说明有轴位不在水平或垂直位置的散光。此时则要转动轴位转动手柄，使十字衔接，然后分别调节水平和垂直旋转手轮，使图像相切，并记录此时的轴位和角膜曲率或角膜曲率半径。

（7）如果旋转镜筒一周，图像的位置忽远忽近，说明此角膜有不规则散光。

重复（1）~（7）可以测量左眼的角膜曲率。

对于上面两种测量结果的记录方法都是一样的。可以使用曲率半径（mm）也可以使用曲率（单位为 D），在验光中一般采用 D 表示，这样比较方便，也可以直接提供角膜散光的情况。一般先记录水平曲率，再记录垂直曲率。这样就可以看出垂直方向的度数较大，从而得出此角膜有 1.00D 顺规散光；如果水平方向的度数较大，可以得出角膜有逆规散光；如果主子午线在 30°~ 60°和 120°~ 150°上，说明角膜有斜向散光；如果两条主子午线相差不是 90°，说明角膜有不规则散光。

（二）角膜直径和瞳孔直径的测量

使用 0.5mm 格值的瞳距尺进行测量。测量方法是用毫米尺经过瞳孔中央测量从角膜缘相当于钟表盘 12 点钟处到 6 点钟处角膜缘可见虹膜区域的长度，记录为可见虹膜垂直径（VVID）；而用毫米尺经过瞳孔中央测量从角膜缘 3 点钟处到 9 点钟处可见虹膜区域的长度，则记录为可见虹膜水平径（HVID）。HVID 在临床上更加实用。

测量时应在昏暗的环境下进行，所以给读数带来了困难，因此测量的结果是估计判断的结果，精密的测试方法可以采用裂隙灯显微镜的刻度尺的目镜进行测量。

（三）分组练习角膜曲率测量和角膜直径测量

（1）每 4 个人一小组，按照要求进行角膜曲率和角膜直径测量。

（2）每位同学完成 2 位同学双眼数据的测量。

四、操作结果记录

按照要求将测量数据记录到操作记录表 2-4 里。

表 2-4 角膜直径测量结果

实验对象	项目	左眼	右眼
I	角膜曲率计	H	H
		V	V
	角膜直径（HVID）		

续表

实验对象	项目	左眼	右眼
Ⅱ	角膜曲率计	H	H
		V	V
	角膜直径（HVID）		

五、注意事项

（1）注意角膜曲率计测量和可见虹膜直径测量的环境。

（2）注意使用角膜曲率计和角膜直径测量时读数的准确性。

项目三　角膜接触镜护理系统和随访计划

学习目标

　　掌握接触镜护理的相关基本概念和内容；掌握软镜的护理方法步骤；掌握硬镜的护理方法和步骤；能够安排软镜验配和硬镜验配的随访计划。

知识点 1　护理的基本内容

理论要求

1. 掌握接触镜护理的概念与作用。
2. 掌握接触镜的消毒方法。
3. 熟悉常见的护理产品种类。
4. 掌握多功能护理液的主要成分和作用机理。
5. 掌握多功能护理液的使用方法。

　　无论是传统型镜片或频繁更换型镜片，无论是软镜或硬镜，角膜接触镜与眼睛直接相接触，在镜片上都会留有沉淀物和污染物，包括蛋白质、脂质、黏液、微生物及无机物等。角膜接触镜护理的目的是清除沉淀物和污染物，保持镜片的清洁，延长镜片的使用寿命；减少致病因素，保持眼睛的健康安全和舒适。角膜接触镜的护理产品繁多，护理产品和保养过程依产品种类不同而繁简不一，但基本的护理程序都应包括清洁、冲洗、消毒和贮存等步骤，并且护理和保养过程也一直朝简便、有效、经济的方向发展。

一、护理系统和护理概念

　　镜片的护理是一个综合过程，包括镜片的清洁、冲洗、消毒、保养等步骤。

护理得当可延长镜片的使用寿命，提高戴镜后视觉的清晰度，减少配戴角膜接触镜引起的并发症；护理不当也可导致眼部疾病或损坏镜片，例如，不按正确的清洁程序清洗或清洁；不使用蛋白质清除剂或蛋白质清除剂的使用方法有误；消毒时间不足；护理液被污染；镜盒或镊子等用具被污染等。

护理系统包括护理液、护理工具和护理程序。

（一）护理液

护理液包括各类化学清洁剂、化学消毒剂、过氧化氢消毒剂、冲洗剂、湿润液、贮存剂、除蛋白质成分以及多功能护理液等。目前使用最多的护理液是多功能护理液。

1. 常用清洁剂

（1）溶剂型清洁剂　清除镜片表面吸附的脂质沉淀物，并有一定的消毒杀菌作用，主要用于透气性硬镜的清洁。

（2）高泡清洁剂　降低镜片亲水性和镜片表面离子强度，将镜片上黏附较强的沉淀物清除。

（3）细砂清洁剂　通过混入清洁液中的悬浮细砂对镜片表面的打磨作用清除沉淀物。用于透气性硬镜的护理。

（4）氧化清洁剂　又称漂白清洁剂，可清除镜片上大部分蛋白质和脂质沉淀物，但对胶冻块、锈斑、真菌不能清除。

（5）表面活性剂　通过降低镜片表面水的张力，促进液体渗透，增强乳化和发泡作用，从而达到清洁作用；可以降低微生物对镜片的吸附作用，从而达到抑菌的目的；同时可以影响微生物代谢，激活酶的活性起到灭菌作用。

2. 多功能护理液

多功能护理液是目前使用较多的角膜接触镜护理系统，多功能护理液将护理镜片各个步骤所需要的成分集合为一体，它包含了清洁、湿润、消毒、去除蛋白质、冲洗、贮存等功能。目前，市面上有免揉搓的接触镜多功能护理液，仅需浸泡，通过护理液中的蛋白质分解酶、脂肪分解酶及表面活性剂等成分分解除去镜片上的沉淀物，减少了镜片护理程序，但清洗效果不如揉搓彻底，较适用于高含水软镜之类易破损的镜片。多功能护理液的最大优点是减少了护理液的种类，相应减少了被污染的机会，提高了护理镜片的依从性，图 3-1 为多功能护理液。软镜和 RGP 的多功能护理液成分有一定差异，不能混用。

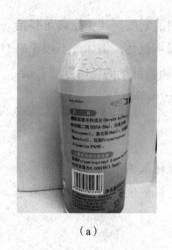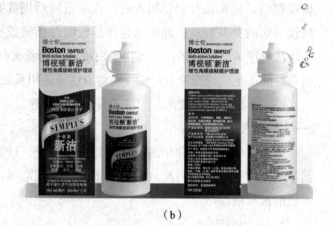

（a）　　　　　　　　　　　　　　　　　　　　　　（b）

图3-1　多功能护理液

（a）软镜多功能护理液　（b）硬镜多功能护理液

多功能护理液主要成分有缓冲剂、渗透压调节剂、螯合剂、清洁剂、消毒剂。

（1）缓冲剂　控制护理液中 H^+ 的浓度，使护理液适应泪液的酸度，控制眼环境的 pH，使 pH 保持在 6.5～8.0。缓冲剂由一对弱酸根和弱酸盐构成，常用硼酸、硼酸钠或无水磷酸钠、磷酸氢二钠，护理液 pH 变化可影响镜片参数，如 pH<6，镜片含水量下降，将导致镜片变形。

（2）渗透压调节剂　控制护理液的离子浓度，使其适应泪液的渗透压，调节眼环境中的离子浓度。主要成分是氯化钠，钠离子和氯离子能控制护理液的离子浓度，使护理液浓度维持在 305mmol/L，以适应眼环境的渗透压。

（3）螯合剂　控制护理液中的 Ca^{2+}、Mg^{2+} 浓度，与防腐剂协同灭菌。螯合剂（依地酸二钠）竞争性地与 Ca^{2+} 和 Mg^{2+} 发生螯合作用形成环状结构，减少微生物整合核糖体所必需的金属离子，可破坏菌体的细胞膜，从而抑制微生物的生长和繁殖，使沉淀物与镜面脱离。

（4）清洁剂　清洁剂有清洁、灭菌、润滑镜片的作用。分为离子型和非离子型，离子型又分为阴离子、阳离子及两性离子3种。目前最常用的清洁成分为季铵盐类化合物。Span tween 为非离子表面活性剂。苯扎溴铵、汰垢（tego 103S 103G）为两性离子表面活性剂。阳离子表面活性剂一般不用于软镜护理。常用的清洁剂是聚合物表面活性剂（聚羟亚烃、聚羟乙烯和聚氧乙烯聚丙乙烯嵌共聚体等），具有两性离子基团，毒性低，有洗涤、灭菌以及润滑镜片表面等作用。聚合物表面活性剂具有双重极性，即具有亲水和疏水端。疏水端可与镜片上的沉淀物结合，亲水端则受外界的水的牵引，使镜片上的沉淀物脱落。

（5）消毒剂　具有消毒效果，但毒性较低，不易在镜片聚集产生毒性反应，不易使镜片变色、视力模糊，较少引起过敏反应。聚合双胍类是目前唯一可以直接入眼的消毒防腐剂，可以不用生理盐水冲洗镜片，避免镜片被二次污染。可选择性与微生物细胞壁的磷脂外膜相结合，具有特异性的杀灭细菌，而不易与人眼细胞的蛋白外膜结合，故对人眼的细胞毒性极微，致敏性极低。

3．蛋白质清除剂

主要成分为蛋白酶、苯甲酸钠、碳酸钾、脱水枸橼酸聚乙二醇。泪液中的蛋白质和微生物的蛋白质常常会聚集黏附在镜片表面及深层，形成蛋白质沉淀物或胶冻块。因为蛋白质沉淀物可引起戴入后不适、视物模糊和其他眼部并发症；蛋白质沉淀物的变形收缩会引起镜片变硬变形；蛋白质沉淀物还可加速其他沉淀物、外界环境中的异物及病原微生物吸附在镜片上，所以有必要使用蛋白清除剂去除蛋白质沉淀物。尤其适用于配戴高含水量离子型镜片者或经常戴镜过夜者，泪液不足或特异性高蛋白泪液配戴者。

蛋白质清除剂起分解蛋白酶作用的活性物质是蛋白水解酶。包括木瓜蛋白酶、胰蛋白酶、枯草杆菌蛋白酶3种。蛋白酶在水环境中可促使肽键断裂，使长链蛋白质变成短链蛋白质，在搓揉力的作用下从镜面脱落，还能将短链蛋白质进一步分解为氨基酸和水。蛋白酶特异性地分解变性的蛋白质，而泪液中有蛋白质水解酶抑制物，因此对眼部组织的毒性甚微，通常不引起眼刺激和毒性反应。

4．润眼液

主要成分包括缓冲剂、渗透压调整剂、防腐剂、螯合剂、润滑剂、增黏剂。

① 缓冲剂：维持泪液中 H^+ 浓度稳定，使 pH 符合内环境要求。

② 渗透压调节剂：可恢复镜片的湿润和水合程度，并对眼内的代谢产物起到冲洗和稀释作用。

③ 螯合剂：螯合泪液中 Ca^{2+} 和 Mg^{2+} 等金属离子，减少蛋白质沉淀，维持更清晰的视觉。

④ 润滑剂：润滑成分在镜片的表面形成覆膜，减少瞬目产生的摩擦。

⑤ 增黏剂：提高润滑液的黏稠度，延迟排泄和减少蒸发以增加泪液在眼内的停留时间，使润眼液中水分在结膜囊停留时间延长。

（二）护理工具

1．清洁工具

机械波清洁器用于软镜的清洁。利用振荡作用能使镜片上的沉淀物分解脱落，振荡频率较低的机械波可使软镜的聚合结构解聚，导致镜片配戴后不适及使用寿命缩短，现已较少使用。

超声波清洁器是利用辐射压强所产生的震动效应去除镜片上的污物，同时破坏微生物细胞壁，从而达到消毒灭菌作用。此方法有可能损伤某些镜片表面，消毒效果尚有疑问，不能作为有效的镜片护理产品使用，较少用于个人护理。

2．消毒工具

微波及紫外线也用于镜片的消毒。

紫外线为低能量电磁波辐射，光波波长在 250～265nm，杀菌最强，有广谱杀菌作用，但穿透力差，需要镜片有较好的紫外线穿透性，如果无任何明显不适，尽量不用或少用，最好控制在每日 6 次以内。紫外线还可用于接触镜验配机构的空气消毒。

微波消毒必须在有水的条件下进行，实际上是一个加热过程，利用水中的极性分子在高频电流电磁场中的运动产生的高热能来达到灭菌的目的。此外，还可通过谐振吸收和改变菌体的电势等非热效应直接破坏微生物。该法用于软镜，主要应用于大量镜片（多达 40 片）的同时消毒。家用微波炉也可用于软镜、镜盒、镊子及吸棒的消毒，但消毒剂量尚不好掌握。

3．辅助工具

一些配戴者喜欢使用镊子拿取镜片，用吸棒摘镜，这样会增加污染及划伤镜片的机会。因此，应倡导用自己清洁的双手操作，避免使用振荡器等工具清洁镜片，不提倡使用镊子、吸棒等辅助工具。

4．镜盒

微生物可通过镜盒污染镜片，再通过镜片感染眼睛。因此，为了避免污染，镜盒每次使用后都应进行清洁。镜盒的清洁方法如下：用去污剂或专用牙刷刷洗，用热水冲洗后在空气中自然晾干，保持镜盒干燥，防止菌落形成。镜盒应每周煮沸消毒一次，使用 1～3 个月更换，以减少污染，防止微生物膜的形成。

（三）护理程序

护理是指对镜片进行清洁、冲洗、消毒和每周定期对镜片上聚积的变质蛋白质沉淀物进行强化消除及消毒处理的步骤。硬镜和软镜的护理程序基本一致，但消毒方法和消毒剂的选择有一定的差异，如 RGP 镜片不能使用热消毒法，硬镜和软镜的护理液成分有所不同。

二、消毒与消毒方法

接触镜消毒的目的是抑制或灭活镜片上的微生物。医学上将抗微生物活性的效应分为灭菌、消毒和防腐三级。灭菌是指杀灭物体上的所有微生物，包括细菌的芽孢。消毒是指应用物理、化学、生物的方法杀灭或消除物体上的致病微生物。防腐是选择性地杀灭和阻止某些种类的微生物的生长，以防止产品在使用过程中被微生物感染。

接触镜的护理达不到灭菌的程度，只是通过物理和化学方法使镜片表面清洁、基本杀灭或消除可诱发眼部感染的病原微生物。

1．护理液常用的消毒

（1）氯己定　化学名双氯苯双弧乙烷。氯己定对预防和治疗棘阿米巴性角膜炎有一定的作用，但长期使用会导致镜片发黄。

（2）硫柳汞（USP）　化学名为邻己汞硫基苯酸钠，多与洗必泰或 EDTA 合用。因较易发生过敏反应，使用较少。

（3）苯扎氯胺（BAK）　为季铵类化合物，是一种阳离子表面活性剂，适宜 pH 为 8，常与湿润剂及螯合剂（EDTA）合用以提高效果，仅用于 RGP 的护理液中。当浓度达到 0.005% 时，易进入镜片内部，有毒性反应，可引起角膜受损。

（4）山梨酸和山梨酸钾　常与 EDTA 合用，pH 在 4.5～5.5 更有效，pH 大于 6.5 时无效。常见于软镜护理液中，其化学性质不稳定，易被氧化成相应的醛类，可导致镜片褪色。

（5）聚合双胍类（PAPB）　常用的有聚氨丙基双胍、聚胍氯化氢、聚六甲双胍，灭菌效能远高于常用的防腐剂，有效抗生浓度为常用防腐剂的 1/200～1/70，可选择性地与微生物细胞壁的磷脂外膜结合，不与人眼细胞的蛋白外膜结合，故对配戴眼的毒性极微。不与镜片表面的蛋白质沉淀物结合，不会在镜片上高浓度聚积，因而不易产生毒性反应、镜片变色和视力模糊等现象。

（6）氧化消毒剂　主要用于软镜的消毒。其核心成分为 3% 的过氧化氢（H_2O_2），有很强的杀菌效应，能对常见的细菌、病毒发挥作用外，还对霉菌、棘阿米巴原虫、艾滋病病毒有杀灭作用。与接触镜相关的棘阿米巴性角膜溃疡目前还尚无有效治疗方法，过氧化氢消毒是预防棘阿米巴感染最为有效的手段。

氧化消毒剂具有安全、有效、没有防腐剂的介入等优点，可避免防腐剂诱发的过敏反应。

2．消毒方法

角膜接触镜配戴在眼球表面，会干扰泪液的流动，降低泪液清除异物和污染物的能力，从而导致角膜接触镜上的微生物增加。消毒的目的就是利用物理或化学的方法去除镜片表面及其贮存器上的可诱发眼部感染的病原微生物，化学消毒剂尚有维持镜片含水量的作用。消毒方法有物理消毒法、化学消毒法、氧化消毒法，目前常用的接触镜消毒方法有加热消毒法、多功能护理液消毒法和过氧化氢消毒法。

（1）物理消毒法 利用机械、热、光、微波、辐射等方法来杀灭病原微生物。在接触镜的消毒中主要有热消毒法、紫外线消毒法、超声波消毒法及微波消毒法，最常用的是热消毒法。

彻底杀灭污染的微生物的最好方法是灭菌。将彻底清洁后的软性镜片放在有生理盐水或保存液的耐高温小瓶中，或放入专门的热消毒器内，利用煮沸消毒的方法去除镜片上的致病微生物，标准加热方法是100℃加热10min或70~80℃维持10~20min。大多数病原微生物在70~80℃下被杀灭，镜片材料在85℃下能维持稳定。

（2）化学消毒法 又称冷消毒法，利用化学消毒剂作用于致病微生物，使其细胞膜结构破坏、抑制酶的生物活性或使菌体蛋白质凝固变性而死亡。目前接触镜的化学消毒法主要使用多功能护理液消毒和氧化剂消毒。表3-1为物理消毒法和化学消毒法优缺点的比较。

表 3-1　　　　　　　　　两种消毒方法优缺点比较

	消毒方法	优点	缺点	适宜对象
物理消毒法	热消毒	经济、可靠、快速，无防腐剂	镜片易老化，沉淀物更易聚集，黏附更紧，不合适高含水量及RGP镜片	中低含水量镜片
	微波炉消毒	经济、可靠、快速，无防腐剂	需防护，剂量不易掌握	软镜
	超声消毒	无防腐剂	消毒效果不肯定	中低含水量镜片
	紫外线消毒	无防腐剂，对镜片无损伤，可用于空气消毒	紫外线穿透力弱，受环境条件限制，需防护	软镜、RGP

续表

	消毒方法	优点	缺点	适宜对象
化学消毒法	氧化消毒	消毒效果好，无防腐剂	稀释法时间不足，灭菌效果差。残留消毒剂对眼部有细胞毒性，中和法不够方便，不能用于有色镜片，中和法可引起过敏，催化法浓度下降过快，灭菌效果降低	软镜，特别适合环境卫生较差或常因接触镜诱发眼病的配戴者及间断配戴者
	多功能护理液	非常方便，依从性好，刺激性小，安全，对镜片损伤小	时间较长，对少数微生物灭活不彻底	软镜、RGP

多功能护理液消毒法已成为当今最流行的接触镜消毒方法，适用于所有的接触镜，具有使用方便、刺激性小等优点。使用方法：将充分清洁冲洗后的镜片完全浸入有效浓度的消毒液或多功能护理液中 4 ~ 6h，取出后，用清洁生理盐水或多功能护理液充分冲洗，然后配戴。

（3）氧化消毒法　是最为有效的消毒方法，用于软镜及其保存器皿的消毒。

作用机制：过氧化氢作用于微生物菌体内的核糖体，使其解离，从而抑制微生物蛋白质的合成。过氧化氢的自由羟基可直接破坏微生物蛋白质的肽链，使其灭活。但过氧化氢极不稳定，在制备时须采用去离子水和稳定剂，使其呈相对惰性状态，方能达到较好的消毒效果。且过氧化氢可作用于人眼组织细胞内的核糖体，因此有较强的细胞毒性，不能直接入眼，在配戴前必须中和镜片上残余的过氧化氢。分为稀释法、催化法（一步法）和中和法（两步法）。

① 稀释法：镜片进行表面清洁和冲洗后，直接放入 3% 的过氧化氢溶液中，浸泡 15 ~ 30min，然后放入生理盐水稀释浸泡过夜（6 ~ 8h）。该法经济，但消毒时间不足时微生物灭活不彻底，且稀释不充分，镜片上过氧化氢的浓度不易降到安全阈值以下。

② 催化法：又称一步法，利用微量金属可加速过氧化氢分解反应的原理，将铂金环和经清洁冲洗后的软镜同时浸入护理液中 6h 以上，通常浸泡过夜。使镜片的消毒和过氧化氢催化分解同时进行。该法方便省时，但由于过氧化氢浓度下降过快，灭菌不够彻底。

③ 中和法：又称两步法，将充分清洗过的镜片放入 3% 的过氧化氢溶液中浸泡 6h 以上，同时投入有抗溶外衣的中和剂药片，浸泡至充分消毒的时间后，抗溶外衣开始溶解，中和剂开始中和过氧化氢。药片基质中含有有色指示剂，以提醒使用者注意。应注意有色镜片不能使用中和法消毒。

知识点 2　软性角膜接触镜的护理和保养

|理论要求|

1. 熟悉软镜护理液的种类。
2. 掌握多功能护理液的主要成分和作用。
3. 掌握软镜护理的步骤。
4. 掌握消毒的方法和优缺点。

一、软镜护理产品和多功能护理液成分

1. 清洁剂

（1）表面活性清洁剂　分为离子型和非离子型，离子型又分为阴离子型、阳离子型及两性离子型 3 种。目前最常用的清洁成分为季铵盐类化合物。Span tween 为非离子型表面活性剂。苯扎溴铵、汰垢（tego 103S 103G）为两性离子型表面活性剂。阳离子型表面活性剂一般不用于软镜护理。

（2）氧化清洁剂　A 剂呈碱性，主要成分为硼酸钠、过氧化钠结晶状体；B 剂呈酸性，有较强的还原性，可以中和 A 剂的碱性，使高价金属无机盐沉淀还原成可溶性的低价无机盐。氧化清洁剂可去除镜片部分蛋白质和脂质沉淀物，但对于体积较大的胶冻块、锈斑和真菌等不能去除。主要用于软镜的护理。

（3）蛋白质清洁剂　用于清除镜片上沉积的变性蛋白质及脂质沉淀物。起分解蛋白质作用的活性物质称为蛋白水解酶，包括木瓜蛋白酶、胰蛋白酶、枯草杆菌蛋白酶。

2. 消毒剂

主要是氧化消毒剂，其核心成分为 3% 的过氧化氢（H_2O_2），有很强的杀菌效应，除能对常见的细菌、病毒发挥作用外，还对霉菌、棘阿米巴原虫、艾滋病病毒有杀灭作用。与接触镜相关的棘阿米巴性角膜溃疡目前尚无有效治疗方法，过氧化氢消毒是预防棘阿米巴感染最为有效的手段。氧化消毒剂具有安全、有效、没有防腐剂的介入等优点，可避免防腐剂诱发的过敏反应。

3. 多功能护理液

多功能护理液是软性接触镜最常用的护理产品，其中含有消毒成分聚合双胍类，可以达到镜片消毒的目的，因此，在护理软性接触镜时，通常是消毒和贮存两个步骤同时进行的，通常认为使用多功能护理液浸泡过夜镜片的消毒效果会更好。

二、软镜的护理步骤

1. 清洁

应用物理方法及化学溶剂对镜片及其附属用品表面沉淀的一些异物、沉淀物、病原微生物等进行清除。

（1）镜片的每日清洁方法　操作者操作前首先应检查指甲是否磨平，用肥皂洗手并彻底冲洗干净，将镜片置于左手掌心，滴 2～3 滴清洁液后，可采取以下两种方法中的一种进行揉搓至少 10～20s，每面揉搓 10～20 次。

① 放射状揉搓：用右食指自镜片的中心向边缘部放射状揉搓，分别揉搓镜片的两面，以揉搓外曲面为主。

② 旋转式揉搓：用右手食指与拇指平拿镜片，两手指分别做反向旋转运动。

揉搓完毕后，用护理液冲洗镜片，清除附在镜片上的沉淀物和微生物，最后将彻底冲洗干净的镜片放入护理液中浸泡消毒。

软镜每日清洁步骤如图 3-2 所示。

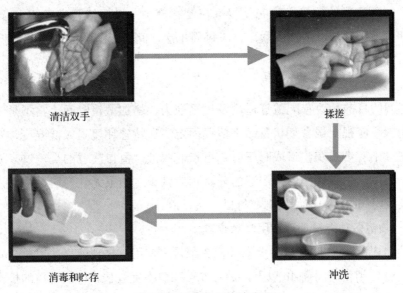

清洁双手　　　　　　　　　　揉搓

消毒和贮存　　　　　　　　　　冲洗

图 3-2　软镜每日清洁步骤

手揉搓是最为有效的物理清洁法，适用于硬镜和软镜。有文献指出，软镜的物理清洁法中，手揉搓优于机械波，机械波优于超声波。

（2）镜片的每周清洁　也称除蛋白。使用周期超过 3 个月的镜片必须进行除蛋白质处理，每周一次，对高含水离子型镜片或过夜配戴者以及泪液不足或特异性高蛋白泪液配戴者，根据镜片情况应适当增加去除蛋白质的次数，可每周 2 ~ 3 次。对间断戴镜者，以每戴镜 5 次去除蛋白质 1 次为宜。

方法：将清洁冲洗干净的镜片按左右分别放入镜盒中，注入 2/3 护理液或生理盐水，将蛋白酶片放入镜盒，如图 3-3 所示，浸泡镜片 15min 至 2h，然后用新鲜的护理液彻底冲洗镜片，更换护理液浸泡镜片至少 30min 以上。

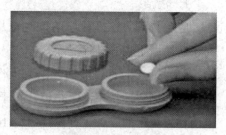

图 3-3　蛋白酶片

2．冲洗

无论是硬镜还是软镜，在清洁和消毒后都必须进行冲洗，可使用含防腐剂或不含防腐剂的生理盐水冲洗。为避免防腐剂带来的过敏反应和毒性反应，多采用无防腐剂的生理盐水，目前生理盐水已被多功能护理液取代。

3．消毒和贮存

贮存镜片时按左右分别放置，镜片应沉入镜盒底部，不能漂浮在护理液的表面，以避免镜片被污染及盖盒盖时损伤镜片。镜盒应经常清洗，贮存液每日更换。间断配戴的软镜必须完全浸泡在贮存液中，以保持其充分的水合状态，并定期更换护理液、清洗镜盒，一般每周 1 次。间断配戴的 RGP 镜片必须重新消毒后方可使用。

4．湿润

湿润的目的是改善配戴舒适度及提高视力，增加戴镜时间。它不是一个必需的步骤，应视配戴者症状及经济情况而定。在特殊环境里如低湿度、空调环境或空气中有烟或灰尘造成眼干时，可点润眼液，值得注意的是，过多滴入该类制剂可以产生替代作用，泪液的分泌相应减少，如果无任何明显不适，尽量不用或少用润眼液，最好控制在每日 6 次以内。

5．软镜多功能护理液使用注意事项

① 护理液要注明开瓶日期，并在 3 个月内使用。护理液每次用量 3mL（镜盒的 3/5），消毒时间需 4h 以上，最好 6 ~ 8h，不宜过长。每次用后的护理液必须倒掉，然后将镜盒敞开自然晾干，镜盒每周清洗并煮沸消毒一次，至少每 3

个月更换新的镜盒。

② 有过敏史的人员，在购买护理液时，要分清品牌，注意成分差异，避免使用诱发过敏反应的产品。

③ 开瓶使用时勿使瓶口污染，瓶盖内口向上放置；放置在温度 4～32℃的环境中保存；放置于儿童不能触及的地方保管；不可加热。

④ 多功能护理液如有混浊、泛黄，应停止使用。在使用期间如有眼部并发症应停用多功能护理液。

知识点 3　硬性角膜接触镜的护理

| 理论要求 |

1. 了解硬镜护理产品的种类。
2. 掌握硬镜护理的方法。

一、RGP 镜片的护理和保养

尽管 RGP 镜片从材料特征上与软镜有很大区别，然而两者在镜片的护理步骤方面差别不大。RGP 镜片材料孔径较小，沉淀物一般不易渗透进镜片的基质中，多残留在镜片表面；而且材料中的成分往往亲水性弱，常造成镜片表面湿润度降低甚至疏水，增加了镜片与眼睑的机械摩擦作用；RGP 镜片材料中的硅胶氧链基团更易吸引蛋白质沉积，而氟化合物更易被脂质包裹。由于材料的特性，泪液和污染物中的脂质、蛋白质及其他有机成分容易吸附到镜片表面，同时干燥的表面可加快这些污染物的沉淀速度。

1. 镜片摘除后的护理

（1）用适当的清洁剂清洁镜片　常用的 RGP 镜片清洁剂有两种：每日表面清洁剂和蛋白质清除剂。RGP 镜片的每日表面清洁剂与软镜的同类产品类似。由于 RGP 镜片中含有硅等聚合物，因此应避免使用含乙醇的清洁剂。对于易产生镜片沉淀物的戴镜者，应该定期使用酶清洁剂以去除蛋白质。

RGP 镜片材料比 PMMA 更有弹性，长期不当的清洁可损坏镜片或划伤镜片，甚至会改变镜片的光学性质。

（2）冲洗掉镜片上的清洁剂　是否可用自来水冲洗目前尚有争议。一般来说，如果直接使用黏性浸泡液，RGP 镜片浸泡后可能对眼部有刺激，导致视物模糊，因此需要应用黏度较低的溶液或灭菌生理盐水冲洗镜片，应避免使用自制盐水或煮沸的凉水冲洗镜片。

RGP 多功能护理溶液简化了 RGP 镜片的护理方式，镜片的清洁、消毒、湿润和浸泡可用一套多功能护理液完成。

（3）把镜片放在有浸泡液的镜盒中　因为 RGP 镜片干燥后，其表面光学区半径会改变，舒适性下降，RGP 镜片的湿润既可维持镜片的光学特性，又能改善配戴的舒适感。常用的 RGP 镜片护理液中均含有消毒剂。微生物可附着在镜片表面形成的沉淀物上，对于 RGP 镜片只能应用化学消毒系统消毒，不应该进行热消毒，因为加热可引起镜片弯曲变形。消毒浸泡时间通常在 4h 以上。

2．RGP 镜片护理系统的一般性质

（1）等渗　通常与泪液的渗透压相等，相当于 0.9% ~ 1.0% 的 NaCl 溶液。

（2）pH　添加不同的防腐剂，pH 不同。一般接近泪液 pH，一些防腐剂为酸性（pH<7.0），而另一些防腐剂为碱性。

（3）缓冲　护理液必须借助一定的缓冲剂以维持一定的 pH。一些可以进入眼睛中的溶液由于与泪液的 pH 相似，可被高度缓冲。酸性和碱性较高的溶液由于必须被泪液中和至生理性 pH，不能被高度缓冲。

常见的缓冲剂有磷酸盐、硼酸盐、柠檬酸、醋酸和碳酸氢钠。缓冲剂的使用取决于护理液中的其他成分，如硼酸盐不与杀菌剂杀藻胺兼容，并且会与聚乙烯醇或酒精溶液形成凝胶。由于空气中的 CO_2 溶解在溶液中形成碳酸，可使未缓冲的溶液变成酸性。

3．RGP 护理系统的主要成分

（1）防腐剂　有杀藻胺（BAK）、氯代丁醇、乙基汞硫代水杨酸钠、洗必泰、乙二胺四乙酸（EDTA）和乙二胺四乙酸磷酸氢二钠等。

（2）黏性增强剂　常用的黏性增强剂有甲基纤维素、羟乙基纤维素、藻朊酸羟丙酯纤维素、白明胶、聚烯吡酮、吡咯啉乙烯聚合物、聚乙二醇。

（3）湿润剂　常用的湿润剂有聚乙烯醇、聚山梨醇酯。

4．护理液的类型

护理液可分为有单独用途的护理液和联合护理液，联合护理液中一些成分的效果常常较差。

（1）湿润液　使镜片具有亲水性，以加强镜片表面的湿润性，从而可以缓冲镜片与角膜和眼睑的摩擦。除可用湿润剂外，也可联合或单独使用黏性增强剂，用于镜片配戴前，但用于镜片的浸泡往往过于黏滞。

（2）浸泡液　浸泡液用于保持镜片含水量，同时给镜片消毒，防止沉淀物干燥堵塞镜片微孔。防腐剂浓度相对较高。

（3）清洁剂　清洁剂用于去除镜片表面的沉淀物；常含去污剂和研磨剂微粒（硅、氧化铝）。清洁剂也可能含有酒精，但不能用于浸泡镜片，否则会使镜片发生变形和卷曲。清洁剂在减少微生物的作用中相当重要，但进入眼睛中会引起明显的不适。每周使用的酶清洁片可溶解后用于每天浸泡镜片。清洁剂使用后必须用护理液中和干净，否则会引起因防腐剂带来的眼部不适。一般一周使用一次。注意清洁剂的盖子使用的是警示的红色，表示镜片使用清洁液后一定要用护理液冲洗才能配戴。RGP 镜片的清洁剂主要有以下 4 种：

① 溶剂型清洁剂：低浓度乙醇（约 20%），能清除镜片上的脂质污物，有一定的消除杀菌作用，应注意避免用含有乙醇的清洁剂浸泡含有氟和硅的 RGP 镜片。

② 细沙清洁剂：该清洁剂中含有悬浮细沙，主要成分为氧化铝，利用细沙的打磨抛光作用清除镜片上的污物。但细沙如果不能清除干净，会吸附在镜片上，成为新的污物，刺激眼睛，产生异物感。使用细沙清洁剂可能会缩短镜片使用寿命。

③ 高张清洁剂：主要成分为 5% 的 NaCl 高渗溶液，能降低镜片的亲水性和表面离子化程度，清除镜片上黏附较强的沉淀物。

④ 酶清洁剂：用于去除 RGP 镜片表面的蛋白质，对于配戴者没有任何副作用，有酶清洁片和液体酶清洁剂两种。酶片一般每周使用一次，并不是所有的配戴者都需要，对于那些镜片内表面有结垢现象的配戴者很有用。使用时酶片放在镜盒中并加一定的浸泡溶液。液体酶清洁剂的使用方法是每晚滴一滴在浸泡液中。

（4）各种联合护理液

① 湿润 – 浸泡液：这种合剂比单独的浸泡液更黏滞，消毒效果较差。优点在于配戴者使用方便，从而增加配戴者对镜片护理的依从。

② 浸泡 – 清洁剂：用于镜片浸泡，但效果比清洁剂差。

③ 全能护理液：为湿润液和浸泡液组成的调节合剂加清洁剂。由于必须在眼睛中使用，所以消毒效果比清洁剂差。

5．RGP 镜片护理步骤和注意事项

（1）戴镜程序和护理步骤　首先要清洁双手，从镜盒中取出镜片，将镜片进行冲洗后再戴镜；镜片使用完后，也应该规范护理和保存：同样清洁双手，把镜片从角膜上取下，放在手心揉搓镜片正反面各20次，然后用清洗液冲洗镜片，将镜片放在有护理液的镜盒中。每3个月需要去除蛋白质一次，除蛋白质之后需要用冲洗液冲洗干净，放在护理液中浸泡充分才可以重新戴镜。

（2）RGP护理镜片注意事项

① 清洁镜片要彻底，冲洗镜片要充分，镜片揉搓每面至少要20次以上（免揉搓护理液除外），RGP镜片直径比软镜直径小，最好用无名指或小指指腹揉搓；不能用含防腐剂的硬镜护理液代替冲洗液，最好用生理盐水，尽量不用纯净水或冷开水冲洗，避免镜片污染。

② 使用时间3个月以上的镜片，需每周去除蛋白质一次，如眼部分泌物多者，可缩短去除蛋白质的时间。使用蛋白质清除剂后的镜片必须彻底冲洗后再戴。RGP镜片吸附蛋白质沉淀虽比软镜少，但仍需根据镜片情况去除蛋白质沉淀物。用过的溶解液必须倒掉，不能再次使用，去除蛋白质不能代替消毒，去除蛋白质后的镜片必须消毒后才能戴。

③ 接触镜间断使用时，RGP镜片可干保存，每周定期清洁镜盒并更换护理液。镜片重新使用时，应清洁消毒后再戴镜。间断戴镜者最好使用日抛镜片。

④ 在护理镜片过程中，尽量避免使用振荡器等工具清洁镜片，不提倡使用镊子、吸棒等辅助工具，应用自己清洁的双手操作，以减少损伤镜片或增加镜片污染的机会。

⑤ 除治疗性镜片外，戴接触镜时不能点眼药水，尤其是软镜。药液可渗入到镜片材料中，改变镜片各种参数，可使镜片老化、变性，缩短镜片的使用寿命。

二、镜盒和镜片保存

制作镜盒的材料不能与溶液起反应，或吸收溶液，或使溶液失效，镜盒不能含有可被溶解的材料，也不能使用含有多孔渗水的材料以免隐藏细菌；镜盒的材料应较软，以避免擦花镜片。应使用硬塑料制成的镜盒，镜盒内面应有棱纹，而不是光滑表面，以免镜片粘连在镜盒上。

镜盒应易于清洁，镜片放置在镜盒中时应浸泡在足量的溶液中，密封良好，明显可见右和左的标记，以避免两眼的镜片混淆。

配戴者在取下镜片后，应该总是将镜片浸泡在护理液中，避免镜片处于干燥状态。镜片的浸泡液具有消毒、加强表面湿润和维持水化状态的作用，同时可避免镜片与镜盒发生摩擦导致镜片划伤。

每天从镜盒取出镜片后，应将其中的护理液倒掉，冲洗干净，保持镜盒的干燥。不能在残留护理液的镜盒中添加新的护理液。应定期使用牙刷和肥皂清洗镜盒。每 3 ~ 6 个月应更换一次镜盒。

知识点 4　镜片配发和指导

|理论要求|

1. 熟悉镜片配发时需核对的内容。
2. 掌握配戴指导注意事项。

镜片配发是在配戴者试戴评估结束后进行的，在配发镜片时需要根据处方核对镜片的参数，如基弧、直径、屈光度。向配戴者核对镜片的品牌、有效期和使用周期并且向配戴者展示；同时将配戴镜片的相关注意事项告知配戴者；检查护理液有效期，提示开瓶后 3 个月内用完。在配发镜片宣教时，可以将配前检查过程中出现的问题，结合配戴做重点强调，如配戴者平时卫生习惯不太好，可以重点强调护理的重要性，避免因护理不当或不彻底而导致配戴不成功。

1. 配戴前注意事项
① 向配戴者灌输无菌操作观念。
② 应保持配戴环境卫生，戴镜前将指甲剪短并修磨圆滑，以免损伤眼睛和镜片。
③ 每一次操作前要洗手；用中性洗手液洗净双手，再用无絮纸巾擦干或用烘干机烘干；操作前可先用护理液冲洗手指。
④ 洗完手，请配戴者坐在平整干净的桌前操作，以免镜片掉落。
⑤ 戴镜前要检查镜片有无破损、油污及沉淀物。
⑥ 取镜片时左右眼分别进行，不要同时打开两边镜盒盖，防止镜片混淆。
⑦ 告知配戴者戴镜方法和护理方法，注意镜盒存放和清洁。
2. 配戴注意事项
① 定期或尽早更换镜片。

② 化妆者先戴镜再化妆，先取镜再卸妆。

③ 女性在怀孕期、生理期、感冒时、游泳时不戴镜。

④ 除非镜片是可以夜戴型的，一般都不许戴着镜片睡觉。

⑤ 不要将护理液和镜盒放在卫生间和冰箱里。

⑥ 镜片消毒时间在 4h 以上，最好过夜。

⑦ 改换护理液时请咨询验配师。

⑧ 不要混合使用不同品牌和种类的护理液。

⑨ 不要用自制盐水或蒸馏水浸泡镜片。

⑩ 戴镜时避免使用其他眼药水，尤其是一些有颜色的眼药水。

知识点 5 随访计划

|理论要求|

1. 掌握随访计划的目的。

2. 了解随访检查的内容。

一、软镜随访计划

软性角膜接触镜配适状态评估满意以后，角膜接触镜专业验配人员向配戴者详细说明戴镜与摘镜的方法、镜片的保养和护理方法，并确保配戴者能熟练掌握，还应该向配戴者特别强调随访计划。这关系到角膜接触镜配戴能否安全、舒适。接触镜配戴者定期检查的作用在于：检查配戴者使用方法正确与否，并做出指导；早期发现眼部不良反应及其他眼部疾患；检查镜片有无异常；检查视力变化；与配戴者进行信息交流。

（一）随访时间表

（1）初次配戴后 1 周随访。

（2）初次配戴后 3 个月随访 1 次。

（3）以后至少每半年随访 1 次。

注：配戴者若出现眼部不适，应随时找眼科医生或配镜处复查。

（二）随访复诊内容

（1）了解病史 询问有没有出现过配戴不适，戴镜期间眼部是否出现问题。

（2）检查 使用裂隙灯显微镜检查眼部健康情况，检查镜片配适情况和镜片表面是否有沉淀物。

（3）了解镜片护理和保养 配戴者有没有按照要求对镜片进行护理和保养。

（4）问题的解决 根据检查和与配戴者信息交流时发现的问题，及时提出解决方法，确保配戴者的眼部健康。

（三）随访复诊的推荐程序

1. 戴镜时

（1）了解病史 包括住宿、戴镜情况、角膜接触镜护理情况。

（2）视力检查。

（3）验光。

（4）镜片戴镜评估。

（5）镜片表面评估。

2. 摘镜后

（1）裂隙灯检查。

（2）泪液检查。

（3）角膜曲率计检查。

（4）角膜地形图检查（必要时）。

（5）验光。

（6）镜片检查。

二、硬镜随访计划

（一）RGP 镜的配戴适应

因镜片材料的原因，RGP 镜片与软镜在配戴时主观感受会有很大不同，需要较长的适应期。并且每个配戴者适应的时间各不相同，一般 10 ~ 14 天可以完全适应，没有异物感。个别配戴者可能持续 1 个月左右。

正常适应的症状包括流泪、轻微的刺激、间歇性的视物模糊、轻度的红眼和对光、风、烟和灰尘敏感等。

异常的症状包括突然的疼痛和烧灼感、严重持久的虹视、严重的红眼、眼分泌物多、换戴框架眼镜后视物持续模糊 1h 以上、镜片与眼睛粘连等。详细讨论后见后述项目。

根据配戴者的情况，第一天，也即配发当日，配戴 2 ~ 4h。以后隔日增加 2h，直到 7 ~ 10 天时，全日配戴。配戴增加的时间依据配戴者适应的症状、体征和随访检查的情况而定。

如果由于各种原因中断戴镜，重新开始戴镜应重新开始适应。日戴型镜片一周左右适应后可每天配戴 16h 左右。长戴型镜片在完成日戴型镜片的适应期后，即可配戴过夜，如无异常，可连续配戴，每 3 ~ 4 天摘镜一夜。

（二）随访

配戴者配戴镜片后，应定期随访复查。每次复查评估应在配戴者至少戴镜 4h 以后，所以通常应让配戴者在下午复查。

1. 日戴型镜片的随访时间

第一次：配发后的第 1 周；

第二次：第一次复查的 1 个月后；

第三次：第二次复查的 3 个月后；

第四次：第三次复查的 6 个月后；

以后按计划每 6 个月复查一次。

2. 长戴型镜片的随访时间

第一次：配发后的第 1 周（日戴）；

第二次：第一次长戴的 24h 后；

第三次：长戴的 1 周后；

第四次：第三次复查的 2 周后；

第五次：第四次复查的 1 个月后；

第六次：第五次复查的 3 个月后。

以后按计划每 3 个月复查一次。

【实训项目 5】 护理产品的认识和使用

一、目标

掌握多功能护理液的主要成分和作用；掌握不同护理产品的使用方法；熟悉品牌角膜接触镜护理产品。

二、仪器设备和材料

多功能护理液、硬镜护理液、润眼液、双氧水（过氧化氢溶液）。

三、步骤

（一）了解角膜接触镜护理液的选择方法

1. 要选择温和不刺激的护理液

选购角膜接触镜护理液时，有一个误区要注意，不要盲目认为护理液的杀菌能力越强越好。建议要保持一定的平衡，也就是在力求杀菌的同时，还要对眼睛温和、不刺激。护理液对眼睛不产生刺激，会保持眼睛细胞处于健康的状态，从而有助于戴镜者的眼睛健康。要理性对待护理液的功能。

2. 护理产品功效

在中国市场上，角膜接触镜护理液几乎全部都是多功能护理液，这里所说的多功能是相对最早期的清洁、清洗、消毒、润滑等步骤独立护理而言的，可以一次完成角膜接触镜护理最基本而且最重要的需要，即消毒、清洁、去除蛋白质、保湿这 4 项功能。有些产品又加入了很多其他功能，对于护理液各种成分的作用，建议必须以科学为依据，理性对待，不能盲目选择，不恰当成分的加入，有时可能会影响基本成分的功效，从而影响对镜片的护理效果。

3. 为了免揉搓而选择护理液

目前市场上很多护理液都标出了"免揉搓"，免揉搓的概念是针对杀菌的功能，并不意味着摘下眼镜直接放入镜盒中即可，而是先洗手，摘下眼镜后用护理液冲洗镜片，放入护理液镜盒中摇晃再浸泡，从而完成护理过程。同时辅以揉搓可以更明显地去除附着在镜片上的油脂和蛋白质，尤其对于长期配戴或使用时间较长的镜片，在护理时更建议揉搓镜片。

4. 角膜接触镜护理液有效期

在选择护理液时，还要注意产品的生产日期，一般护理液的有效期是生产日期后的 2 年内，而且一旦开瓶，一般要在 4 个月内用完。这时就要注意护理液的有效期限至少要大于使用时间。如果产品处于有效期外，或开瓶时间过长，该产品的消毒能力下降，可能会影响眼睛健康。

（二）了解品牌角膜接触镜护理液

护理液除了具有清洗镜片、去除蛋白质、杀菌等这些最基本功能，同时也是保持角膜接触镜镜片卫生、干净的必备品和必配护理品。

1. 爱尔康速效杀菌全护理液

爱尔康速效杀菌全护理液中含有爱尔康专利杀菌保护剂 POLYQUAD（多季铵聚合物 -1）和 ALDOX（肉豆蔻酰胺丙二甲胺），可有效杀灭镜片表面可能存在的细菌、真菌和棘阿米巴，保护双眼，避免感染。

2. 海昌多功能护理液

海昌多功能护理液集合去除蛋白质、清洁、杀菌、消毒四大功能，无须揉搓，操作方便。主要成分介绍如下：

① PHMB 分子：消毒、杀菌，有效杀灭细菌和真菌，温和、不刺激眼睛，是新一代的消毒剂，具有更好的安全性。

② PVP 和 EDTA：双重去除蛋白质，有效清除蛋白质，其功效一方面是在镜片上形成保护膜，防止蛋白质沉积在镜片上；另一方面是拆散蛋白质分子之间的联系，使蛋白质分子互相排斥，不再积聚在镜片上，并且从镜片上脱离。

③ Poloxamine 分子：清洁，保湿，疏水基吸附油脂和污垢，通过表面张力及冲洗作用将其带离镜片表面。在清洁的同时，亲水基充分把水分子吸引到镜片表面，形成保湿层，令双目倍感持久舒适。

④ 高效的离子溶液：免揉搓，带有适量电荷，可与镜片上的沉积物和蛋白质相互作用，免搓洗，清洁、消毒镜片，清除镜片上的沉积物。

海昌角膜接触镜护理液内含与生理泪液 pH 相同配方，延缓泪液蒸发，增加角膜前泪膜稳定性，滋润镜片与润泽双眼，舒缓因配戴角膜接触镜而引起的干涩感，让双眼一整天都水水润润，持久舒适。全方位的清洁、杀菌、去除蛋白质，适合于各类软镜。

3. 博士伦多功能护理液

博士伦旗下角膜接触镜多功能护理液产品：博乐纯、润明舒敏、润明清透、润明除蛋白。

4. 卫康多功能软性亲水性接触镜护理液

多功能软性亲水性接触镜护理液适用于各品牌软性角膜接触镜，主要作用有镜片的清洁、消毒、去除蛋白质和贮存等。主要成分如下：

① 羟丙基甲基纤维素：减缓水分的流失，又增加配戴舒适度。

② 枸橼酸钠、硼酸、依地酸二钠：去除蛋白质，组合使用去除镜片上的污物沉淀。

③ 泊洛沙姆：清洁镜片，形成润滑保护膜，提高配戴舒适度。

④ 硼酸、硼砂：调节 pH、缓冲系统，既增加舒适度，又增强护理液的消毒作用。

⑤ 双胍：对化脓菌、大肠杆菌、真菌和常见的感染菌有杀灭作用，温和呵护镜片。

5. 视康护理液

视康角膜接触镜护理液适用于软性角膜接触镜，用于镜片的清洁、消毒、去除蛋白质和贮存等，主要成分同卫康护理液。

其他还有强生、艾爵、科莱博等公司的产品。

（三）软镜护理液和硬镜护理液的区别

1. 区别

硬镜护理和软镜护理为不同的护理系统，两者不可换用或互用。

① 硬镜由于不吸附护理液中的化学成分，因此硬镜护理液中有消毒能力的防腐剂所含化学成分的浓度较高；由于软镜材料可吸附化学成分，将对眼睛产生毒性反应。

② 硬镜的沉淀物只位于镜片表面，而软镜不仅在镜片表面形成沉淀，还能在镜片内部形成沉淀。因此用于 RGP 镜片的清洗剂是通过机械作用、改变镜片表面电荷等作用，来去除沉淀在镜片表面的蛋白质。假如把 RGP 镜片清洁剂用于软镜，不仅清洗效果不好，不能去除镜片内的沉淀，甚至会损坏镜片。

③ 硬镜浸泡在保养液中后可用纯净水冲洗后直接配戴，而软镜则必须使用护理液再次冲洗后，方可配戴。

④ 过氧化氢能用于所有类型的软性角膜接触镜，但不能用于 RGP 镜片，因为过氧化氢类消毒液缺乏湿润功能。因此，RGP 镜片用过氧化氢消毒后，还需要湿润步骤。很多无过氧化物的消毒系统比过氧化氢更有效、更方便。

2. BOSTON 硬镜护理系统的特征

（1）清洁液　① 阴离子表面活性剂去除蛋白质。② 非离子表面活性剂去除沉淀。③ 降低粒子尺寸，保护镜片表面。④ 是理想的用于氟化合物镜片的表面清洁剂。

（2）护理液　① 抗微生物药物用于镜片消毒和溶液开封后的保存。② 湿润成分用于提高镜片的湿润性。③ 黏性成分用于使溶液黏稠。④ 缓冲液用于调整和维持溶液的 pH。⑤ 防腐剂用于延长保养液的使用期限。

（3）舒润液　① 禁止在镜片表面生成沉淀。② 特殊的聚合物黏附在镜片表面。③ 配戴时感觉柔软使配戴舒适度增加。④ 专为 RGP 镜片设计的正离子电荷。

（四）识别不同护理液产品

① 分组练习，每组领取两种不同品牌的护理液和其他护理产品。

② 探讨所领取护理产品的功能并找出对应成分。

③ 探讨护理产品的使用方法和注意事项。

④ 示范护理产品的使用方法。

⑤ 不同组交换护理产品，按照同样的方法识别护理液作用并相互检验使用方法是否正确。

四、操作结果记录

将所识别的产品按照要求填写在操作结果记录表 3-2 中。

表 3-2　　　　　　　　　　护理液的识别

品牌		
种类		
功能		
成分与作用		

五、注意事项

（1）注意不同护理产品的使用方法。

（2）注意多功能护理液使用注意事项。

【实训项目6】　硬镜和软镜的护理方法

一、目标

掌握软镜的护理方法和注意事项；掌握硬镜的护理方法和注意事项。

二、仪器设备和材料

软镜多功能护理液、镜片盒、蛋白酶片、硬镜多功能护理液、软镜、硬镜、过氧化氢溶液、硬镜清洁液。

三、步骤

（一）软镜的护理方法

1. 清洁

软性角膜接触镜的清洁包括以清除镜片上影响消毒过程的沉淀、碎屑，清除镜片上病原微生物及其营养物质为目的的每日清洁和清除镜片上的蛋白质沉淀物为目的的每周清洁，又称为酶清洁。

（1）每日清洁方法

① 用没有芳香剂的肥皂、洗手液彻底洗净双手。

② 将镜片至于一手掌心，滴2～3滴清洁剂，用另一只手的手指指腹自镜片的几何中心向边缘部放射状轻揉，分别轻轻揉搓镜片的两面各约15s，如图3-4所示。

注：每日清洁镜片是护理和保养过程中极其重要的步骤，揉搓的机械作用能去除绝大部分黏附在镜片表面的疏松的沉淀、碎屑和微生物。

目前多采用的是多功能护理液。

（2）每周清洁——酶清洁

泪液中所含的一些蛋白质成分可附着在角膜接触镜镜片上，镜片上的蛋白质沉淀物在加热、消毒、眼环境干燥和泪液酸化等作用下可发生变性，变性的蛋白质透明性下降，并可紧紧黏附在镜片上，影响镜片的透氧性，使镜片变形、

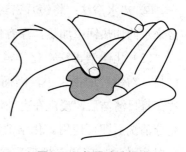

图3-4　每日清洁揉搓

变硬、参数改变；也可导致其他沉淀物、异物和病原微生物容易吸附在镜片上，可导致视力模糊和眼部并发症的发生。

蛋白质水解酶制剂为白色结晶粉末，易溶于水，水溶液不稳定，室温下 3～4h 即失去活性，受热易分解，达 60℃即可变性失效。其水溶液 pH 为 7～8 时活性最强，pH 为 3～4 时较稳定。

清洁方法如下：

① 将酶制剂放入多功能护理液、生理盐水或精制水中溶解。

② 把镜片放入其中浸泡 2h，如污垢较厚，时间可以延长。

③ 使用贮存液清洗镜片，并把镜片在贮存液中放置 1h。

④ 把镜片再次用贮存液清洗后放入镜盒中进行消毒。

蛋白质水解酶制剂的种类很多，操作方法可能不同，一定要参照说明书。

2．冲洗

在完成镜片的清洁之后，必须用清洗剂去除镜片上的碎屑和残留的清洁剂。

冲洗剂为无防腐剂的生理盐水、加防腐剂的生理盐水、多功能护理液。

3．消毒

配戴角膜接触镜可能影响泪液对病原微生物的冲洗作用，也可能影响角膜的屏障功能，甚至将病原微生物带入眼表，因此，杀灭角膜接触镜镜片和镜盒上的病原微生物活性是相当重要的。因为消毒液具有明显的水合介质作用，水合作用有助于维持角膜接触镜镜片的参数和生理特性的稳定，所以有些消毒液也用于贮存镜片。角膜接触镜的消毒方法主要包括热消毒法、化学消毒法、过氧化氢消毒法和微波消毒法。

（1）热消毒法

① 直接加热法：在软镜专用的热消毒器中加入生理盐水，将镜片置于生理盐水中，然后直接加热。

② 热水浴法：将镜片密封在盛有生理盐水的玻璃瓶中，把玻璃瓶投入盛有自来水的加热锅中加热，注意使用此法需适当延长加热的时间。

（2）化学消毒法　化学消毒法由于使用方便、操作简单，适合大多数镜片材料，对镜片的损害小，因而被角膜接触镜配戴者广泛选用。通常情况下，镜片在每日清洁后，浸泡在有效浓度的化学消毒液中 4～6h，然后用清洁生理盐水充分清洗后即可使用。化学消毒法也有些缺点，化学消毒法比热消毒法费用高，有发生过敏反应和毒性反应的可能，消毒时间也相对较长，并可使镜片变色。

使用化学消毒法应注意，每次消毒必须使用新鲜的消毒液。

（3）过氧化氢消毒系统　有稀释法、中和法和催化法。

（4）微波消毒法　微波消毒有时间短、消毒效果可靠的优点。但由于生活用微波炉的功率效果相差很大微波量不易掌握，故须摸索规律，微波量过大容易损伤镜片。

镜片在每日清洁、冲洗后放入盛有生理盐水的玻璃瓶中，用专用薄膜封住瓶口，低温下消毒 20s。装盛镜片的水在吸收了微波后，分子运动加剧，使水产生热反应，热能是灭菌的主要因素。微波的灭菌机制还表现为非热效应，即通过谐振吸收和改变菌体的电动势来直接破坏微生物的结构。

（5）其他方法　包括超声波和紫外线消毒，但较少使用。

（二）硬镜的护理方法

1. 硬镜的护理

RGP 镜片的护理步骤包括镜片清洗、镜片保养、镜片冲洗、镜片润滑，与护理相关的内容还包括护理产生的并发症。

RGP 镜片从材料构成和镜片表面特性方面都有其特殊性质，因此，RGP 镜片有其与之相匹配的护理系统。RGP 的护理系统决不可以与软镜护理系统混淆，更不可以两者换用。RGP 镜片材料的透氧性强，但依然存在以下问题：① 镜片表面湿润性较低，需要润滑。② 部分镜片表面的疏水性增加了对眼睑的刺激。③ 镜片表面的负离子性能吸附泪液中的正电荷的蛋白质等物质。④ 被镜片表面吸附的沉淀有蛋白质、类脂、泪膜污染物以及其他的有机成分。因此 RGP 镜片的护理，主要的目的是为了清洁镜片和增加舒适程度。

（1）RGP 镜片的情况　RGP 镜片能吸收泪液中带正电荷的蛋白质，形成沉淀。RGP 镜片材料不同会导致沉淀物成分的不同，比如硅胶丙烯酸的镜片就比较容易沉淀蛋白质，而氟‐硅胶丙烯酸的镜片则比较容易产生液体膜。RGP 镜片的沉淀可能会导致干眼、充血、配戴时间降低和巨乳头性结膜炎。RGP 镜片的清洁主要是为了去除镜片表面的沉淀，这和软镜一样，但和软镜不同的是，RGP 镜片形成的沉淀物只局限在镜片表面，这是因为软镜的材料主要是水合物，因此其沉淀不仅位于镜片表面，在镜片内也会产生沉淀；而 RGP 镜片对水是非通透性的，不会吸收泪液及护理液中的成分，沉淀只位于镜片的表面，这就使RGP 镜片的清洁更加简单。但需要警告配戴者不要将 RGP 镜片浸泡在清洗剂中，而且每次使用清洗剂后都需要彻底冲洗，这是因为假如清洗剂持续粘在镜片表面会改变镜片的一些参数。清洗技巧也很重要。虽然 RGP 镜片较硬，但操作时仍需要小心，过分清洗会损坏或刮伤镜片表面，甚至改变镜片的度数和厚度。中高度正度数 RGP 镜片在清洗时会遇到另一个问题，就是很难清洗到第一前弧上方的空间。清洗镜片要保证能清洗镜片上所有的区域，包括周边及边缘。

（2）镜片保养　镜片保养包括消毒、浸泡和保湿。虽然，微生物一般不能寄生在镜片表面，但能黏附在镜片表面的沉淀物上。浸泡时间通常需要大于 4h 或过夜，但需要根据厂家产品的使用说明。假如 RGP 镜片在干燥环境中保存，镜片的一些参数如后光学区基弧会改变，镜片表面也不能很好地保持最佳的湿润。重新浸泡在浸泡液或贮存液中，需要一段时间才能使镜片参数和镜片表面特性恢复。湿润性地贮存也能提高镜片的配戴舒适程度，并能有效地在镜片贮存系统中控制微生物的生长、繁殖。因此，对于常规的 RGP，最好是保存在湿润环境中，把消毒过程和保湿过程结合在一起。结合消毒、湿润、浸泡功能的溶液有时称为保养液。较好的镜片湿润性能产生更好的视力，这是因为正常的泪膜能产生较好的光学成像质量。镜片的湿润性也能产生更好的舒适度，这是因为完整的泪膜有较好的润滑作用。保养液也能提高镜片的舒适度，这是因为：① 配戴时感觉柔软；② 亲水性镜片表面形成润滑层；③ 镜片表面不会有蛋白质沉淀。

（3）镜片冲洗　浸泡在合适的保养液中后，RGP 镜片经纯净水冲洗后可直接配戴，也可加用湿润液后配戴。不推荐使用含盐的液体冲洗，因为这会降低镜片表面的湿润性。

（4）镜片湿润　配戴 RGP 镜片产生的眼部症状和配戴软镜的症状不同，主要是产生干眼和充血。因此在配戴时使用润滑液对有干眼症状的配戴者可提高舒适度、降低眼球充血。

2. 护理液毒性

护理液产生的毒性作用较少见，这是因为 RGP 镜片不能吸收防腐剂。值得注意的是，RGP 护理液中的防腐剂等成分浓度较高，因此如果出现毒性反应（广泛的角膜染色），则更加严重。一般每两年需要更换镜片，定期更换镜片可防止沉淀导致的并发症。新的镜片在配戴前应该在保养液中浸泡数天，以便去除加工过程中残留在镜片表面的任何残留物，配发给配戴者时，可使镜片表面保持最佳的湿润性。

3. RGP 护理操作要求

为了安全配戴 RGP 角膜接触镜，配戴者应该了解并严格按照 RGP 镜片护理常规操作。

① 在操作镜片前一定要清洗双手，冲洗干净，并擦干。

② 一定要使用新鲜的护理液冲洗镜片（使用前检查有效期）。

③ 使用验配师推荐的镜片护理系统，并严格遵循标签上的护理说明。不同的护理液不能随意混合使用，不是所有的护理液对所有的镜片都是安全的。最好经过验配师的指导和推荐后再使用。

④ 不能随意更换和混用已经在用的护理液，除非护理液标签上有明确说明，或者根据验配师的建议更换。

⑤ 严格按照验配师指定的时间表取镜、清洁、冲洗和消毒镜片。蛋白酶片和清洁液不能替代消毒液。

⑥ 不能使用唾液或者推荐之外的任何液体来润滑和湿润镜片。不能将镜片放入嘴中。

⑦ 一些护理液可能有不只一种功能，标签上会有所说明。阅读护理液瓶上的标签说明并遵循其指导。

⑧ 先清洁一只镜片（养成总是先从左眼镜片或右眼镜片开始的习惯，避免双眼镜片的混淆）并彻底冲洗，以去除镜片表面的清洁液、泪液分泌物、泪膜。务必遵循清洁液标签的说明指导。将镜片放入镜片贮存盒中。再开始另一只镜片的操作。

⑨ 清洁镜片后，使用验配师或镜片生产商推荐的消毒液对镜片进行消毒，要遵循消毒液标签的说明指导。

⑩ 从镜片盒中取出镜片后，按照镜片盒生产商或验配师推荐的方法倒空浸泡液，冲洗镜片盒，将镜片盒暴露在空气中晾干。当再次使用镜片盒时，重新注满新鲜的贮存液。镜片盒应按照镜片盒生产商或验配师推荐的时间定期更换。

4. 硬镜护理操作方法

（1）镜片清洁　从眼中取出镜片后，将镜片的凹面向上放在手掌面。在镜片表面滴入两滴清洁液（如果使用的是多功能护理液，则在清洁、冲洗、消毒的各个过程都使用同样的护理液）。以圆周运动方式轻轻地揉搓镜片表面20s。

用验配师推荐的足够量液体彻底冲洗，完全去除镜片表面的清洁剂和杂质。

（2）镜片消毒　将每一只镜片放入镜片盒的各自空间，以消毒液完全充满，关上盒子，按推荐的时间进行浸泡。

清洁和冲洗镜片是去除配戴过程中积聚在镜片表面的泪液分泌物、泪膜与沉淀物的必要步骤，而消毒是消灭有害微生物的必要措施。

（3）镜片盒的清洁和维护　镜片盒可以成为细菌生长的基地。每次使用后，都应按照镜片盒生产商或验配师推荐的方法倒空，清洁和冲洗镜片盒，将镜片盒暴露在空气中晾干。

5．护理问题的处理

① 角膜接触镜和护理产品可能会造成眼部严重的损伤。严格遵循验配师的指导和标签中正确使用镜片及护理产品的说明，是非常重要的。

② 如果配戴者感觉到眼睛不适、流泪、视力改变和眼部充血，应立即取出镜片，并与验配师取得联系。

③ 配戴者应严格按照医生推荐的护理步骤操作，否则可能会导致严重的眼部并发症。如果配戴者想得到很好的视力矫正，但不愿或不能遵循医生推荐的护理步骤操作，或者不能戴入或取出镜片，也没有人帮助配戴者戴入或取出镜片，这时不应该尝试配戴角膜接触镜。初戴镜片者，要确保在验配师指导下进行操作。

（三）分组练习软镜和硬镜的护理

① 每 4~5 人为一组，领取软镜和硬镜各一副。

② 老师示范操作两种镜片的护理方法。

③ 同学们进行护理操作，组内同学相互监督并相互指正。

④ 填写护理记录在表 3-3 中。

四、护理操作结果记录

表 3-3 　　　　　　　　　　镜片护理记录

镜片种类	软镜	硬镜
护理产品名称		
清洁方法		
冲洗方法		
贮存方法		
消毒方法		

项目四　软性角膜接触镜的验配

学习目标

了解软性接触镜的材料；掌握软性接触镜分类；掌握软性接触镜验配适应症；掌握软性接触镜验配流程。

软性角膜接触镜简称软镜（图4-1），包括球面软镜和散光软镜，是常用的屈光矫正手段之一，其因美观性广为大众接受，但使用过程中存在的问题也是不能忽视的。我国目前矫正近视以软性角膜接触镜为主，主要配戴方式是传统型或频繁更换型。软镜含水量大、直径大，配戴时贴附好，较舒适，适应性强，新的进展是向"日抛弃型"和"长戴型"发展。

目前软性角膜接触镜以水凝胶为基本材质。该材质亲水柔软，镜片透氧性、顺应性好，配戴舒适，视野广阔，外观自然，已逐渐被屈光不正者所接受，然而软镜表面极性强，容易吸附环境中的极性物质及泪液中的沉淀物、致病微生物和护理液成分，且易受温度、湿度和酸碱环境因素的影响，耐用性较差，保养护理较复杂，镜片易破损。软性角膜接触镜使用非常广泛，制作材料也逐步发展，验配也越来越规范。

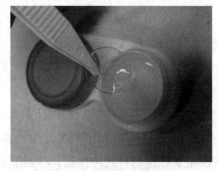

图4-1　软性角膜接触镜

知识点 1　软性角膜接触镜概述

理论要求

1. 掌握软性接触镜材料的特殊性质。

2. 掌握软性接触镜的分类。

3. 了解软性接触镜的设计。

4. 了解软性接触镜材料的发展史。

一、软性接触镜材料的发展史

（一）HEMA 材料

软性接触镜材料中，应用最广泛的是 HEMA，是最早用于接触镜制作的亲水材料。HEAM 的主要优点为吸水性，含水量为 38%，材料柔软，但其缺点是只能部分缺氧，透氧有局限性，弥补措施是通过添加不同单体来增加材料的透氧性，由于添加单体的不同，不同类型的 HEAM 材料所表现的特性也不一样，如含水量、透氧性或离子性等。

（二）非 HEAM 材料

非 HEAM 材料的代表物有 Crofilcon、Lidofilcon、Atlafilcon。

Crofilcon 是甲基丙烯酸甲酯（MMA）和甘油丙烯酸酯的共聚物，与 HEAM 相比，Crofilcon 有一个附加羟乙基基团，可配制成含水量为 38.6% 的材料。Crofilcon 比大多数基于 HEAM 的聚合物更坚韧、更聚抗沉淀物能力。

Lidofilcon A 和 B 是甲基丙烯酸酯和 *N*-乙烯基吡咯烷酮（NVP）的共聚物，含水量分别为 70% 和 79% 两种形式，由于 MMA 的添加，增加了强度和韧度。

Atlafilcon A 的主要成分为聚乙烯醇（PVA），属于非离子性、抗沉淀物材料，Atlafilcon A 具有高弹性模量，其含水量为 64%。

（三）软镜材料分类

根据水凝胶镜片材料的含水量和电荷，1986 年美国食品和药品管理局（FDA）对他们进行了分类，见表 4-1。这种分类法的合理在于：含水量和电荷决定了软镜材料的特性及其与眼部生理条件的关系。

表 4-1　　　　　　　　　　　　软镜材料 FDA 分类

分类	含水量	离子性	优缺点
I 类	<50%	非离子性	Dk 值低，不易形成沉淀
II 类	>50%	非离子性	Dk 值高，长戴型
III 类	<50%	离子性	易形成沉淀
IV 类	>50%	离子性	Dk 值高，长戴型；活泼，易形成沉淀，易脱水变形，日抛型

1. Ⅰ类，低含水量（<50%），非离子性

这类材料是由 HEAM 材料构成的，含水量一般为 35% ~ 50%，Dk 值较低，因此，通常不适于制作长戴型镜片，由于它们的电中性和低含水量，因而是沉淀物最不容易附着的材料。但配戴起来的舒适性不如其他 3 类好。

2. Ⅱ类，高含水量（>50%），非离子性

Ⅱ类材料含水量范围为 50% ~ 80%，Dk 值较高，偶尔用来制作长戴型镜。

3. Ⅲ类，低含水量（<50%），离子性

这类镜片表面的负电荷对泪液中带正电荷的蛋白质、脂质具有更大的吸引力，因而该类镜片比非离子类更易吸附沉淀物。

4. Ⅳ类，高含水量（>50%），离子性

该类是用于制作长戴型镜片或抛弃型镜片的主要材料，其透氧性高，持久性也令人满意。Ⅳ类是该分类法中最活泼的材料，其离子性和高含水量使其成为 4 类中与接触镜溶液反应性最强，也最易形成沉淀物的材料。该类镜片对环境更敏感。Ⅳ类材料制成的镜片更易脱水，过早变黄，如果反复进行热消毒，很快就会变质；也容易与接触镜护理液发生反应，尤其是山梨醇。Ⅳ类材料制成的镜片对 pH 很敏感，在酸性溶液中可能产生大小或曲率改变。

二、软性角膜接触镜的分类

除按材料特性分类以外，在临床实际应用中，软性角膜接触镜还从配戴方式、使用周期、含水量、中心厚度和功能等方面进行分类。

1. 根据配戴方式进行分类

（1）日戴型　指配戴者在非睡眠状态下配戴的软性角膜接触镜，睡觉时需将镜片取下，并按常规进行镜片护理。

（2）弹性配戴型　指偶尔在睡眠状态下配戴的软性角膜接触镜，但一周不超过两夜，大多数情况下以日戴为主。

（3）长戴型　允许在睡眠状态下戴用的软性角膜接触镜，根据不同材料特点制作出的长戴型软性角膜接触镜，依据其连续配戴规定的期限，有的可持续数日、一周或两周，甚至持续 1 个月后将镜片取下，按常规进行镜片护理或将镜片抛弃。目前市场上存在这种镜片，但在验配时，通常还是不建议过夜配戴，而是以日戴为主。

2. 根据使用周期进行分类

（1）传统型：镜片使用时间超过 6 个月。传统型软性角膜接触镜通常使用

6～12个月。

（2）定期更换型　镜片的使用时间为1星期至3个月。不戴镜片过夜，需按常规方法使用护理产品进行规范护理，镜片使用达到规定时间即更换新镜片。

（3）抛弃型　镜片仅使用一次，无须使用护理产品进行镜片的规范护理，配戴镜片经过规定使用期限后取下即抛弃。现阶段常用的有日抛、两周抛和月抛。

3．根据角膜接触镜的含水量进行分类

根据含水量的多少将软性角膜接触镜分为低含水量软镜（含水量30%～50%）、中含水量软镜（含水量51%～60%）和高含水量软镜（含水量高于61%）。镜片含水量都会在镜片包装上进行相应标识，如图4-2镜片包装显示镜片含水量为38%，由此可以判断为低含水量镜片。

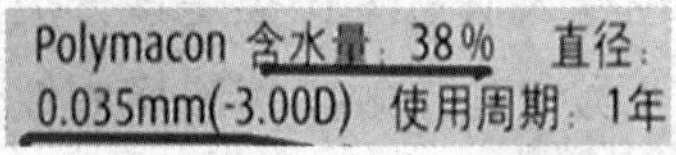

Polymacon 含水量：38%　直径：
0.035mm(-3.00D)　使用周期：1年

图4-2　镜片含水量标识

（1）高含水量镜片特点

优点：透氧率比较高；比较柔软，配戴舒适；若有变形，能较快恢复原状。

缺点：强度低、易碎、太脆弱；容易吸附沉淀物；较容易受环境因素的影响，比如酸碱值、湿度，镜片参数很难保持稳定；矫正散光不理想；镜片不可以太薄，镜片水分容易蒸发导致角膜缺水。

（2）低含水量镜片特点

优点：镜片参数几乎不受到环境影响，稳定性好；镜片成形性好，操作方便，使用寿命长，不易吸附沉淀物；可制成较高屈光度的镜片，且镜片可以做得很薄；可适度矫正散光；镜片水分不易蒸发，防止角膜缺水。

缺点：因材料透氧率低，只有很薄的镜片才能提供足够的氧气；因镜片较硬，难以附着在角膜上，舒适度比较低；为了达到高透氧性，镜片必须做得很薄，因此很难操作。

4．根据中央厚度进行分类

按几何中心厚度不同分为超薄型、薄型、标准型和厚型。

中央厚度小于0.035mm为超薄型软镜，中央厚度在0.035～0.09mm为薄型软镜，中央厚度在0.09～0.15mm为标准型软镜，中央厚度大于0.15mm为厚型软镜。

镜片厚度和镜片含水量关系表现为，镜片含水量越高，镜片越厚。一般中央厚度在0.04～0.06mm为低含水量；中央厚度0.06～0.10mm为中含水量；中央厚度 0.15～0.20mm 为高含水量。如图 4-3 镜片含水量和中央厚度关系。

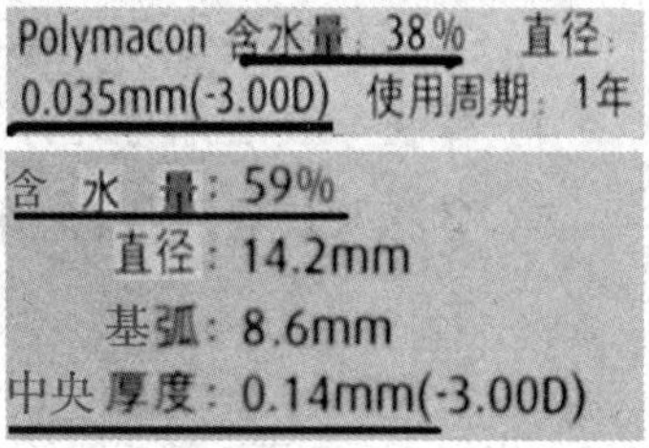

| Polymacon 含水量 38% 直径 0.035mm(-3.00D) 使用周期 1年 |
| 含　水　量：59% |
| 直径：14.2mm |
| 基弧：8.6mm |
| 中央厚度：0.14mm(-3.00D) |

图 4-3　含水量和镜片中央厚度

5. 根据功能进行分类

（1）光学性软性角膜接触镜　用于矫正屈光不正和老视。又可分为球面角膜接触镜、非球面角膜接触镜、散光角膜接触镜和双焦或多焦点角膜接触镜。

（2）治疗性软性角膜接触镜　有绷带作用、药物吸附作用、色盲治疗作用的角膜接触镜，用于治疗或辅助治疗包括角膜溃疡在内的眼表疾病、弱视、无虹膜症和色盲等。

（3）美容性软性角膜接触镜　用棕色镜片遮盖角膜白斑，用化妆镜片改变眼镜的颜色。图 4-4 为美容性软性角膜接触镜。

6. 根据角膜接触镜的加工工艺进行分类

（1）旋转成形（离心浇铸）角膜接触镜　将镜片聚合物以液体形式滴入旋转的模子，在旋转的过程中用紫外线照射，使材料单体聚合、固化，形成预先设计的形状、厚度和屈光度的镜片。

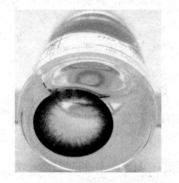

（2）车削成形角膜接触镜　将固态原材料夹在车床上，车出镜片的内、外曲面，再磨边、抛光。

（3）铸膜成形角膜接触镜　将原材料放入内曲面和外曲面模子之间挤压成设计要求的镜片形态，然后进行磨边、抛光。

（4）综合成形角膜接触镜　镜片的外表面通过旋转成形工艺完成，内表面则通过车削成形工艺完成。

图 4-4　美容性软性接触镜

知识点 2　球面软镜验配

|理论要求|

1. 熟悉球面软镜配戴适应症。
2. 掌握软镜的验配流程。

3. 掌握软镜参数的选择。

4. 掌握等效屈光力的计算和运用。

5. 掌握软镜的评估内容和标准。

一、球面软镜合适配戴者和禁忌者

软镜按照镜片表面的曲率是否一致，分为球面软镜和散光软镜。球面软镜在配戴时具有软镜的所有优点，并且能够矫正一定度数的散光。软镜验配最终要达到安全、舒适、增视的配戴目标。在完成基本检查后，根据配戴者的具体情况，选择软镜或硬镜，一旦选择定位在软镜后，就开始以下的验配工作。我们这里指的是球面软镜验配，这也是临床中最广泛应用的软镜类型，其他特殊软镜，如散光软镜、老视软镜等，将在相应的项目中阐述。

球面软镜的优点：初戴舒适性好；初戴镜片适应时间短；很少有框架眼镜的糊视问题；可间歇配戴；镜片很少从眼里脱落；容易找到库存镜片更换；可以矫正一定度数的散光；验配简单，镜片获得更加便捷。

缺点：球面软镜不能矫正较高度数的散光；镜片易损坏；容易产生镜片沉淀物。

（一）适合软镜的配戴者

将适合配戴软性球面接触镜者归纳如下：

① 年龄为 16~38 岁。考虑到镜片操作和护理，年龄太小或太大都不合适。

② 屈光不正 >1.5D。如果太低，可能没有很强的矫正需求。散光 <1.5D 较合适。

③ 目前市场上常见镜片基弧适合角膜曲率 K 读数在 41~46D 的配戴者，太陡峭或太平坦都会影响镜片配适，有时太陡峭可能提示一些病理情况的存在，如圆锥角膜。

④ 泪膜 BUT>15s，太短则可能出现干眼症状。Schirmer 测试或酚红染色棉线试验呈阴性。

⑤ 角膜完整，染色阴性，无病变。

⑥ 睑位置正常，瞬目次数正常，瞬目完全。

（二）不适合配戴者

部分人需求接触镜，但由于其眼部或身体其他问题的存在，配戴角膜接触镜后，具有一定的潜在危险，需要特别慎重，他们是：

① 独眼者，由于失去备用眼，一般不主张配戴软镜，如确实需要，验配软镜要谨慎。

② 妊娠和绝经期女性，如原已配戴软镜，则可继续配戴，但考虑到内分泌变化，配戴方式或镜片类型要适当，并加强随访。

③ 糖尿病患者，由于角膜知觉下降，眼部抗感染能力下降。

④ 甲状腺突出、内分泌变化者。

⑤ 精神病患者。

⑥ 儿童和由于缺乏对个人卫生、随访依从性比较差的人群。

二、球面软镜验配方法和流程

（一）以问诊的方式建立配镜者基本资料

1. 记录配镜者基本信息

记录姓名、性别、年龄、职业、工作环境、联系方式等基本信息。年龄小的配镜者要考虑是否有独立正确护理镜片的能力，年龄超过 45 岁的配镜者要考虑是否有老视问题。工作环境中有刺激性气体、粉尘、风沙以及油烟，还有从事化工、建筑、冶炼等工种的工作者不适合戴角膜接触镜。询问配镜者平时的用眼是看近多些，还是看远多些，比如从事会计工作需要长时间看近处，驾驶汽车需要看远清晰，这些在确定镜片度数时都要予以考虑。联系方式有助于进行配镜后的回访、复查、保健。

2. 了解配镜者的健康状况

通过询问了解配镜者的基本健康状况，了解配镜者是否患过眼病，有没有出现过眼红、眼疼、流泪、怕光、眼痒的现象；有没有过敏的现象，比如对花粉过敏、对某种食物过敏、对某种药物过敏；有没有患过全身性慢性疾病以及有没有用药史，初步排查不适合配戴角膜接触镜的配镜者。以下疾病患者不能戴角膜接触镜：糖尿病、类风湿性关节炎、过敏性鼻炎、传染性肝炎、肾炎、肾功能衰竭、甲状腺功能亢进，精神障碍者，免疫功能低下者；服用阿托品类药、皮质类固醇类药期间；妊娠期间，尤其是前 3 个月。

3. 了解配镜者的配镜目的

通过询问了解配镜者的配镜目的。有的人为了追求美观，恢复自然面容而选择戴角膜接触镜；高度屈光不正者，不能接受框架眼镜引起的影像畸变而选择戴角膜接触镜；有的配戴者不喜欢框架眼镜引起的鼻梁部负重感及镜腿引起的接触性皮炎而选择戴角膜接触镜。这几类人大部分是长期配戴角膜接触镜者。有的人是为了参加体育运动方便或有重要场合不适合戴框架眼镜而选择戴角膜接触镜，这类人是间断配戴角膜接触镜者。有的配戴者是为了参加体检面试而选择戴角膜接触镜，属于一次性角膜接触镜配戴者。了解配镜者的配镜目的很重要，针对不同的配镜目的，选戴的镜片会有所不同。

4．了解配镜者的戴镜史

了解配镜者以前是否配戴过框架眼镜、角膜接触镜还是从未戴过任何眼镜。如果初次配戴角膜接触镜，要让配镜者了解配戴角膜接触镜和框架眼镜的区别（表4-2），明确角膜接触镜的优缺点，便于配戴者能更好地按照镜片护理规则配戴角膜接触镜。

表 4-2 框架眼镜和角膜接触镜的对比

项目	框架眼镜	角膜接触镜
光学欠缺	棱镜效应，折射像差	少
视野	窄，有环形盲区、复像区	宽
视网膜像倍率	随屈光度加大而增大	小
体育运动	不适合	适合
操作处理	简单	繁杂
戴镜时间	无限制	限制
费用	相对较低	相对较高
破损丢失几率	少	多
寿命	长	短
定期复查	6个月至数年	1~3个月

如果曾戴过角膜接触镜，要了解戴过哪一种类型、哪一种品牌的角膜接触镜以及度数是多少，每天戴镜时间，更换镜片的时间，有没有戴镜过夜，能不能做到每天都清洗镜片，使用哪一种护理液及更换护理液的时间，现在是否仍继续戴角膜接触镜，戴镜时有何问题出现等。如果检查时正戴着角膜接触镜，需摘下镜片休息至少15min后再检查验光，这样屈光检查结果会更准确。如果曾经戴过、现在停戴，需了解停戴的原因，是镜片损坏还是眼部不适造成停戴。

问诊过程很重要，了解配镜者的基本情况，排除不适合戴角膜接触镜的因素，以及在先前的配戴角膜接触镜过程中曾经出现的问题，在再次配戴中加以避免。

（二）进行眼前节健康检查

配镜者常常会问，有沙眼或眼睛经常红、痒能配角膜接触镜吗？此类情况都需要视光师使用裂隙灯显微镜对配镜者的眼部进行详查后，再判定其能否戴角膜接触镜。有以下情形者均不能配戴。

① 有睑缘炎、麦粒肿、炎性霰粒肿、上睑下垂、眼睑闭合不全。

② 有中度以上程度的慢性结膜炎。

③ Ⅱ级沙眼。

④ 有各种角膜炎。

⑤ 有泪囊炎、干眼症。

⑥ 有严重的白内障、玻璃体混浊。

⑦ 有虹膜炎。

⑧ 青光眼。

⑨ 有视路疾病。

1. 检查方法

（1）手电筒加放大镜的方法　在无裂隙灯显微镜的情况下使用这种方法。手电光从眼颞侧照入，观察角膜的透明度，有无异物，观察球结膜有无充血。翻开上下眼睑，观察睑结膜有无充血、增厚、乳头、滤泡等。

（2）裂隙灯显微镜检查　最常用的是直接投射法。

① 通过直接投射法窄裂隙判断角膜弧度、角膜厚度是否正常及角膜创伤的深度、异物的位置。

② 通过直接投射法宽裂隙可观察角膜上皮层、基质层、内皮层的状况，观察镜片表面的异物、沉淀物以及镜片移动度和松紧度等配适状态。

2. 眼附属器检查

（1）眼球位置及运动

① 面对被检者，观察眼球大小有无异常，是否双眼突出或一眼突出，如有甲状腺功能亢进或眼眶肿瘤则不宜戴角膜接触镜。

② 观察眼位，有无眼位偏斜或隐斜视。有斜视或眼球震颤，须考虑其对戴角膜接触镜的影响。例如：对于有较大外隐斜并且一直配戴框架眼镜的患者，要防止戴角膜接触镜后由于没有了框架眼镜的棱镜效应而引起的不适现象

出现。

（2）眼睑

① 眼睑皮肤有红肿、淤血、瘢痕或肿物等眼睑皮肤病，如麦粒肿、睑缘炎（睑缘有超量皮脂溢出，并有皮屑、结痂、瘙痒等症状）患者，宜治愈后再戴角膜接触镜。

② 睑缘内翻形成睫毛倒生，刺激角膜引起角膜上皮粗糙，眼睑松弛外翻使泪液外溢者，均应治愈后再戴镜。

③ 严重的眼睑下垂可导致形觉剥夺性弱视，严重的眼睑关闭不全极易导致软镜脱水，均不宜配戴角膜接触镜。如瞬目迟缓（少于 12 次 /min），也易发生眼干和软镜的脱水。此外要注意睑裂大小，睑裂过小时可使戴镜发生困难。

（3）泪器　泪小点的位置不在泪湖之内，不能正常收纳泪液为泪小点，异位压挤泪囊有黏性或脓性分泌物返溢，这是因为泪小管狭窄或阻塞导致急慢性泪囊炎，不宜配戴角膜接触镜。

（4）泪液

① 正常眼有少量泪液聚存于下睑缘上方，裂隙灯窄裂隙观察呈三角形，称为半月形泪线。如果看不到半月形泪线或半月形泪线不明显时，疑为干眼，宜慎戴角膜接触镜。

② 若有大量细小半透明颗粒在泪液中移动，是脂质型泪液的表现，易导致镜片上沉淀物聚积，使镜片干燥脱水。

（5）结膜　结膜是一层薄的半透明黏膜，柔软光滑，含有丰富的血管和神经末梢，覆盖于眼睑后面的是睑结膜，部分巩膜表面的是球结膜，睑部到球部的反折部分是穹隆结膜。

① 睑结膜：正常的睑结膜透明，呈淡红色，可清晰地看到其下的血管走行和睑板腺管，上睑结膜近内外眦部可见少数极小的滤泡和乳头。检查睑结膜时，将眼睑上下翻转，观察是否透明、光滑，有无充血、水肿、乳头增生、滤泡形成、瘢痕、分泌物等。

② 球结膜：正常的球结膜无色透明，可被推动。检查球结膜时，以拇指和食指将上下睑分开，让被检者向各方向转动眼球，观察有无充血、疱疹、出血、色素沉着、新生物（睑裂斑、翼状胬肉等）。球结膜周边部充血为结膜炎的表现，角膜缘部充血叫睫状充血，为角膜及色素膜炎症的表现。既有周边部充血又有睫状充血，称为混合性充血。若充血局限于某一部位，称为局限性充血。

以上几种充血发生时都要停戴角膜接触镜。

③ 慢性结膜炎：分为感染性和非感染性。主要表现：自觉眼痒、异物感和眼疲劳，晨起内眦部有分泌物，轻度的结膜充血、水肿，透明度下降，以睑结膜为主，少量乳头增生、滤泡形成，结膜可肥厚但无瘢痕，无角膜血管翳。轻度非感染性慢性结膜炎可以选配适当的角膜接触镜，在配戴过程中须加强镜片的护理，密切观察眼部反应，定期复查，才能保证成功配戴。中等程度非感染性慢性结膜炎不能戴角膜接触镜。

如何辨别轻度和中度慢性结膜炎？将上眼睑翻起，睑结膜分成5个部分，如图4-5所示，若结膜充血、水肿、透明度下降、乳头增生、滤泡形成等体征局限在3、4、5区域为轻度慢性结膜炎；若1、2区域出现以上体征则为中度慢性结膜炎。

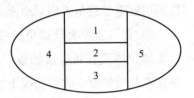

图4-5　睑结膜分区

④ 沙眼：沙眼是由沙眼衣原体引起的一种慢性传染性结膜角膜炎。沙眼Ⅰ期体征：上睑结膜与穹隆结膜充血肥厚，初期滤泡，早期角膜缘上方血管翳。沙眼Ⅰ期可以选配适当的角膜接触眼镜，但须加强镜片的护理，定期复查。

⑤ 乳头状结膜炎：戴角膜接触镜时由于镜片沉淀物引起结膜过敏反应导致的巨乳头状结膜炎，巨大乳头分布于睑板区和整个上睑结膜，直径大于1mm，有大量黏液分泌物，需停戴治疗。

⑥ 睑结膜上有白色斑点，呈圆形或不规则形，称为结膜结石。若位于结膜面浅表，可行手术去除；深者则对配戴角膜接触镜无碍。

3．眼前段检查

（1）角膜　正常的角膜应该是透明、无血管的组织，前表面中央1/3区域为光学区，基本呈球面，周边角膜向外逐渐平坦，但平坦率并不均匀，鼻侧和上侧较颞侧和下侧的变化较密些，平坦率也不是人人相同的，因此配戴角膜接触镜时要注意这种形态学的变化。

① 用裂隙灯显微镜直接投射法进行观察，正常的角膜组织呈一乳白色光学平行六面体，最前方发亮的线是泪膜，其后的暗区是上皮层，其下的细白色光带是前弹力层，大部分灰白色区域是基质层，其后是后弹力层和内皮层。

② 需要观察角膜的大小、弯曲度是否正常，角膜透明度及表面是否光滑，角膜上皮有无缺损、粗糙现象，有无异物、新生血管及瘢痕或炎症导致的混浊、

角膜后沉着物等。

③ 判断角膜上皮是否有缺损，角膜混浊是陈旧性瘢痕还是浸润溃疡，可使用荧光素钠染色。若是浸润溃疡，角膜上皮不完整时，荧光素钠会渗入并附着于创面的上皮细胞间隙，缺损的部位呈黄绿色着色为角膜上皮点状剥脱，此时不能配戴角膜接触镜。陈旧性瘢痕因角膜上皮完整而不着色。

④ 若角膜表面弯曲度不正常，角膜前凸时，角膜上的光影扭曲、不均匀，使角膜有不规则散光，诊断为圆锥角膜，需配透气性硬镜予以治疗。

⑤ 观察到角膜出现新生血管，要分析是因为角膜上炎性病灶引起的还是戴角膜接触镜导致角膜缺氧引起的。

⑥ 曾患角膜炎导致角膜白斑已无视力的情况下，从美容角度可考虑配戴仿虹膜颜色的美容角膜接触镜。若观察到角膜有斑翳、云翳时应了解是否曾患有感染性角膜病变，此种情况下慎配戴角膜接触镜。

（2）前房　观察房水的清晰度。

（3）虹膜　观察虹膜的色泽、纹理，若有虹膜纹理不清、颜色变暗，应及时就医，不宜配戴角膜接触镜。

（4）瞳孔　观察瞳孔的大小、形状、位置，并进行双眼对照及对光反射等检查，若瞳孔呈椭圆形、梨形、哑铃形等不规则状，须慎戴角膜接触镜。

（5）晶体　观察晶体有无浑浊。

（三）角膜曲率检查

用角膜曲率计测出角膜前表面中心直径 3mm 区域平子午线和陡子午线的曲率值，作为选择角膜接触镜基弧的参考。

用角膜曲率计还可以测出配镜者的角膜性散光度数，当角膜曲率计第 4、3 象限扭曲变形，可判断出角膜表面形态有不规则散光或瘢痕存在。

例如，用曲率半径表示：

OD：7.8/8.0@180　　OS：7.9/8.05@170

也可用角膜屈光力表示：

OD：43.50/42.50@180　　OS：43.00/42.50@170

（四）验光

通过电脑验光或检影验光，结合主观验光试镜，经双眼平衡后得出屈光度数。通过验光了解屈光状态，如果是单光，可直接进行顶点屈光度度数换算得出角膜接触镜的度数；如果有散光，要分析验光结果中的球镜部分度数和柱镜部分度数，得出球柱镜比例以及散光的类型，来估算出角膜接触镜的度数，合理选择角膜接触镜的种类。

例如：OD：–5.25/–1.00×180　视力 1.0——复性近视散光

　　　OS：–7.00　视力 1.0——单纯近视

（五）可见虹膜直径测量

可见虹膜直径测量即角膜直径测量，因角膜是透明的，不易测出，实际测量的是可见虹膜直径。水平直径为 12mm，垂直直径为 11mm。

（六）特殊检查

根据患者的实际情况，有必要进行以下一些特殊检查。

1. 泪液的定性、定量检查和泪膜镜检查

（1）泪液膜的稳定性检查　测定泪膜破裂时间（BUT）。

方法：眼内滴入荧光素钠，闭眼 3 ~ 5s，睁开眼后开始计时，用滤光式投照法观察，角膜呈均匀鲜绿色泪膜。在不瞬目情况下，泪膜的水质层逐渐蒸发，当脂质层向黏液层接近时，泪膜突然破裂，出现黑色干燥斑。从一次完全性瞬目到泪膜上出现第一个干燥斑的时间称为泪膜破裂时间，正常值为 11 ~ 50s，小于 10s 为异常。

（2）泪膜镜（干眼仪）检查　检查泪液脂质层的厚薄状况，定性分级判断干眼。一般泪液脂质层呈流水波浪样，如呈现异常的彩色纹理，则提示不同的脂质散布在整个泪膜层，脂质层厚度不稳定。脂质层厚度增加，对眼的湿润作用下降，易出现眼干症状。

（3）泪液分泌量的检查

① Schirmer 测试：将滤纸条的一端 5mm 处折叠，放入下睑外侧 1/3 处的结膜囊内，自然瞬目。5min 后测量滤纸湿润的长度。正常值为湿润长度大于 15mm。

② 酚红染色棉丝法：取被检者坐位，将被 0.05% 酚红染色的棉丝一端 3mm 处折压，放入下睑外侧 1/3 处的结膜囊内，自然瞬目，15s 后取出，测量棉丝的湿润长度。正常值为 17mm 左右，10mm 以下为异常。

③ 其他方法：观察下睑缘的泪液弯月面即半月形泪线的高度。

2. 角膜地形图检查

使用角膜地形图对角膜整体形态进行精密分析，不同颜色反映出角膜各部分屈光力的大小、散光性质、散光量和轴，判定角膜屈光力有无异常陡峭、低平以及不规则改变。当出现散光度数增加或角膜屈光力超过 47.00D 的情况时，需做角膜地形图检查，进行圆锥角膜和角膜疾患的筛查和早期诊断。

3．角膜内皮镜检查

使用角膜内皮镜检查配戴角膜接触镜后引起的角膜内皮细胞变化状况，评价角膜接触镜的透氧性和长期使用角膜接触镜对角膜健康的影响。

（七）镜片直径的选择

镜片直径应比可见虹膜直径大，在镜片移动时应完全覆盖角膜。角膜水平直径约 12mm，镜片直径最少比角膜直径大 1.5mm，一般情况大 2mm。目前常用的软镜直径有 13.5、13.8、14.0、14.2、14.5mm。在实际验配过程中，会根据配适评估的结果对镜片的直径做微调，尤其当中心定位不良时，可以适当地增大镜片的直径。但如果在配适评估时发现镜片移动度很小，可以适当减小镜片的直径。因此，根据可见虹膜直径选择镜片的直径只是一个初始值而已，最终验配处方中不一定是这个参数。

（八）镜片基弧的选择

镜片基弧是根据配戴者的眼部参数而定的，也可利用诊断镜试戴评价后确定，由于软镜材料特性所决定的对角膜的顺应性，诊断镜的使用不如硬镜那么迫切。但软镜的选择还是有很多要求的。

配戴软性角膜接触镜后，镜片在眼中应随着瞬目有一定程度的移动度，以保证镜片下的泪液交换以及角膜代谢物质的排出。为达到理想的镜片移动度，软镜的基弧值应该比角膜曲率半径大，此值大多与镜片的加工工艺、镜片直径以及人眼的可见虹膜直径和眼睑张力有关。在测出角膜平均曲率读数后加上一定范围的参数（0.3~0.9mm）即是镜片的基弧。

$$基弧\ BC = \frac{相互垂直的角膜曲率半径之和}{2} + （0.6 ~ 0.8）$$

$$或\ \frac{相互垂直的角膜曲率半径之和}{2} \times 1.1$$

根据实践经验，不同加工工艺制作的镜片所加的参数不同。切削工艺镜片成形性好、厚度大以及镜片移动度大，所加参数相对小；旋转工艺制作的镜片最薄、镜片下泪液张力大、镜片移动度小，所加参数相对大；模压工艺制作的镜片介于两者之间。例如角膜曲率为 7.7/7.9@180，平均曲率半径为 7.8mm 时，切削工艺制作的镜片增加 0.3~0.5mm，镜片基弧可选择 8.1~8.3mm；模压工艺制作的镜片增加 0.6~0.7mm，基弧可选择 8.4~8.5mm；旋转工艺制作的镜片增加 0.8~0.9mm，基弧可选择 8.6~8.7mm。若镜片直径大，需基弧更平坦些；镜片直径小，需基弧小些。

但这只是粗略地选择镜片的基弧，在验配后镜片的基弧会随着配适的松紧做相应的改变，或者结合镜片的直径做相应的改变。由于角膜从中间到周边是逐渐趋于平坦的，角巩缘处的弧度也不相同，实际验配中还要考虑镜片周边弧的设计。

（九）确定角膜接触镜的度数、品种

根据以上检查结果，分析屈光不正状态、角结膜健康状况和配镜者的实际需求，为配戴者选择合适的角膜接触镜。可考虑选择：软镜还是硬镜，球面角膜接触镜或散光角膜接触镜。

1. 屈光状态是单光

配镜者的屈光状态是单光时，角膜接触镜的度数确定较容易，小于 ±4.00D时，顶点距离差异可忽略不计，大于 ±4.00D 时进行顶点屈光度换算。因角膜接触镜的后顶点与框架眼镜的后顶点位置不同，使得近视镜片光度相应降低，远视镜片光度相应增高，此为角膜接触镜的顶点屈光度换算。

角膜接触镜的屈光度 D' 可以通过公式计算，如：

$$D' = \frac{D}{1-dD}$$

式中，D' 为所求的角膜接触镜的度数；D 为配戴眼的单光镜度数或等效球面镜度数；d 为验光试镜架试片的后顶点至角膜接触镜的后顶点即角膜前顶点的距离，通常为 12mm，计算时取 0.012m。

为避免对每次验光处方都需要公式换算，可将不同的等效屈光度的换算结果列表，见表 4-3，供验配时使用。也可对顶点屈光度换算结果进行归纳，总结出便于记忆的换算差值，直接换算出角膜接触镜度数。矫正远视时，角膜接触镜度数为框架眼镜度数加上换算差值。矫正近视时，角膜接触镜度数为框架眼镜度数减去换算差值。

表 4-3　　　　　验光度数与角膜接触镜顶点屈光度换算差值　　　　　单位：D

验光度数	换算差值	验光度数	换算差值
＜±4.00	0	±9.25 ~ ±10.00	±1.00
±4.00 ~ ±5.00	±0.25	±10.25 ~ ±11.00	±1.25
±5.25 ~ ±7.00	±0.50	±11.25 ~ ±12.00	±1.50
±7.25 ~ ±9.00	±0.75	±12.25 ~ ±13.00	±1.75

2. 屈光状态为散光

分析球柱镜比例以及散光的类型，确定是顺规散光还是逆规散光，角膜散

光占的比例大还是晶体性散光占的比例大，不同类型的散光需要用不同种类的角膜接触镜矫正，才能获得最好的矫正视力。

（1）散光的类型　散光分为角膜性散光和内部散光，可根据验光和角膜曲率计测量的结果分析得出，总散光 = 角膜性散光 + 内部散光。

① 总散光验光所得出的散光为总散光。

② 角膜曲率计测出的是角膜性散光，角膜前表面两条互相垂直的子午线因曲率不同而诱发的散光为角膜性散光，大多为顺规散光。

③ 内部散光是由晶体等因素导致的散光，大多为逆规散光。

［例1］验光度数为 $-6.00/-1.25\times180$，角膜曲率为 7.8/8.0@180，总散光为 $-1.25D$，角膜散光 $-1.00D\times180$，内部散光 -0.25×180，这是以角膜性散光为主的散光眼，可配戴球面软镜，镜片成形性好的软镜矫正视力好。

［例2］验光度数为 $-6.00/-1.00\times180$，角膜曲率为 7.8/7.85@180，总散光为 $-1.00D$，角膜散光 0，内部散光 $-1.00D\times180$，这是以晶体性散光为主的散光眼，可配戴散光软镜。

［例3］验光度数为 $-6.00D$，角膜曲率为 7.8/8.0@180，总散光为 0，角膜散光 $1.00D\times180$，内部散光 $-1.00D\times180$。如果验光结果无散光，角膜曲率显示有散光，说明同一方向的子午线上内部晶体存在着与角膜散光能够相互抵消的散光，此时配戴可塑性好的、较薄的软镜，矫正视力效果好。那么球面角膜接触镜靠什么矫正散光呢？主要依靠泪液透镜和散光眼最小弥散圆处的等效球镜度两方面的作用。

（2）泪液透镜　球面接触镜的内曲面光学区为球面形，散光眼的角膜表面为复曲面形，若镜片的成形性较好，则镜片的内曲面与角膜曲率较平的表面附着较紧，与角膜曲率较弯的表面附着较松，其间填充泪液，泪液受镜片的内曲面和角膜前表面的塑形，呈类似交叉圆柱透镜，即为泪液透镜。

在镜片与角膜之间形成泪液透镜，镜片外表面为球面形，成形性好的镜片将椭圆形的角膜前表面修正为球面形，则眼的角膜性散光得到矫正。若软镜的可塑性过强，镜片则会随着角膜的形态改变自身形态，角膜前表面的复曲面形态传递到镜片前表面，使角膜性散光的矫正不彻底。因此如果配戴眼有散光，而且角膜性散光占 2/3 以上时，选择成形性好的镜片，泪液透镜形成则较为充分。对于软镜来说，车削工艺镜片成形性最好，其次是模压工艺镜片，再次是旋转工艺镜片。泪液透镜矫正散光的程度是有限的，在实际应用中，球面角膜接触镜矫正散光大都是依靠散光的最小弥散圆处的屈光度即等效球面镜度来达到矫正目的的。

（3）等效球镜度的作用 等效球镜度的作用是指规则散光眼的矢氏光锥中最小弥散圆处的屈光度的矫正作用，如图4-6所示。

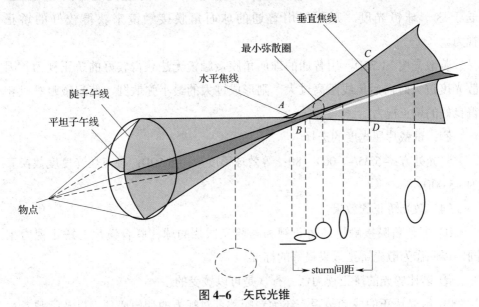

图 4-6 矢氏光锥

① 等效球面镜度：一例近视眼 –5.00/–1.00×180，当眼前放置球镜 –5.00D 时，图 4-6 中后焦线 CD 落在视网膜上，再加柱镜 –1.00DC，前焦线 AB 落在视网膜上，若验光球镜光度加 1/2 柱镜光度（–5.50D），则最小弥散圆落在视网膜上，此时即为等效球面镜度。用球面软镜矫正散光，最小弥散圆处的视力相对最佳。

② 等效球面镜度计算方法：

$$D = DS + \frac{1}{2} DC$$

式中：D 为等效球面光度；DS 为验光球镜度数；DC 为验光柱镜度数。

例如：验光处方 –6.00/–1.00×180，

则等效球面光度 D = –6.00+（–1.00/2）= –6.50（D）

③ 散光眼的球柱镜比例：等效球面镜度矫正的视力好坏和散光眼的球柱镜比例有关。散光眼验配球面软镜时，对散光度数与球柱镜比例有一定的要求。

若散光度≤0.75D，则球镜度和柱镜度的比例至少是3∶1，用球面软镜矫正才能获得较好的矫正视力。如柱镜光度为 0.75D，球镜光度需大于 2.25D，低于这一球镜光度，则不能用普通的球面角膜接触镜来获得较好的矫正视力，需要定配散光角膜接触镜。

若散光度≤1.00D，则球镜度和柱镜度的比例至少是4∶1，用球面软镜矫正才能获得较好的矫正视力。如柱镜光度为1.00D，球镜光度需大于4.00D，低于这一球镜光度，则不能用普通的球面角膜接触镜来获得较好的矫正视力。

若散光度>1.75D，用普通的球面角膜接触镜无法获得较好的矫正视力。因散光度过大时前后焦线距离过大，则形成过大的最小弥散圆，使配戴眼难以获得良好的矫正视力。

例：试戴片屈光度的选择

验光处方：-5.25/-1.00×180；等效球镜度数：-5.50D；顶点屈光度度数换算为-5.00D。

（4）散光矫正的效果

① 配戴角膜接触镜的矫正视力与验光试片的球柱联合镜片的矫正视力相同，以此作为散光矫正效果最好的标准。

② 若比验光的矫正视力低一行，是可以接受的。

③ 散光矫正的成功与否，还须看配戴者对视力的期望心理，以及配戴者对散光不全矫正所产生的视力模糊和视疲劳等症状的耐受程度。

（十）试戴和戴镜评估

1. 试戴

将选择好的角膜接触镜进行试戴和评估，内容包括：观察镜片在眼中配戴的状况、评价镜片是否合适、检测戴镜矫正视力，最后确定角膜接触镜的处方。

试戴是一种选择镜片的好方法，特别是对初次配镜者来说，有散光时，戴角膜接触镜后的矫正视力能否接受或想要变换镜片种类（比如从传统型变换为抛弃型镜片、变换镜片品牌）时，更需要进行试戴，让配镜者感受镜片的矫正视力、舒适度等，为配镜者验配出最合适的角膜接触镜。

试戴片戴入后须经15～20min才能达到稳定状态，高含水量镜片的稳定时间需更长。

（1）观察镜片配适状态 首先要看镜片覆盖角膜的程度是否正常，镜片的中心定位是否良好。在实际配戴中，很难确定镜片和角膜中心点的位置，故通常用镜片边缘在角膜周边延伸出的距离来评估镜片的中心定位。中心定位良好的镜片在角膜周围延伸出的部分是均等的。中心定位不良的镜片偏颞侧或偏鼻侧、偏上方或偏下方。

然后观察镜片的移动度、松紧度、下垂度等。移动度是指眨眼时镜片下边缘向上移动的量，车削工艺镜片或厚镜片的移动度大于模压工艺镜片、旋转工艺镜片和薄镜片。镜片移动度过大会产生异物感。松紧度是用配戴眼下睑缘推动镜片的下边缘，使镜片上移。当薄镜片的移动度不明显时，可通过松紧度判定配适是否正常。若上推时镜片的下边缘不动，则镜片配适紧，需增大镜片基弧或减少镜片直径。下垂度是镜片受上眼睑的阻力向下移动的距离，受镜片的厚度和工艺等因素的影响，切削工艺加工的厚球面镜片下垂度大。眼睑紧的配戴者下垂度大，戴镜易产生异物感。

（2）戴镜舒适度的判定　镜片处于稳定状态后，无配适不良时，根据配戴眼的主觉反应异物感为主要标准来评估镜片的舒适度。有轻度镜片存在感，其他正常，是可以接受的。若有异物感伴随结膜充血、流泪，则不能接受，应停止戴镜接受检查。试戴镜片若有移动度过大、中心定位不良、松紧度过松、下垂度过大、舒适度不佳等情况，可选直径略大或基弧略小一个梯度的试戴镜片，再次为其试戴。

（3）戴镜矫正视力　镜片达到稳定状态之前，不宜检查视力。镜片稳定后，确认镜片配适良好，则可以检查远视力，通常以其远视力不低于验光试片的结果为标准。近视眼应防止过度矫正造成看近处困难。

（4）经验法验配　实际验配中，由于种种原因，比如没有条件准备试戴镜片，或配镜者当时的眼部条件不允许戴镜片（如角膜上皮粗糙需停戴一周的情况下），可以不经过试戴程序，而根据各项检查结果，凭借经验直接确定角膜接触镜的品种、度数。此种方法叫经验法验配。角膜接触镜的品种需根据配镜者的实际需求、眼部条件和经济状况综合考虑确定。镜片度数通过顶点屈光度换算得出，镜片基弧根据角膜曲率计的测量结果加上一定的附加参数得出。

例如：一位年龄23岁的女士，为了美观不想戴框架镜，对药物和食品花粉等均无过敏现象，无全身性疾病，眼部检查角膜透明，有轻度慢性结膜炎，上眼睑轻度充血，内外眦部血管纹理不清，混浊，增厚，晨起有少量分泌物。

验光结果：OD：−6.00/−1.00×180，视力1.0

OS：−7.00/−1.50×175，视力1.0

角膜曲率测量结果：OD：7.61　44.37/7.8 43.25@180

OS：7.54 44.75/7.85 43.00@180

角膜性散光右眼是 1.12D，左眼是 1.75D，验光总散光是 1.00D 和 1.50D，所以只有少量的晶体性散光，如果从矫正视力角度考虑，配车削工艺的传统型镜片矫正视力最好。如果从患有轻度慢性结膜炎、减少镜片沉淀物对眼的影响的角度考虑，配月抛型或两周抛型镜片适宜。

（5）试戴镜片　月抛型镜片度数 –6.00D（通常试戴片度数准备 –3.00D 和 –6.00D 两个挡），基弧 8.4mm（角膜曲率平均值 7.7+ 附加参数 0.6 ~ 0.7），15min 后检查得出：右眼不用追加光度，测出矫正视力为 0.9，左眼追加光度为 –1.00D，测出矫正视力为 0.8，配镜者的视力要求不高，对这样的矫正视力比较满意。再检查镜片配适，中心定位、移动度、松紧度良好，无异物感。角膜接触镜处方：月抛型镜片基弧 8.4mm；度数 OD –6.00D，OS –7.00D。

假如配镜者对戴镜视力 0.9 和 0.8 不满意，再试车削工艺镜片 –6.00D，基弧 8.3mm（角膜曲率平均值 7.7+ 附加参数 0.3 ~ 0.5），15min 后检查：戴镜视力右眼 1.0，左眼 0.9，戴镜者满意。但需对戴镜者明确：每天必须彻底清洁冲洗镜片，每天戴镜不能超过 8 ~ 10h，6 ~ 8 个月需更换新镜片，避免镜片沉淀物对眼的影响。角膜接触镜处方：车削工艺镜片基弧 8.3mm；度数 OD –6.00D，OS –7.00D。

（6）经验法验配　计算等效球面镜度右眼为 –6.50D，左眼为 –7.75D，以此镜度用框架试片，测出矫正视力，右眼 0.8，左眼 0.8，配镜者能够满意。根据顶点屈光度计算角膜接触镜度数右眼为 –6.00D，左眼为 –7.00D。因为患有轻度慢性结膜炎，适宜配月抛型或两周抛型镜片。直接给出月抛型镜片基弧 8.4mm，度数 OD –6.00D、OS –7.00D 的角膜接触镜处方。

（十一）指导摘戴镜，介绍护理方法，明确注意事项，约定复查时间

初次配戴角膜接触镜，由于眼部组织对镜片的机械性刺激和镜片导致的低氧代谢尚不能适应，故应逐步延长配戴时间，一定告知配镜者第一天戴 4h，循序渐进，5 天以后可以在白天全日戴镜。日戴型软镜的戴镜时间一般不要超过 14h。如果间隔 2 周以上没有戴镜，再次戴镜时，除了需要清洁、消毒镜片外，仍需在最初 1 ~ 2 天适当缩短配戴时间。

（十二）复查

1. 复查时间

配镜后 1 周、1 个月、3 个月和以后每半年进行复查。

2. 复查的准备

复查时，配镜者应带上镜片、镜盒、护理产品、记录验配情况的配镜卡片。

3. 复查的问诊

主要了解配戴镜片的情况，如"戴镜后眼睛有无不适？……每天戴几小时？""怎样清洗镜片？""大约多长时间用完一瓶护理液？"等，可随意增减问诊的内容。同时观察配戴者的个人卫生如何，手指甲是否剪短，手、镜盒是否干净。根据配戴者购买护理液的日期估计其消耗的量是否正常，镜片清洁是否彻底。注意配戴者护理镜片、戴摘镜片的动作是否熟练、规范。

4. 复查的内容

复查的内容包括矫正视力、配适状态、镜片和眼前节检查。

出现以下问题时，需查明原因。

（1）视力模糊 有以下几种原因：

① 配镜者的屈光度改变或左右眼镜片戴反。

② 镜片有沉淀物出现，影响清晰度，需更换新镜片。

③ 散光矫正不彻底，可改配散光软镜或透气性硬镜。

④ 镜片内曲面为非球面的镜片，造成光学区不稳定的屈光度所引起的视力模糊，可以更换球面镜片来改善。

⑤ 如果是由镜片配适不良引起的，如眨眼后立即模糊为镜片太松，可以减小镜片基弧或增大直径，眨眼后立即好转为镜片太紧，可以增大镜片基弧或减小直径。

（2）发生眼睛红现象 如果在戴镜后发生眼睛红现象，视光师要检查是角膜缘周围充血，还是球结膜靠近内外眦部分充血，询问是一戴镜就出现还是戴镜几小时后出现眼睛红现象。

其原因可能有以下几点：

① 如果是初次配戴软镜，多为摘戴不熟练，伤及眼部组织，或镜片在配戴过程中有污染。

② 镜片匹配不良。镜片过松使机械性刺激加大，造成结膜充血；或者镜片过紧使泪液排吸交换不良，引发角膜轻度缺氧，造成睫状充血；或者镜片边缘有缺陷，造成局限性充血，需更换镜片。

③ 镜片出现破损，可以更换镜片。

④ 镜片老化，其透氧性下降，或者戴镜时间过长，引起角膜缺氧出现睫状充血。

（3）发生眼干现象　为配戴薄型软镜较普遍的症状，可试用润眼液，并进行过渡性适应。

① 检查泪液膜，如有脂质层分布不均匀、杂质多、泪液分泌量减少的干眼症状的配戴者，需停戴高含水量的软镜，改戴低含水镜片，也可以常规使用润眼液缓解症状，但不能过多使用，以免形成依赖。

② 从事注视性工作（如操作电脑）常发生眼干现象，可使用润眼液，或在工作时摘下镜片。

③ 镜片陈旧老化，沉淀物过多，表面湿润性下降，泪液蒸发快流失过多发生眼干，需更换镜片。

（4）有眼痛、烧灼感　可能原因如下：

① 镜片破损、沉淀物过多；镜片变硬、变形；镜片被刺激性物质或病原微生物污染，可更换镜片。

② 护理产品毒性反应的典型表现，可以更换护理产品，使用过氧化氢护理系统。

③ 忽然发生眼睛刺痛、流泪、不能睁眼。可能为异物进入上睑结膜下，可取出异物；或镜片破裂所致。

④ 如果眼睛急性持续性眼痛、流泪、眼红、视力模糊，且有加剧的趋势，多为角膜损伤伴急性感染，应立即取下镜片，予以治疗。

（5）有异物感　则其原因可能是：

① 镜片有微小破损或边缘设计不良，有沉淀物或异物所致，可以清洁镜片或更换镜片。

② 镜片配适过松，可以缩小镜片基弧或增大镜片直径。

③ 镜片面向戴反，可以翻面重新配戴。

有不适症状出现时，要明确是镜片的问题还是眼睛的问题，如果是镜片造成的不适，对其进行清洁或更换处理。如果是因为眼睛角膜、结膜等出现病症，需停戴治疗，治愈后根据情况再验配合适的角膜接触镜。综上所述，软性角膜接触镜只要按照科学规范的流程进行验配，就能做到成功安全地长期配戴。

知识点3　散光软镜验配

|理论要求|

1. 掌握散光的概念。
2. 了解散光软镜稳定的方法和优缺点。
3. 掌握散光软镜配戴适应症。
4. 掌握散光软镜配适评估。

一、散光概述

（一）散光概念

眼球屈光系统各子午线屈光力不同，导致平行光线进入调节放松的眼睛后，不能形成一个焦点，而是形成两条互相垂直的焦线。这种屈光系统通常有两条主子午线，一般互相垂直，屈光力分别为最大和最小。

（二）光学成像特点

1. 球性光学系统的成像特点

平行光线可经屈光系统聚焦于一点，物点经光学系统形成一个像点。对于人眼，该点聚焦于视网膜中心凹，则为正视；聚焦于中心凹之前，则为近视；聚焦于中心凹之后，则为远视。

2. 柱性光学系统的成像特点

这种最简单的柱性光学系统，可以认为是球柱与轴子午线平行。对于眼球，称为单纯性散光；对于矫正镜片，称为平性光学系统的一种特例，即一条主子午线的屈光力为零，称为轴或轴子午线。物点经过屈光力最大的主子午线即屈光力子午线成像，形成一条焦线，与屈光力子午线垂直，矫正镜片称为柱镜或单散镜。

3. 球柱性光学系统的成像特点

如果光学系统各子午线屈光力各不相同，且屈光力最小的主子午线不为零，则物点经过两条主子午线各自成像，形成两条焦线，分别与相应被曲折的主子午线垂直。通常以屈光力最小的主子午线作为光学系统的轴。对于眼球，称为复合型性散光；对于矫正镜片称其为散光镜（球柱镜，环曲面镜）。

所以对于眼球来说，散光可单独存在，也可以和近视或远视同时存在；对于矫正镜片，也可以制成只矫正单纯性散光或同时矫正散光和球性屈光不正（远视或近视）。

球柱性光学系统形成两条焦线，当其中一条焦线位于无穷远时，这种特例即为平柱性光学系统。两焦线之间的距离称为 Sturm 间距，代表两子午线屈光力的差异，对于眼球，就是散光量的大小。当该间隙为零时，就是球性光学系统，此时各子午线屈光力相同。

两焦线之间某处形成一个直径最小的圆，称为最小弥散圆（circle of least confusion，CLC）。

（三）光学矫正原则

矫正镜片弥补屈光不正眼在光学系统上的缺陷，将两者视为一个整体系统时，物点经该系统形成一个像点，所以光学作用上镜片与眼球刚好相反。

所以从光学上：

① 对于近视，由于眼球屈光力太强，使用负镜片减少光线聚散度，使物点成于视网膜中心凹上。

② 对于远视，由于眼球屈光力太弱，使用正镜片增加光线聚散度，使物点成于视网膜中心凹上。

③ 对于散光，对于屈光力最强的子午线，减少光线聚散度；对于屈光力偏弱的子午线，增加光线聚散度。最终，使得 Sturm 间距为零，最小弥散圆成为一个像点，位于视网膜中心凹上。

临床上常用矫正镜片的屈光力来量化眼屈光不正。对于硬性角膜接触镜，通过形成弥补的泪液镜，达到矫正散光的目的。

（四）散光的处方表达方式

屈光状态的处方表达形式一般包括三部分：球镜量、柱镜量和柱镜轴向。

柱镜轴向的表达系统规定如下：轴向范围为 0°～180°，但不标记符号"°"；水平轴向标为 0，垂直轴向标为 90。

例如，–4.00DS/–1.50DC×180

其中，球镜量为 –4.00DS，即近视 –4.00D；柱镜量为 –1.50DC，即散光 1.50D，就是轴子午线的屈光力比屈光力子午线弱 1.50D，轴子午线方向在水平方向。这种柱镜量用负值来表示的"负柱形式"，以镜片轴子午线屈光力最弱。

负柱形式的处方是临床上最常用的，通过镜片形式转换，可以将镜片处方写成"正柱形式"或者"正交形式"。

（五）临床分类

散光分为两大类：规则散光和不规则散光。

规则散光：眼球两主子午线相互垂直，临床上遇见的散光，大部分属于规则散光。

不规则散光：眼球两主子午线不正交，或者主子午线多于两条，主要见于中后期的圆锥角膜、术后角膜等。

下面讲述散光的临床分类和处理，通常仅对规则散光而言。

1. 按照矫正镜轴向（屈光力最小的子午线）分类

这是临床上常用的方法，临床上是用矫正镜处方（常用负柱镜形式）来表示散光的。

（1）顺规散光　轴子午线位于水平方向或其附近。用角膜曲率表示，则是最平坦的子午线位于水平方向或其附近。

（2）逆规散光　轴子午线位于垂直方向或其附近。用角膜曲率表示，则是最平坦的子午线位于垂直方向或其附近。

（3）斜轴散光　轴子午线位于45°或135°方向或其附近。用角膜曲率表示，则是最平坦的子午线位于45°或135°方向或其附近。

2. 按照眼球光学成像焦线位置特点分类

当平行光线经过未调节的散光眼时，焦线位置可以有以下几种不同情况：

（1）近视散光　又分为单纯性近视散光和复合性近视散光。

① 单纯性近视散光：一条焦线在视网膜中心凹处，另一条焦线位于此前。

② 复合性近视散光：两条焦线均位于视网膜中心凹之前。

（2）远视散光　又分为单纯性远视散光和复合性远视散光。

① 单纯性远视散光：一条焦线在视网膜中心凹处，另一条焦线位于此后。

② 复合性远视散光：两条焦线均位于视网膜中心凹之后。

（3）混合散光　一条焦线在视网膜中心凹之前，另一条焦线位于中心凹之后。

（六）散光处方分析

屈光性散光，是指通过屈光检查所发现的散光，也可以认为是总散光，眼散光主要包括角膜散光和眼内散光。

① 角膜散光：通常通过角膜曲率检查发现。

② 眼内散光：如果角膜散光和屈光性散光之间存在一定的差异，那么就提示可能存在眼内散光。眼内散光主要是晶状体散光。

例如，

验光结果：$-2.00DS$ $-1.50DC\times180$

角膜曲率：$43.00@180/45.00@90$，即角膜散光为 $-2.00DC\times180$

提示：眼内（晶状体）散光为 $+0.50DC\times180$。

注意：检查屈光性散光时参考的是眼镜平面，而角膜曲率反映的是角膜平面，因此实际上屈光性散光需要考虑到后顶点距离的影响，进行效应转换。

（七）残余散光

1. 残余散光的概念

在散光角膜上配戴球面 RGP 镜（镜片不产生弯曲），所产生的泪液镜的量相当于角膜散光的量，并且刚好互补，能够全部矫正角膜散光（不考虑折射率的差异）。如果配戴者存在眼内 / 晶状体散光，则会因此显现出来，称为残余散光（residual astigmatism，RA）。

残余散光就是配戴接触镜后发现存在的散光。

对于球面无弯曲的 RGP 镜片，残余散光可以通过以下关系式预测：

$$RA = SR_{cyl} - K_{cyl}$$

其中，SR_{cyl} 是总散光即屈光性散光量，K_{cyl} 是角膜散光量。

2. 残余散光的计算

首先，按照处方形式转换规则，将所有的散光轴位转换为同一轴向。

例 1：

验光处方 SR：$-3.00DS-1.00DC\times180$，即屈光性散光 $SR_{cyl}=-1.00DC\times180$

角膜曲率度数：$K = 44.50/45.00@90$，即 $K_{cyl}=-0.50DC\times180$

$RA = (-1.00DC\times180) - (-0.50DC\times180) = -0.50DC\times180$ 为顺规散光

例 2：

验光处方 SR：$-3.00DS-1.00DC\times180$，即屈光性散光 $SR_{cyl}=-1.00DC\times180$

角膜曲率读数：$K = 43.00/45.00@90$，即 $K_{cyl} = -2.00DC\times180$

$RA = (-1.00DC\times180) - (-2.00DC\times180) = +1.00DC\times180$ 为逆规散光

3. 残余散光的来源

残余散光包括诱导性残余散光和生理性残余散光。角膜接触镜的弹性变形、偏心等引起诱导性残余散光。生理性残余散光是指角膜之外的眼睛其他部分引起散光，主要是晶状体散光。

4．散光矫正临床指征

少量的散光，尤其是顺规散光，如果不明显影响视力，可以不考虑矫正。需要矫正的情况是：① 配戴最佳球镜时视力仍不满意。② 球 / 柱比例小于 4：1。③ 散光量≥1.00DC。

二、软性角膜接触镜矫正散光

（一）球面软性角膜接触镜

球面软性角膜接触镜可以矫正一定程度的角膜散光。实际上，散光并不是被真正矫正，而是患者可以能够耐受。球面屈光不正度数越高，散光可被耐受的程度越高。如果一个患者的总散光为 1.25D，总的屈光不正为 –6.00D，那么患者多半可以耐受这样的散光；如果球面屈光不正为 –2.50D 或更低，散光仍为 1.25D，则患者多半不能耐受。因此，患者对散光的耐受与否首先取决于需要矫正的散光的绝对值，其次为散光与总屈光不正量之间的相对值。一般来说，如果散光量为总屈光不正量的 1/3 或更大，使用球面软镜矫正效果不佳；如果散光量低于球性屈光度部分的 25%，可以尝试使用球面软镜进行矫正。

使用球面软镜时，一般将处方中散光量的一半加到球性部分中，其目的就是将散光的最小弥散斑落在视网膜上，达到相对最佳视力，该方法称为等效球性方法。如处方：–2.00DS/–1.50DC×180，则该处方的等效球性处方为 –2.75DS。

由于球面软镜的光学质量优于所有的环曲面软镜，对于可选择球面软镜又可选择环曲面软镜的配戴者，应优先选择球面软镜。

对于存在角膜散光的配戴者，应采用标准厚度的镜片，使用超薄镜片将会残留更多的散光。高度数镜片、较厚镜片或材料较硬的镜片能相对保持一定的形状，并不完全随角膜的环曲面变形，可以产生一定的矫正散光的作用，从而可以中和一定量的角膜散光。

（二）环曲面软镜矫正散光

如果散光过高，单纯的球面软镜很难达到良好的视觉效果，可考虑使用环曲面软镜或 RGP 镜片。环曲面软镜验配时只有保持散光轴向稳定才能起到矫正散光的作用，镜片轴向的稳定是散光软镜验配的关键，其作用原理如图 4–7 所示。上眼睑对镜片的作用力远大于下眼睑的作用力。

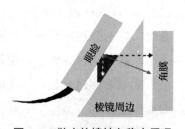

图 4–7　散光软镜轴向稳定原理

三、环曲面软镜的稳定方法

（一）基本稳定方法

1. 三棱镜稳定法

三棱镜稳定法（Prism ballast）是在软性环曲面镜片上磨制底朝下的三棱镜来稳定镜片，以防止镜片旋转，作用原理如图4-8所示。

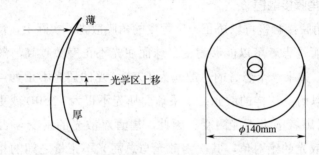

图4-8 三棱镜稳定法

三棱镜稳定的量从 0.75D 到 2.0D。较重的三棱镜稳定适用于眼睑的张力较大、角膜较平坦和斜轴散光的配镜者。

三棱镜稳定的原理可能是三棱镜降低了镜片的重心，但是更为准确地解释为"西瓜籽原理"。一个湿润的楔形物受到挤压时，产生的效果是楔形物被排挤以使压力远离尖的方向。因此，眼睑挤压镜片使其形成底朝下的方向。三棱镜使镜片下部的质量增加，由于厚度增加将明显影响角膜下方氧气的通透性。在三棱镜所对应的角膜部分，有时会发生缺氧的问题和弓形染色。目前，博士伦和 Hydrocurve 等厂家生产这种单纯的三棱镜稳定镜片。

2. 截边法

截边法（Truncation）是指镜片的下部分被截去 0.50 ~ 1.5mm，如图4-9所示。有时也在镜片的上部截边。镜片的直径越大，截边的范围越大。13.5mm 直径的较小的镜片使用 1mm 的截边，14.0 ~ 14.5mm 的直径较大的镜片使用 1.5mm 的截边。好的截边镜片能使配戴时镜片不受压迫。截边往往导致镜片配适较松，要使最后配戴者配适合适，验配时应选择较陡的镜片配适。

镜片下缘的截边使镜片在旋转后较平

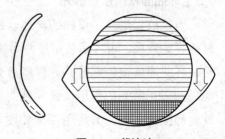

图4-9 截边法

坦的边缘停留在下眼睑上，下睑缘成为镜片的支撑，从而使镜片获得稳定。每个配戴者眼睑的形状各不相同，因而对截边镜片的旋转影响不同。如果镜片的一边，尤其是外边，首先撞击下眼睑时，镜片也会旋转。外侧存在较高的倾斜时，眼睑作用常常使镜片产生旋转。尽管镜片的截边导致重心上升，但由于重力的作用较小，并不影响镜片朝向的稳定。

截边可稳定镜片，但不能指示矫正柱镜的轴向。0°～180°的轴向必须通过裂隙灯显微镜来确定。截边镜片的底部不一定与下睑的方向一致，而是有一定的倾斜。

截边法常与三棱镜稳定法联合使用，使三棱镜较重和较厚的部分被截掉，从而也减轻整个镜片的质量。另外，下方巩膜暴露的大睑裂配戴者需要直径较大的截边镜片才能使镜片与下睑接近。

截边增加了眼睛对环曲面镜片的不适感。当下眼睑临近截边镜片的边缘时，将会发生镜片与眼睑的碰撞。当眼睛向下阅读时，镜片将会上移。镜片向上的偏心导致阅读时视力不稳定。

3. 薄区法

薄区法（Thick-thin zones）又称为动态稳定法或双削薄镜片法（Double slab-off lens）。镜片中央部分较厚，而镜片的上下边缘比较薄。这种镜片配戴在眼睛上时，较薄的上下边缘刚好位于上下眼睑下，而较厚的中央部分处于睑裂处。由于没有镜片对下眼睑的撞击作用，这种设计的镜片从舒适的角度来说是最好的，但它的稳定效果比截边法差。

薄区法的稳定原理与三棱镜稳定法的"西瓜籽原理"相似。当水平和垂直剖面的厚度差最大时，如度数较高的近视矫正和逆规柱镜，这种设计的镜片稳定效果最佳。这种设计用于正镜片时，稳定效果很差，因此为达到一定的稳定效果，必须在正镜片的薄边加磨一定的负载体，以增加镜片边缘的厚度差。

薄区法镜片没有三棱镜，不会产生像三棱镜稳定法可能引起的垂直三棱镜不平衡。许多镜片，包括软镜和硬镜，常随着瞬目而旋转。但是这种旋转对于环曲面镜片是不能接受的。因此，矫正柱镜常常磨制在镜片的前表面，以防止镜片的旋转。薄区法联合三棱镜稳定法镜片可防止柱镜轴位的移位和随着瞬目产生的旋转。

散光的轴向在90°或180°时，薄区法镜片的稳定性是最好的。当镜片和眼睑之间的作用力不是太大时，稳定效果也是最好的。薄边镜片通常在0°～180°蚀刻轴向，从而容易给柱镜的轴向提供朝向。

4. 非球面镜片

通过镜片的非球面表面阻止镜片的运动，有助于镜片轴向的稳定。这种设计不是基本选择，而是一种附加方法。通常三棱镜稳定法或截边法与这种方法联合使用。这种方法常随着配戴时间的延长而配适变紧，但配适较松又使稳定性下降。

5. 周边稳定法

周边稳定法（Peri-ballasting）与三棱镜稳定法不同的是在镜片的光学区没有三棱镜，三棱镜位于镜片周边。镜片的高度负镜片载体上部被削除，从而消除镜片和眼睑之间的相互作用，在镜片的下部产生一个周边三棱镜。光学区三棱镜的消除可减小镜片的中央厚度，从而改善镜片的光学质量。

6. 非中心区双凸透镜成形法

非中心区双凸透镜成形法（Eccentric lenticulation）是一种在镜片的前表面离心切削使三棱镜尖的方向形成双凸形式，与周边稳定法相似。前表面镜片多余的材料被切除可带来许多好处，包括减少镜片边缘的厚度差而增加了镜片的舒适性，减小了镜片对球结膜的压迫。非中心区双凸镜片成形结构的镜片上下部分较薄，镜片整个边缘的厚度基本相同，但是三棱镜仅仅保留在镜片中央 2/3。

前环曲面结构的镜片边缘厚度明显不同，使用非中心区双凸镜片成形法可改变这种边缘厚度的差异，对于提高斜轴散光矫正镜片的稳定性相当明显，可消除配戴普通斜轴镜片时眼睑闭合导致的镜片旋转。

7. 后环曲面镜片

对于有不完善的角膜环曲面尤其是角膜散光大于 3.00D 的配戴者来说，选择后环曲面镜片（Back surface toric design）是理想的。因为镜片的轴向很容易与需要矫正的角膜散光轴向一致。磨制在镜片后表面的环曲面，可明显减小镜片旋转，配适稳定，所以这种镜片配戴通常很稳定。这种镜片后表面的形状与角膜前表面形状相似，产生一种包裹效应，这种效应对于矫正环曲面角膜散光非常有效。大部分镜片的后环曲面仅仅局限于镜片的中心光学区，可减小镜片边缘的厚度差，从而消除眼睑瞬目时产生的镜片旋转。

单独使用后环曲面法不是镜片稳定的主要形式，它往往与三棱镜稳定法联合使用。这种镜片的局限性在于它只能用于两种主子午线的散光，即对轴向为 90°或 180°的散光矫正时稳定性好。当屈光不正的柱面成分大于球面成分时，应优先选择后表面为环曲面的软镜。

镜片的选择应考虑配戴者的需求，如果首先考虑舒适性，应选择薄区法环曲面镜片；如果优先考虑稳定性，应选择三棱镜－截边镜片；薄区法镜片稳定性最差，但舒适性最好。一般来说，如果角膜散光较低，最好选择前环曲面设计镜片，对于中到高度的角膜散光（≥1.50D）选择后环曲面镜片。没有一种设计的环曲面镜片适合所有的散光矫正。

（二）作用于镜片的力

以上各种稳定方法借助于几种力，这几种力作用于镜片使其获得稳定性。

（1）重力　较重的镜片将使镜片向下部偏心。另外，如果三棱镜放置在镜片的一边，较重较厚的三棱镜的底将旋转到镜片最低位置。

（2）流体静力　角膜的流体静力使镜片移动到角膜中心，并使镜片围绕角膜的中轴旋转。如果镜片偏心，吸引力的产生将使镜片又回到角膜中心。

（3）眼睑的作用　眼睑的肌肉——眼轮匝肌对于镜片的旋转有明显的作用力。具有薄区法或三棱镜稳定（楔形）边缘的镜片，瞬目将使镜片的较薄或较厚的部分位于眼睑下，对于截边的镜片，这种作用更明显。现代环曲面软镜采用镜片边缘厚度一体化可减小这种问题。

（三）识别标记

环曲面镜片可通过在镜片3点钟和9点钟的区域或6点钟区域的蚀刻或激光标志进行识别。

四、环曲面软性角膜接触镜的验配

（一）基本原理

使用试戴镜片进行环曲面软镜的验配有许多未知因素。对于球面软镜的验配，使用第一片试戴镜片获得满意配适的可达到60%，而环曲面镜片由于各种物理和生理变化使镜片朝向估计困难，首片满意配适仅仅为10%。备选镜片应包括至少 –0.75D 到 –2.00D，轴向从90°到180°，间距为±20°，以备验配时有更多的选择。

镜片配适不当主要是由于镜片的旋转和轴向的异位，从而使矫正视力不佳。镜片轴向的异位是指镜片旋转后的位置不是所希望的，异位普遍发生于配适较紧、眼睑较紧或三棱镜稳定性不够的镜片等情形。另外，瞬目产生的镜片旋转和摇摆见于配适较松或镜片稳定特性或力量的不足。镜片不稳定导致视力下降，视力下降的程度取决于柱镜的度数、镜片摇摆的程度、随着瞬目或注视改变镜片获得稳定位置的速度。选择较陡峭的基弧、较大直径的镜片或附加三棱镜可解决镜片不稳定的问题。

评估镜片矫正效果和旋转特征最好使用环曲面试戴镜。基于保持镜片稳定的不同设计，验配随各厂家的镜片不同。环曲面试戴镜镜片有三棱镜稳定法、截边法和双薄区法等类型。尽管经验验配可能是相当成功的，但使用环曲面镜片最好使用诊断性验配，即采用试戴片。首片配戴失败往往是最佳诊断镜片与定制镜片轴位的差异所致。环曲面镜片厚度的剖面形式、屈光度和柱镜的轴向均会影响镜片的朝向。为解决这些问题，首先试戴片的球面和柱面屈光度、散光轴向应与要验配的眼睛接近（±20°和±1.00D）。其次应配戴试戴片15～20min使镜片达到稳定的平衡后再进行评估。最后，准确确定配戴在眼睛上的镜片的轴向（确定轴向的方法见后述）。只有根据中心定位好、镜片自由活动时所提供的轴位才能进行准确评估。

（二）验配方法

1. 三棱镜稳定法和截边法镜片的验配方法

① 选择镜片直径：在可见虹膜直径的基础上加2.0～2.5mm。

② 选择基弧：使用角膜曲率K值的数学平均值，并转化为曲率半径。

③ 负柱镜形式戴镜验光。

④ 记录后顶点距离，转化戴镜验光的结果，获得柱镜成分的最后结果。

⑤ 镜片在每次瞬目时的移动量应为1～2mm。配适时检查，角膜曲率计的影像是清晰的，视网膜镜的反光是明确的。

2. 薄区法镜片的验配方法

① 选择基弧：以最平K值减4.00D为基础，最平K值是指角膜屈光力最小时的数值。

② 评估镜片的位置、移动和K值的参数，从而了解镜片与角膜的关系。

③ 薄区法镜片验配度数选择包括负柱镜度数和后顶点度数换算。

对于薄区法，散光范围最好是在1.00～2.00D，且为规则散光。30°到60°的斜轴散光定位非常困难。对于眼睑较紧和睑裂小的患者也不适合。

对于特殊类型的上下削薄镜片，与相同类型的镜片不同，其环曲面仅仅在其光学区，镜片的标记位于3点钟和9点钟，它的稳定以蓝色点的存在为标志。

五、环曲面软镜验配流程

环曲面软镜验配流程和球面软镜验配流程中有很多相似点，选择镜片的基弧和直径相同，在度数的计算方法上有所区别。验配流程为：① 配戴者选择

（同普通软镜）；② 眼部健康检查（特别注意眼睑的松紧），眼睑太紧会影响镜片轴位的稳定；③ 参数测量（验光、角膜曲率测量）；④ 选择试戴片；⑤ 配戴评估；⑥ 预定镜片。前 3 项在球面软性接触镜和项目二里做了详细说明，在此重点讲解环曲面软镜试戴片的选择和配适评估。

（一）验配方法

包括试戴片法和经验法。

1. 试戴片法

试戴片法需要选择合适的试戴片，评估过程中其他的常规指标如中心定位、覆盖度、滞后和移动度等，都与球面软镜的配适评估相似。特殊指标中最重要的是准确确定镜片的旋转量和方向，以便在最后处方中进行补偿。

环曲面软镜试戴片法有球面软镜试戴片法，相似设计球镜试戴片法，散光软镜试戴片法

① 球面软镜试戴片法：经过戴镜验光来确定所要验配的镜片处方，但是旋转的补偿需要凭经验来判断。

② 相似设计球镜试戴片法：这种镜片的设计特征与所要验配的散光软镜相似，但是只有球镜处方而没有柱镜成分。通过对试戴镜的配适评估来确定旋转量和方向。度数的确定则要经过戴镜验光。

③ 散光软镜试戴片法：应用拟配发的散光软镜种类的试戴片。选择试戴镜的度数接近经过顶点屈光度度数换算的验光处方（柱镜度数和轴位均相近）。

2. 散光软镜试戴片法参数选择

① 镜片基弧：和球面软镜基弧的选择方法一样。

② 镜片直径：一般试戴片的镜片直径比角膜直径大 1～2mm。

③ 镜片屈光度：选择环曲面软镜试戴片的屈光度时，应注意不同子午线均需进行顶点度数换算。

[例1] 验光结果 −2.00−1.50×180；散光软镜屈光度是多少？

第一步：将处方变为"柱−柱"镜形式。

第二步：各个方向顶点度数换算，屈光力＜4.00D，顶点度数换算后度数和之前一样。

第三步：将柱－柱镜变为"球－柱"镜形式。

最终散光软镜屈光度：-2.00 -1.50×180。

[例2] 验光结果 -3.00 -1.50×90，散光软镜屈光度是多少？

第一步：将处方变为"柱－柱"镜形式。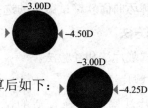

第二步：将各个方向顶点度数换算。换算后如下：

第三步：将柱－柱镜变为"球－柱"镜形式。

最终散光软镜屈光度：-3.00 -1.25×180。

[例3] 验光结果 -5.00 -1.25×180，散光软镜屈光度是多少？

第一步：将处方变为"柱－柱"镜形式。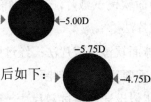

第二步：将各个方向顶点度数换算。换算后如下：

第三步：将柱－柱镜变为"球－柱"镜形式。

最终散光软镜屈光度：-4.75 -1.00×180。

3. 经验法

这种方法不需要借助任何试戴片，只是根据验光处方和眼睛参数测量结果来确定最后的镜片处方。

应用散光软镜试戴片法可以获得最准确的配适评估。随着现代散光软镜设计的不断改进，应用经验法也常能获得较好的验配结果，不过这有赖经验的积累和镜片生产工艺的稳定。

（二）环曲面软镜配适评估

镜片配戴在眼睛上，最后镜片必须标记相对于真正180°的轴位。镜片平衡稳定需要的时间最少15min。大部分类型的镜片配戴20min均可获得平衡稳定，以提供可靠的验配评估。含水量低的镜片需要稳定的时间相对较短。

环曲面配适评估的内容有静态评估（覆盖度、中心定位）、动态评估（移动度）、镜片轴位旋转的评估及戴镜视力和戴镜验光。

1. 静态评估

同普通球面软镜。

2. 动态评估

散光软镜轴位需要稳定，通常镜片移动度控制在 0.2 ~ 0.5mm。

环曲面软镜配适评估是根据配适情况，通过不同方法使镜片稳定下来：

① 配适较陡，镜片将固定在不可预见方向上。

② 配适较松，镜片将由于瞬目产生的变化发生不定的旋转，使稳定镜片的力不能发挥作用。

③ 配适合适时，镜片将自由活动，并通过定向的力使镜片稳定下来。

3. 镜片轴位旋转的评估

（1）识别散光软镜的定位标记　为了帮助验配师明确散光镜片的定位和旋转，生产商通常在镜片上用特殊符号表示镜片的定位方向，这些定位标志因不同厂商、不同设计而异。用钟面法表示的话，这些定位标志通常位于镜片边缘的 6 点钟、3 点钟或 9 点钟位置，如图 4-10 所示，可以是特种墨水标记、激光标记、雕刻标记等，图 4-11 为 6 点钟方向激光标记。

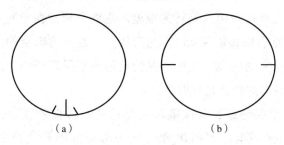

（a）　　　　　　　　　　　（b）

图 4-10　定位标记

（a）6 点钟位置定位标记　（b）3 点钟和 9 点钟位置

注意：定位标记并不一定代表镜片柱镜的轴向，而只是表示在设计中镜片在眼睛中应有的定位状态。

（2）测量镜片旋转的临床方法

① 狭窄的裂隙灯光束。

② 试镜架 + 柱镜试镜片。

③ 裂隙灯目镜中的量角刻度。

④ 目测估计。

（3）镜片旋转的补偿　一般来说，由于眼睑作用力的存在，镜片倾向于向鼻侧旋转 5°~ 10°，对于检查者而言，配戴者右眼镜片呈逆时针旋转，左眼镜片呈顺时针旋转。

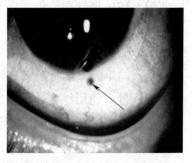

图 4-11　6 点钟方向激光标记

对于顺时针旋转的镜片，在镜片最后处方中应在轴位上加上等量的旋转补偿；而对于逆时针旋转的镜片，则在镜片最后处方的轴位上减去等量的旋转补偿。这种规律总结为顺加逆减或左加右减（LARS）。方向判断以检查者的角度为准。

（4）影响镜片旋转的因素　镜片的旋转规律有较大的个体差异，并受镜片-眼关系和眼睑的影响。同时镜片厚度和设计轮廓也会影响镜片的定位和旋转。眼睑与镜片之间的相互作用使镜片最薄的子午线向垂直方向移动。上睑在镜片的稳定中起主要作用。斜轴散光的镜片最容易发生旋转，然后依次是顺规散光和逆规散光。

例如，配戴者散光轴位 90°，试戴镜片轴位在评估时发现向右（逆时针）旋转 15°，根据顺加逆减的原理，在最后镜片处方上减去 15°，即 90°–15°＝75°。

注意：这种补偿最后直接体现在配戴者处方中的柱镜轴位上，而不是试戴镜的轴位上，因为试戴镜的轴位与配戴者处方未必完全一致。

通过镜片的边缘检查镜片旋转的速度，也就是镜片在定向不佳时恢复和重新定向的速度，有意旋转镜片 45°，然后放开，在正常瞬目的情况下镜片应该在 15s 内恢复到原来的朝向。镜片位置的迅速恢复是理想的，这对于由于职业因素对视力要求较高的患者尤其重要。

镜片的配适也应通过患者配戴环曲面镜片时最佳的视力进行评估。让患者坐在裂隙灯显微镜前，根据患者可能获得更好的视力，使用盐水润湿的棉签旋转移动镜片，然后再检查视力，记录患者的视力是改善、不变还是下降。

（5）轴位旋转的评估　散光软镜验配关键是镜片的轴位和散光轴位相匹配并保持一致。

球柱镜的戴镜验光是非常重要的，这是预见软性环曲面镜片验配是否成功的准确方法，也可评估矫正视力不佳是由于镜片的配适或镜片的光学质量太差引起的。

配戴环曲面软镜是否成功最重要的影响因素是配戴者对柱镜轴向旋转的耐受程度，简单的方法是旋转实验（Twist test）。旋转实验可确定患者对轴向旋转的敏感程度。使用综合验光仪或试镜架，缓慢地旋转柱镜的轴，当患者注意到开始清晰的视标变得模糊时，记录旋转的度数。患者耐受越高，成功率越高。

（6）轴向异位的测量和校正　所有镜片的轴向矫正可使用蚀刻或激光束标定在 0° 和 180° 位置，在 6 点钟位置标记一个蓝点或一条垂线。这些标记是环曲面轴向朝向的参照点。

① 测量：镜片轴向异位的量有以下几种方法。

a. 试镜架法　使用低度数的柱镜试戴镜，旋转镜片直到镜片轴向的标线与镜片上的三棱镜底的标记一致。

b. 旋转裂隙灯显微镜的窄光束，使其与镜片的标记一致，从裂隙灯显微镜底座的轴向刻度盘上读出读数。

c. 使用裂隙灯显微镜目镜上的量角标线。一些双目裂隙灯显微镜的目镜带有内置的标准放射状标线，可在眼睛和镜片被放大的情况下准确测量镜片轴向异位的量。

d. 轴向测定计法　轴向测定计为一个定焦杆，头部附着有一个蚀刻的量角器，使用时插入裂隙灯显微镜校准杆的底座上，可测量出小到 2° 的镜片旋转。

e. 大体估计法　以镜片为钟表盘，镜片每旋转一个小时的角度相当于 30°。这种估计相当粗略，对于 ≥2.00D 的柱镜的验配不能使用。

② 校正：确定镜片轴向异位的量和方向后，进行校正。根据异位的方向分别使用减法或加法。

a. 镜片轴向异位在 0°~90° 象限，采用减法。即如果矫正柱镜的轴向是错误的，倾角应在这一带。例如，如果负轴为 25°（在 1°~90° 象限），戴镜的矫正轴向为 15°，最后的矫正轴向应为 10°，即 25°−15°=10°。

b. 镜片轴向异位在 90°~180°，采用加法。例如，如果轴位 125°，而矫正轴向为 15°，最后的轴向为 125°+15°=130°。

校正轴向的简单记忆方法为顺加逆减（LARS）。面对配戴者，以镜片的中线为参考，如果镜片的轴向偏移到中线的左边，即镜片顺时针旋转，使用加法（Left Add）；如果的轴向偏移到右边，即镜片逆时针旋转，使用减法（Right Subtract），

4. 戴镜视力

散光患者的裸眼视力与散光量并不成正比。一些高度散光的患者裸眼视力可达到 0.8，而另外一些低度散光的患者视力却不能达到 0.8。可是，对于配戴软镜的患者来说，一些视力达到 1.0 的人仍抱怨视力不佳。使用环曲面软镜矫正，大约 70% 的配戴者视力可达到 1.0，80% 的配戴者视力达到或超过框架眼镜的矫正，20% 的患者需要二次验配才能获得良好的视力。

早期矫正视力不佳的原因可能有轴向的异位、球面和柱面屈光度的不正确、镜片的中心定位不良、镜片变形所致的屈光度改变、角膜曲率的改变、角膜水

肿、镜片脱水和镜片的光学质量问题。

软性环曲面镜片的验配结果是与验配者的积极性成正比的。70%的患者很容易一次验配获得满意的结果。配戴一年以后，20%的患者需要重新验配。镜片上的蛋白质沉淀会影响镜片配戴的舒适性，有时会改变镜片的外形，因而影响戴镜视力。

斜轴散光的环曲面软镜的验配是非常困难的。瞬目会引起斜轴环曲面镜片的提升和旋转。

（三）软性环曲面镜片验配的问题

患者排斥环曲面镜片的原因为：

① 不适：与由镜片本身产生的异物感、镜片的过度移动、镜片接触下睑所产生的感觉有关。

② 视力不佳：由于镜片的稳定性差，产生旋转，尤其是斜轴散光，轴向在20°～80°和110°～160°。轴位错误是严重的问题，可通过使用截边、三棱镜稳定的试戴镜来解决。有一些患者，视力不佳与镜片配适过紧、过松和其他配戴普通软镜所面临的问题有关，检查可发现这些患者有弥散性角膜水肿和上皮下细小的沉淀的融合。

（四）取得良好配适的因素

① 角膜散光的轴向在90°和180°子午线。如果散光为斜轴的，例如60°，每次瞬目时眼睑将会对镜片产生一个旋转的力，这是由于镜片两边的厚度不同，当眼睑向下运动时，将会对较厚的一边产生比薄边更大的拉力或旋转力。解决轴向异位的办法常常是增加三棱镜。逆规散光的镜片一般需要的三棱镜的量较小，因为镜片的水平子午线最厚，而垂直的子午线可产生薄边效应有助于镜片的稳定。

② 眼睑的形状和张力对配适有重要作用。眼睑闭合，尤其是如果眼睑的张力较大、外眦向上或向下倾斜，将会影响环曲面镜片的效果和稳定性。对于睑裂小而紧张的患者应有正常的眼睑运动。较小的睑裂和过紧的眼睑会使镜片产生过度移动，从而影响镜片的配适。

③ 环曲面镜片应用于0.75D以上的散光，小量的散光可以忽略；2.00D的散光配戴环曲面镜片是最理想的。散光越高，镜片的中心定位越困难，镜片越重。

④ 稍为平坦的配适是最好的。如果过松，会引起视力的波动。配适较紧可增加镜片的稳定性，但会引起不必要的并发症。

⑤ 薄区法镜片在舒适性方面是最好的；三棱镜稳定法和加倒角的截边法对于镜片的稳定性和轴向的准确性是最好的。后环曲面镜片对于矫正中度到高度的角膜环曲面是最佳的，尤其是球面成分较小时。

⑥ 镜片的直径较大，如 14.5mm，有助于镜片的中心定位。镜片直径增大会使配适较紧，必须通过配适较松加以补偿。

⑦ 环曲面镜片的更换频率比球面镜片高，随着时间的推移，镜片中的蛋白质碎屑可造成镜片轴位偏移，从而改变镜片的配适特征，应及时更换。

知识点 4　软镜的特殊应用

一、治疗性角膜接触镜

角膜接触镜也可用于眼病临床的治疗，用于治疗用途的角膜接触镜也称为治疗性角膜接触镜。

1. 临床应用的作用

其临床应用的适应症按应用的目的可简单归纳如下：

（1）缓解疼痛　应用治疗性角膜接触镜或绷带式角膜接触镜，可以防止暴露的角膜神经末梢或外露的角膜缝线线结与眼睑之间的接触摩擦引起的疼痛。常见于角膜上皮缺损或糜烂、反复性角膜上皮剥脱症、角膜水肿和大泡性角膜病变、丝状角膜炎、角膜移植或角膜缘干细胞移植术后及角膜屈光手术（PRK、Lasik 等）术后。

（2）保护角膜　戴治疗性角膜接触镜后，可暂时防止来自眼睑内翻产生的倒睫毛的机械性刺激，或防止春季结膜炎，预防上睑粗糙的结膜对角膜上皮的刺激，对角膜起到保护的作用。

（3）促进角膜愈合　戴绷带式角膜接触镜可以保护角膜的创面，促进角膜伤口的愈合，常用于复发性角膜上皮剥脱、顽固性角膜上皮缺损、慢性真菌性角膜溃疡、慢性非细菌性角膜溃疡、化学腐蚀伤、神经麻痹性角膜炎、单疱性角膜炎、Thygeson 表层点状角膜炎、反复性上皮剥脱症和角膜小穿破伤或放射性角膜病变等。

（4）湿润作用　戴角膜接触镜能减少角膜表面泪液的蒸发，保持角膜表面相对湿润的环境。

（5）吸载作用　利用软性接触镜亲水的特性，镜片吸收水分的同时也吸载了部分眼部用药，贮存了药物成分的镜片能缓慢地释放出药物，使药物在眼表保持更长时间的有效浓度。由于增加了药效，可以减少药物滴眼的次数，并且能够促进角膜疾病的恢复。

2. 镜片类型

（1）水凝胶软镜　水凝胶镜片由于有柔软、亲水的特性，是治疗性角膜接触镜的理想镜片。

（2）胶原膜镜片　多用于保护手术后角膜的创面，镜片材料为生物凝胶，质地柔软，透光性能好。

3. 适应症

（1）大泡性角膜病变　由于物理、化学、生物和机械等各种因素造成角膜内皮细胞的失代偿，出现角膜内皮泵功能和屏障功能的障碍，多余的液体堆积在角膜上皮下形成水泡。表现为眼部剧烈刺痛、畏光和流泪，瞬目时症状明显；裂隙灯显微镜下可见上皮下的水泡，部分水泡破裂后上皮缺损。配戴软镜可以减少疼痛，促进上皮的愈合。

（2）角膜屈光手术后　角膜屈光手术后尤其是PRK术后角膜上皮被刮除，部分神经裸露引起明显疼痛。配戴软镜可减少疼痛、促进愈合。

（3）反复性上皮糜烂　常双眼发病，多为晨起睁眼时突然发生，表现为疼痛、畏光和流泪。配戴软镜可减少疼痛、促进愈合。

（4）持续性上皮缺损　各种原因造成角膜部分上皮长时间缺损，多为角膜暴露引起。配戴软镜，防止暴露，有利愈合。

（5）穿孔性角膜外伤　配戴接触镜可以加速前房形成，保护创口和预防感染，同时方便通过透明接触镜观察角膜愈合情况。

（6）眼睑闭合不全　眼睑异常、面神经瘫痪、恶性突眼等可导致眼睑闭合不全。配戴接触镜可以起保湿作用。

（7）干眼　出现干眼症状的可以通过镜片的保湿功能来缓解症状。

二、验配方法

根据不同的用途选择治疗性角膜接触镜镜片的种类、含水量、直径、基弧、厚度等，验配方法同一般角膜接触镜的验配，但用于具体治疗用途的角膜接触镜验配有一定的特点。

1. 用于隔离和绷带用途的角膜接触镜

根据疾病的类型选择不同直径的角膜接触镜。治疗角膜小穿孔时，可选择小直径镜片，只要镜片能直接覆盖穿孔即可；治疗周边角膜病变时，可以选择大直径镜片，避免镜片边缘对病变位置的摩擦；治疗角膜上皮反复糜烂时，应选择相对较紧配适的镜片，可以减少镜片在角膜上的移动，有利于角膜上皮带的愈合。选择高含水量镜片，可以提高配戴的舒适度和增加氧的透过率。

镜片必须每天清洁、消毒和冲洗，并及时更换新的镜片，避免发生由于配戴角膜接触镜而引起的并发症。

2. 用于湿润用途的接触镜

选用低含水量的镜片，具有低蒸发保湿特性，利用其吸收和释放水分的速度相对较慢的特点。也可选择硅胶等非含水镜片，镜片覆盖角膜减少泪液的蒸发。配戴时可以合并滴用人工泪液、舒适液和润滑液。

镜片必须充分清洁、消毒和冲洗，及时更换新镜片，可以一日更换 1 ~ 2 次。

3. 用于吸载用途的接触镜

镜片吸载药物的量由镜片的厚度决定，厚镜片吸载药物的量大，吸载量大则药物的浓度相对较高。镜片吸载的药物释放的速率和镜片含水量有关，高含水量镜片释放药物的速率快，低含水量镜片释放药物的速率慢。对于冲击给药方式可选择高含水量镜片，利用其载量大、释放快的特性；用于延长药物时效时，可以选择低含水量镜片，利用其缓释特性。药物临床疗效除了和镜片的特性有关外，更与不同药物在眼表环境的药代动力学特性有关。

【实训项目 7】　球面软镜取戴方法

一、目标

掌握软镜的取戴方法和注意事项。

二、仪器设备和材料

软镜多功能护理液、镜片盒、软镜、镜子。

三、步骤

（一）球面软镜的戴入与取出

1. 摘戴前的准备

① 洗手：操作前须用中性肥皂和流动的水充分洗手，若在试戴的间隙曾做过其他工作，再次为配戴者操作镜片之前必须重新洗手。

② 观察镜片：观察镜片表面有无异物、沉淀物、毛絮，边缘有无破损和不规则。

③ 分辨镜片面向：通过观察，确认没有问题后，将镜片置于右手食指前端，使其内曲面向上。确认内曲面向上的方法有两种：

a. 如镜片呈碗状为面向正确，镜片呈碟状为面向错误，如图 4-12 所示。

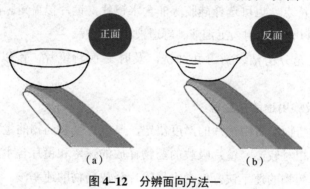

图 4-12　分辨面向方法一

（a）面向正确　（b）面向错误

b. 把镜片放在拇指和食指间，轻轻将其边缘相向挤压。如边缘向里面弯，即为面向正确；如边缘向外面弯则面向错误，如图 4-13 所示。

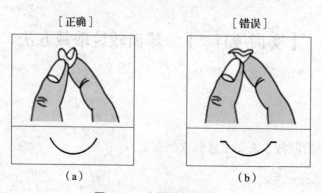

图 4-13　分辨面向方法二

（a）面向正确　（b）面向错误

注意：应保持指端相对干燥，如果指端水分过多，戴镜时，镜片容易与手指粘连，难以戴入。因此，在戴镜前先用无毛絮的纸巾将手擦干，或用干手机充分吹干指端。从护理液中取出的镜片因携带较多水分也易弄湿指端，可先将镜片交到左手指端，而后擦干右手食指，再将镜片交回右手食指指端。

2. 戴镜与摘镜

① 戴镜：告知配戴者戴镜时可能发生的感觉，打消其紧张情绪，取得其配合；让配戴者舒适落座，面向上仰，双眼睁开，向下注视。验配师站在配戴者的右后方，用左手食指或中指按住配戴者右眼上睑的睑缘睫毛根部，将眼睑向上充分扒开，并按在眉弓上加以固定（注意：一定在睑缘部，否则在戴镜时，因配戴者能自由眨眼，会导致配戴时将镜片挤出睑裂）。用右手中指按住配戴者右眼下睑睑缘，将下眼充分向下扒开，充分暴露出配戴眼上方的球结膜，以右手食指快速轻柔地把镜片放置在配戴眼暴露的球结膜上，并轻轻地按住镜片揉动 2 ~ 3 周，以排出镜下的空气（注意：尽量不要让配戴者看到试戴片，以免引起他的紧张）。嘱配戴者眼向前看，同时放开扒着下睑的手指，待镜片下滑到角膜上再放开扒着上睑的手指，戴镜方法如图 4–14 所示。用同样的方法戴左眼镜片。

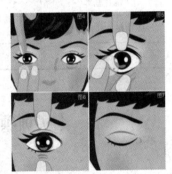

图 4–14　戴镜方法

② 摘镜：嘱配戴者向上看，用右手中指扒开下眼睑，以食指将软镜轻轻移动到颞下方球结膜上，然后用拇指和食指轻轻挤捏镜片，将其取下（图 4–15）。

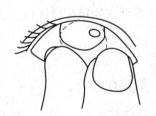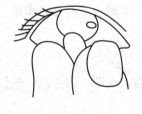

图 4–15　摘镜

也可令患者向鼻侧看，用右手指将软镜轻轻移动到颞侧结膜上，用上下睑缘将镜片夹出。

（二）练习软镜戴入和取出方法

① 每 3 ~ 4 位同学为一组，每人领取一副软镜和一副硬镜。

② 领取镜片后，将镜片按照护理方法进行护理备用。

③ 老师讲解操作细节，并向同学们示范，包括给自己戴入和给他人戴入。

④ 分配实验任务，每人完成 3 个不同实验对象的戴入和取出；给自己顺利戴入和取出 2 次。

⑤ 探讨戴入与取出注意事项，老师进行总结。

⑥ 填写操作记录表格。

四、操作记录表（表 4-4）

表 4-4   软镜取戴记录

实验对象				
镜片直径				
镜片基弧				
成功戴入（≤3 次）				
成功取出（≤3 次）				

【实训项目 8】 球面软镜配适评估

一、目标

熟练软镜的取戴方法和注意事项；掌握球面软镜配适评估方法和内容。

二、仪器设备和材料

软镜多功能护理液、镜片盒、软镜、裂隙灯。

三、步骤

（一）球面软镜的配适评估意义

给配戴者进行验光、角膜曲率测量、角膜直径测量、泪膜和眼部常规检查后，得到选择镜片的客观数据，我们还要根据配戴者的需要，通过整体评估后，选择合适的软性角膜接触镜。因个体差异很大，配戴后是否像预想的那样合适，需要进行配适评估。总之，配适评估就是为了给配戴者挑选合适的角膜接触镜。

（二）球面软镜配适评估内容和方法

戴入 15 ~ 20min 后进行配适评估，此时镜片处在相对固定的位置上，泪液分泌增加已停止，酸度、渗透压达到平衡，温度达到平衡，更能准确地表达角膜刺激感觉。

1．评估内容

软镜评估可以从以下几个方面进行评估：

① 覆盖度：镜片覆盖角膜的程度，理想的覆盖度为均匀覆盖全角膜。

② 中心定位：指镜片和角膜同心的评估，理想的中心定位是镜片的几何中心应位于角膜的瞳孔区中心。

③ 移动度：衡量眼睑力导致的镜片相对位置的变化。

④ 松紧度：用推移的方法评估镜片与角膜配合的松紧程度，对于可塑性过强的非球面超薄型镜片，由于无法用眨眼的方法来评估其移动度，可以使用推移，并且可排除眨眼时因眼睑力不同产生不同的移动度。

⑤ 下垂度：是指向上看时镜片受上眼睑的阻力向下移动的距离，目的是判断上眼睑的松紧程度，当移动度大导致正常的镜片引起不适时，常借助下垂度的评估来寻找配适不良的原因。

⑥ 舒适度：是指戴镜后的主观舒适度，临床上分为 5 个等级，见表 4-5。其中主观的舒适度是最重要的，是验配成功的最重要因素之一，若舒适度不适合，表现为充血，镜片的其他评估就没有必要进行了。因此在评估刚开始时就要先询问主观舒适度，等级可分为非常舒适、很舒适、一般舒适、不舒适。

表 4-5 　　　　　　　　　　　　　　舒适度分级

分值	表现
5	无感觉，镜片轻度存在感
4	轻度异物感、无体征
3	异物感、结膜轻度充血
2	严重异物感、结膜充血伴流泪
1	疼痛，眼睑不能开启

注：1 ~ 3 分临床不能接受，应立即停止戴镜。

⑦ 矫正视力：在镜片达到稳定状态之前，不宜检查视力，在镜片稳定后，确认镜片配适良好，则可以检查远视力，不能低于验光试片的结果。近视力也很重要，初戴角膜接触镜的近视眼常有视近困难的症状，视力表检查下降两行

以上，需调整镜片的屈光度。

2. 评估方法和标准

（1）覆盖度　评估第一眼位和眼球转动情况下镜片覆盖的程度。

① 方法：观察各个眼球转动眼位角巩膜缘有无暴露。

② 标准：第一眼位、眼球水平转动及垂直转动镜片均完全覆盖角膜（角膜无暴露）。

③ 临床意义：a. 影响矫正视力；b. 暴露区角膜干燥；c. 有异物感。

④ 覆盖不全的原因：a. 镜片直径过小；b. 基弧过大。

（2）中心定位　评估镜片的光学中心与眼光学中心的相对位置。

① 方法：观察各个方位上镜片边缘与角巩膜缘的距离。

② 标准：镜片的光学中心与眼光学中心的基本重合，镜片边缘在角膜周边均匀延伸出 1～2mm。

③ 临床意义：a. 影响矫正视力；b. 有异物感。

④ 中心定位不良的原因：a. 镜片直径过小；b. 基弧过大。

（3）移动度　评估眼睑力导致的镜片相对位置的变化。

① 方法：配戴眼向前注视，拉开下眼睑，缓慢瞬目，镜片受到上眼睑的牵引向上移动，然后恢复原位，观察镜片下缘向上的移动量。

② 标准：由于镜片材料、设计和工艺方法的不同，镜片的移动量差异很大。a. 切削工艺或中央厚度在 0.9mm 以上，移动 1.0～1.5mm；b. 铸模工艺及综合工艺，移动 0.2～0.6mm；c. 旋转工艺或厚度极薄，移动量可低于 0.2mm。

③ 临床意义：镜片移动过小在早期并无不适感，试戴不易被发现，故镜片移动过小最为验配所忌。

a. 移动量过大，眨眼后因镜片偏位而发生视物模糊，异物感明显。

b. 移动量过小，眨眼间隙因镜片中心翘离角膜面而使视力模糊，眨眼后因镜片中心紧附角膜，视力暂时好转；移动量过小会引起角膜上皮毒性反应、角膜缺氧、紧镜综合征。

④ 原因：a. 移动量过大：直径过小，基弧过大。b. 移动量过小：直径过大，基弧过小。

（4）松紧度　用推移的方法评估镜片与角膜配合的松紧程度。

① 方法：嘱配戴眼向上注视，以拇指推动配戴眼的下眼睑，使下睑缘推动镜片的下缘，观察镜片下缘上移的量及复位的速度。

② 标准：若上推时镜片的下边缘不移动，记为 100%；若上推时镜片的下

边缘移到角膜缘，记为 0；松紧度以 40%～60% 为宜。

（5）下垂度　判断上眼睑的松紧程度，当移动量大导致正常的镜片引起不适时，常借助下垂度的评估来寻找配适不良的原因。

① 方法：扒开配戴眼下眼睑，嘱其向前注视，然后向上看，观察瞬间镜片下缘下移的相对距离。

② 标准：正常值为 0.2～0.4mm，受镜片厚度和工艺等因素的影响，下垂度也可达到 0.4～0.8mm。

（6）舒适度　评估戴镜后的舒适度，一般分为非常舒适、很舒适、一般舒适、不舒适。

（7）矫正视力　评估戴镜后的矫正视力。

标准：一般单眼矫正视力为 0.8～1.0，双眼矫正视力为 1.0～1.2。

（三）配适评估表记录内容和范例

1. 配适评估结果判断（表 4-6）

表 4-6　　　　　　　　　　　　　　配适评估结果判断

项目	配适良好	配适过松	配适过紧
角膜覆盖度	完全	偏离中心 不全覆盖	完全
中心定位	位于中心	偏中心（偏的方向）	位于中心
移动度	0.2～1.5mm	过度移动	小于 0.2mm
松紧度	40%～60%	<40%	>60%
下垂度	0.2～0.8mm	过度	无
舒适度	无感觉或轻度镜片存在感	异物感明显	很好，长时间后出现并发症

2. 范例记录（表 4-7）

表 4-7　　　　　　　　　　　　　　配适评估范例

实验对象	王原	张天
眼别	右眼	左眼
镜片品牌	强生	博士伦
镜片直径	14mm	14mm
镜片基弧	8.2mm	8.6mm
镜片屈光度	−3.00D	−6.00D
覆盖度	完全	完全
中心定位	位于中心	偏鼻下方

续表

实验对象	王原	张天
移动度	0.4mm	2.0mm
松紧度	50%	<40%
下垂度	0.4mm	1.0mm
舒适度	无感觉	异物感明显
评估结果	配适良好，不需要更换镜片	配适较松，需要更换基弧较小或直径更大的镜片

（四）分组完成配适评估实验

① 每 3 ～ 4 人一组，每个同学的角膜接触镜参数由同组其他几位同学共同测出确定。

② 按照所确定好的参数，领取相应的镜片。

③ 老师进行配适评估的方法示范。

④ 每组同学完成同组同学的配适评估，评估结果要通过组内确定并说出各自原因。

⑤ 按照要求填写操作记录表。对被检者做好产品介绍，详细记录所有事项，以后需要跟踪复查。

四、操作记录表（表 4-8）

表 4-8　　　　　　　　　　球面软镜配适评估

实验对象	姓名 1	姓名 2	姓名 3
眼别			
镜片品牌			
镜片直径			
镜片基弧			
镜片屈光度			
覆盖度			
中心定位			
移动度			
松紧度			
下垂度			
舒适度			
评估结果			

【实训项目9】　散光软镜配适评估

一、目标

练习软镜的取戴方法，达到熟练的程度；掌握散光软镜配适评估内容和方法；掌握散光软镜轴位补偿原理；掌握散光软镜轴位旋转方向及度数确定的方法。

二、仪器设备和材料

软镜多功能护理液、镜片盒、散光软镜、裂隙灯显微镜。

三、步骤

（一）散光软镜配适评估内容

散光软镜的配适评估需在配戴稳定 20～30min 后进行，包括静态评估、动态评估和旋转性评估、戴镜验光。综合静态评估和动态评估得出镜片的整体配适评估，可以分为三级，分别为松、理想和紧。

① 静态评估包括角膜覆盖度、中心定位。评估方法和标准同球面软镜。

② 动态评估包括第一眼位、上看和上推实验镜片的移动度。

③ 旋转性评估包括旋转方向、旋转速度、旋转稳定性、鼻侧旋转恢复速度和颞侧旋转恢复速度。旋转性评估使用裂隙灯显微镜的窄光束结合刻度盘来进行。

（二）旋转性评估方法和标准

（1）软性散光软镜通常有定位标记，因此当镜片配戴完成时，可以判断镜片的旋转情况。但镜片上的定位标记是参考标记，并不代表柱镜的轴位。这些标记可以在钟表盘的 3 点钟、6 点钟、9 点钟和 12 点钟方向，这样不需要拉开眼睑便可观察镜片的位置，通常采用水平标记。标记可能是墨水、激光、雕琢线或雕刻点标记。

（2）使用裂隙灯上的旋转裂隙　多数裂隙灯由刻度来确定裂隙光线的角度，裂隙灯的照明臂固定在中央，并选择一个狭窄的裂隙，裂隙放在镜片标记线上，旋转的角度可以从裂隙灯的分度器刻度中读出。

（3）旋转度数评估标准　第一眼位时，旋转裂隙灯窄光束与中间的一条标记重合，读取裂隙灯刻度盘上的度数即为旋转度数，测量 3 次，取平均值。

（4）旋转稳定性评估方法　即各个眼位注视时与第一眼位注视的旋转度数差值，差值越小，旋转性、稳定性越好，差值小于 6° 则为好，大于 10° 则为差，介于两者之间则为可接受。

（三）练习散光软镜旋转评估

（1）每 3 ~ 4 人一组，每个同学的角膜接触镜参数由同组其他几位同学共同测出确定。

（2）按照所确定好的参数，领取相应的镜片，按照规范配戴方法配戴镜片 20min 后进行评估。

（3）老师对散光轴位旋转评估的方法进行示范，并填写示范表格。

（4）每组同学完成同组同学的配适评估，评估结果要通过组内确定并说出各自原因。

（5）按照要求填写操作记录表 4-9。

表 4-9　　　　　　　　　　　　评估表格案例

实验对象	张三	李四
眼别	右眼	左眼
覆盖度	完全	完全
中心定位	位于中心	偏鼻下
移动度	0.4mm	0.4mm
激光标记位置	6 点钟	3 点钟
旋转方向	鼻侧	鼻侧
旋转度数	10°	15°
旋转稳定性差值	6 好	12 差
轴位补偿	−10°	+15°

四、操作记录表（表 4-10）

表 4-10　　　　　　　　　　　　散光软镜配适评估

实验对象		
眼别		
覆盖度		

续表

实验对象		
中心定位		
移动度		
激光标记位置		
旋转方向		
旋转度数		
旋转稳定性差值		
轴位补偿		

【实训项目 10】　软镜验配临床实验

一、目标

掌握软性接触镜验配流程；熟练掌握裂隙灯显微镜、角膜曲率计的使用方法；熟练掌握眼部参数的测量方法；掌握镜片参数的选择；掌握镜片戴入和取出的方法；掌握软镜的评估方法和标准；掌握镜片的护理、配发和随访；能够独立解决验配过程中基本问题。

二、仪器设备和材料

裂隙灯显微镜、角膜曲率计、瞳距尺、荧光素钠条、生理盐水、软镜多功能护理液、综合验光仪、镜片盒、软镜等。

三、步骤

（一）软镜验配流程

（1）问诊、填写记录表格。

（2）配前检查，包括裂隙灯显微镜检查、角膜曲率计检查、泪膜评价、角膜直径测量、验光。

（3）选择试戴片。

（4）试戴片配适评估。

（5）配发镜片和宣教、制定随访计划。

（二）验配过程注意事项

（1）每人按照要求配备一个小助手，整个验配过程要求独立完成。

（2）要按照验配流程进行项目操作，不能随意更改项目顺序。

（3）操作过程中，边操作边做好结果记录，并且要对结果进行正确分析。

（4）每一个项目的操作要落到实处，总结自己的操作问题和结果记录问题。

（5）项目结束之后，填写好操作记录表格并形成案例进行汇报。

四、操作记录表

1. 基本信息表（表4-11）

表4-11 　　　　　　　　　　　　　　　**基本信息**

姓名：		性别：		年龄：
职业：		文化程度：		联系电话：
居住地址：				

2. 问诊表（表4-12）

表4-12 　　　　　　　　　　　　　　　**问诊表**

配镜目的		
健康史	全身情况	糖尿病（Y/N） 甲亢（Y/N） 关节炎（Y/N） 过敏症（Y/N） 妊娠（Y/N） 皮肤病（Y/N） 鼻窦炎（Y/N） 其他
	眼部情况	眼部过敏（Y/N） 结膜炎（Y/N） 角膜炎（Y/N） 干眼症（Y/N） 其他
用药史	全身用药情况	利尿剂（Y/N） 阿托品（Y/N） 避孕药（Y/N） 安定（Y/N） 其他
	眼部用药情况	近期使用眼部用药（Y/N） 类型（药膏/洗剂/乳剂/滴眼液）
家族史	高血压病（Y/N） 糖尿病（Y/N） 心脏病（Y/N） 白内障（Y/N） 青光眼（Y/N） 老年性黄斑变性（Y/N） 斜视（Y/N） 色盲（Y/N） 其他	
戴镜史	种类：□无戴镜 　　□角膜接触镜矫正 　　□框架眼镜矫正	
	品牌：	戴镜时间：
	更换周期（1天/1月/三月/半年/1年/其他）：	
	配戴方式（日戴/弹性配戴/连续配戴/其他）：	
	配戴感受（清晰度/舒适度/满意度）：	
	戴镜期间出现问题：眼痒（Y/N） 眼痛（Y/N） 分泌物（Y/N） 视物模糊（Y/N） 其他	

3. 裂隙灯显微镜常规检查表（表 4–13）

表 4–13　　　　　　　　　　裂隙灯显微镜常规检查表

项目	左眼	右眼
眼睑	光滑（Y/N）　红肿（Y/N）　肿块（Y/N）　分泌物（Y/N）　瞬目完全（Y/N）	光滑（Y/N）　红肿（Y/N）　肿块（Y/N）　分泌物（Y/N）　瞬目完全（Y/N）
睫毛	倒睫（Y/N）　乱睫（Y/N）　秃睫（Y/N）　分泌物（Y/N）	倒睫（Y/N）　乱睫（Y/N）　秃睫（Y/N）　分泌物（Y/N）
泪点	位置正常（Y/N）　通畅（Y/N）　按压分泌物（Y/N）　按压痛（Y/N）	位置正常（Y/N）　通畅（Y/N）　按压分泌物（Y/N）　按压痛（Y/N）
结膜	光滑（Y/N）　充血（Y/N）　水肿（Y/N）　滤泡（Y/N）　乳头（Y/N）　其他	光滑（Y/N）　充血（Y/N）　水肿（Y/N）　滤泡（Y/N）　乳头（Y/N）　其他
角膜	完整（Y/N）　透明（Y/N）　新生血管（Y/N）　上皮脱落（Y/N）　其他	完整（Y/N）　透明（Y/N）　新生血管（Y/N）　上皮脱落（Y/N）其他
前房 / 房角	房水清晰（Y/N）　房水深度正常（Y/N）　前房角	房水清晰（Y/N）　房水深度正常（Y/N）　前房角
虹膜	完整（Y/N）　纹理清晰（Y/N）　震颤（Y/N）	完整（Y/N）　纹理清晰（Y/N）　震颤（Y/N）
瞳孔	双眼等大等圆（Y/N）　对光反射灵敏（Y/N）	
晶状体	透明（Y/N）　位正（Y/N）	透明（Y/N）　位正（Y/N）
BUT		

4. 角膜曲率计检查表（表 4–14）

表 4–14　　　　　　　　　　角膜曲率计检查表

项目		右眼	左眼
角膜曲率半径 /mm	H		
	V		
角膜曲率 /D	H		
	V		

5. HVID 检查表（表 4–15）

表 4–15　　　　　　　　　　HVID 检查表

右眼	左眼

6. 验光和视力检查表（表 4-16）

表 4-16   验光和能力检查表

项目	右眼	左眼
裸眼视力		
原镜处方及视力		
主觉验光		
试戴后处方		

7. 试戴片参数选择表（表 4-17）

表 4-17   试戴片参数选择表

镜片参数	应该选择镜片参数		实际选择镜片参数	
	右眼	左眼	右眼	左眼
基弧				
直径				
度数				
品牌				
更换周期				
配戴方式				

8. 配适评估表（表 4-18）

表 4-18   配适评估表

项目	右眼	左眼
舒适度	不舒适 / 一般舒适 / 舒适 / 非常舒适	不舒适 / 一般舒适 / 舒适 / 非常舒适
中心定位	偏鼻 / 偏颞 / 偏上 / 偏下 / 良好 / 其他	偏鼻 / 偏颞 / 偏上 / 偏下 / 良好 / 其他
覆盖度	不良 / 良好	不良 / 良好
移动度	<0.5mm；0.5~1.0mm；>1.0mm	<0.5mm；0.5~1.0mm；>1.0mm
垂直滞后	<0.5mm；0.5~1.0mm；>1.0mm	<0.5mm；0.5~1.0mm；>1.0mm
水平滞后	<0.5mm；0.5~1.0mm；>1.0mm	<0.5mm；0.5~1.0mm；>1.0mm
上推实验	<0.5mm；0.5~1.0mm；>1.0mm	<0.5mm；0.5~1.0mm；>1.0mm
戴镜视力		
总体评估	偏松 / 匹配 / 偏紧	偏松 / 匹配 / 偏紧
修改意见		
软性接触镜处方		

9. 配发及宣教表（表4-19）

表 4-19   **配发和宣教表**

□镜片的取戴方法	□镜片的护理方法
□注意事项	□下次随访时间

10. 本次实训后记表（表4-20）

表 4-20   **实训后记表**

姓名		日期	
收获			
不足			
建议			

项目五　硬性透气性角膜接触镜的验配

|学习目标|

　　了解 RGP 的材料；掌握 RGP 的验配原理和验配流程；掌握 RGP 戴入和取出的方法；掌握 RGP 配适评估的内容和方法。

知识点 1　硬性角膜接触镜概述

|理论要求|

1. 掌握 RGP 的概念。
2. 掌握 RGP 的分类。
3. 掌握 RGP 配戴适应症和禁忌症。
4. 了解 RGP 的设计和基本参数。
5. 了解 RGP 的材料发展史。

　　硬性角膜接触镜（hard contact lens，HCL）包括非透气性硬镜和透气性硬镜，临床上基本使用透气性硬性角膜接触镜（rigid gas permeable contact lens，RGPCL），临床上称 RGP 镜片（图 5-1）。

　　由于在镜片材料中加入硅、氟等元素，能够大大增加氧气的通过量。与软性角膜接触镜相比，RGP 镜片既提高了透氧性，又保证了材料的牢固性，并且具有良好的湿润性和抗沉淀性。它在青

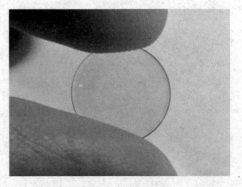

图 5-1　RGP 镜片

少年真性近视和圆锥角膜的控制、矫正治疗效果方面经受了国内外眼科专家多年的临床验证，并得到了肯定。近年来，由于高 Dk 值、高弹性模量、亲水、抗沉淀并具有良好生物相容性的高分子材料的合成与应用，RGP 角膜接触镜在全球范围内得以迅速普及。

一、RGP 镜片的光学矫正特点

（一）屈光矫正质量

1. RGP 镜片的视网膜像倍率与视野

根据矫正眼镜的放大倍率计算公式（详见角膜接触镜光学），以 –10.00D 为例，计算框架眼镜和接触镜的放大倍率，框架眼镜的镜眼距离为 12mm，角膜接触镜的镜眼距离为 1.5mm，框架眼镜的放大倍率为 –10.7%，角膜接触镜的放大倍率为 –1.5%。加之 RGP 镜片的形态稳定，与软性接触镜（SCL）相比，泪液透镜的作用可充分发挥，角膜散光矫正良好，所以成像质量较高。

戴框架眼镜眼球运动时视线偏移不能超过框架，而角膜接触镜附着于角膜，伴随眼球运动和瞬目时角膜顶点与角膜接触镜光轴的偏移 1～2mm，所以视野基本与裸眼状态等同。根据主光线入射高度与入射角（α）的关系计算，周边视野框架眼镜约为裸眼视野的 59%，RGP 镜片约为裸眼视野的 62%，当然 RGP 镜片的视野大小与镜片的直径、光学区直径、基弧的变化、高屈光度透镜薄化设计的改变等有关。如基弧为 7.70mm 时，$\alpha \approx 56°$，视野是裸眼的 62% 左右；基弧为 8.00mm 时，$\alpha \approx 52°$，视野是裸眼的 58% 左右。

2. 泪液的功效

配戴 RGP 镜片的状态下，泪液可充分发挥光学、生理学、力学方面的功效。光学方面主要体现在泪液镜的作用，泪液镜的屈光度取决于角膜前表面和角膜接触镜后表面相匹配的关系，角膜表面规则时，泪液镜可为平光镜、凹透镜和凸透镜。根据泪液镜屈光度的计算，前后曲率半径每相差 0.10mm，泪液镜约具有 0.5D 屈光度。对于正常角膜的验配，当 RGP 镜片的基弧变化时，应在处方时加入按此进行计算的泪液镜屈光度，但不规则角膜则不能以此推断。

泪液镜矫正散光主要针对角膜散光，对残余散光（角膜前表面以外的散光，一般为晶体散光）无效，所以验配 RGP 镜片之前，一定要分析是否存在散光及其散光的性质，预测散光矫正效果，以决定能否选用球面 RGP 镜片矫正，或利用软性接触镜和环曲面接触镜进行矫正。另外，泪液镜可改善角膜表面的不规则。对于眼外伤、手术后、圆锥角膜等原因造成的角膜表面形态异常导致的不规则散光，理论上框架眼镜无法矫正，配戴 RGP 镜片时，由于泪液填充了不规则面，消除了凹凸不平，眼的光学表面被前移至角膜接触镜表面，从而可有效矫正不规则散光，解决了一些疑难性屈光异常的问题。

3．高度屈光不正的矫正效果

大量临床结果显示，对于高于 6.00D 的高度近视和高度远视，以及高于 2.50D 的高度散光，RGP 镜片的矫正视力均明显高于框架眼镜和软性接触镜。同时发现，一些患者戴 RGP 镜片比戴框架眼镜对比敏感度曲线在全频有所升高。

（二）RGP 镜片矫正治疗近视和控制近视发展的疗效

（1）球面 RGP 镜片 美国、新加坡等国的研究表明，8～13 岁青少年配戴 RGP 镜片 3 年后近视度数的增加比戴框架眼镜平均每年减少 0.50D。

国内一些研究指出，对 15 岁以下儿童配戴 RGP 镜片 3 年后与配戴框架眼镜比较，RGP 镜片组近视增长平均比框架眼镜组少 1.06D，眼轴增长平均比框架眼镜组少 0.32mm。球面 RGP 镜片与非球面 RGP 镜片比较，球面 RGP 镜片引起角膜表面形状的改变更明显。

（2）角膜塑形镜（Ortho–K CL） 现代角膜塑形镜的设计是镜片后表面与角膜前表面形态反向几何学的 4 弧设计。科学使用角膜塑形镜可以快速、合理地对角膜进行矫形，在一定程度上降低近视、散光度，显著提高中、低度近视的裸眼视力。这种效应是可预测、可逆的，且可双眼同时施行。研究结果证明，长期使用角膜塑形镜对控制近视发展有一定的疗效，而且对眼轴增长有明显的控制作用。

2002 年 8 月，在加拿大多伦多召开了全球第一届角膜矫形术学术大会，26 个国家和地区的 300 余名专家、教授和各类技术人员经过系统研讨，基本上肯定了这一治疗方法的有效性和安全性。

二、RGP 适应人群

硬性角膜接触镜是最早的角膜接触镜，起初它使用 PMMA 制成。由于 PMMA 良好的生物相容性和光学性能，从而使制成的角膜接触镜具有良好的矫正效果，但由于缺乏透氧性可产生角膜缺氧的问题，限制了它的使用。20 世纪 70 年代，在 PMMA 中添加硅和氟增加了材料的透氧性，从而产生了硬性透气性角膜接触镜。

（一）RGP 和软镜的比较

RGP 和软镜的比较见表 5-1。与软镜相比，RGP 镜片更适应下列情形：

① 由于 RGP 镜片优秀的光学质量、良好的表面保湿性和对散光的矫正效果，更适应对视力要求较高的人群。如长时间近距离工作、需要有良好夜晚视力（驾驶）等。

② 由于 RGP 材料较高的透氧性，更适应远视配戴者、需要长戴或弹性配戴的人群。

③ RGP 镜片可进行多种多焦或双焦的设计以及对散光的矫正，适应老视的配戴者配戴。

④ 可能的近视控制效果，适应儿童、青少年配戴。尤其是特殊反几何设计的角膜塑形镜可有效控制近视、降低近视度数。

⑤ 对角膜和泪膜的影响较小，可用于由于各种软镜并发症（如巨乳头性结膜炎）导致软镜配戴失败者、临界干眼的配戴者。

⑥ 较高的弹性模量，即抗变形能力，对较高散光具有良好的矫正效果，尤其是对不规则的角膜散光的矫正更是软镜无法替代的。

表 5-1　　　　　　　　　　　　RGP 和软镜的比较

项目	RGP	软镜	项目	RGP	软镜
近视矫正	较好	较差	透氧性	较高	较低
散光矫正	可矫正较高散光	不能矫正较高散光	眼部健康	好	相对较差
不规则散光	可矫正	不能矫正	护理	简便	较繁琐
舒适性	开始配戴较差，长期较舒适	开始配戴较好，长期较差	耐用性	持久	不耐用
			近视控制	可能有	无
			变更配戴	不可	可以

（二）RGP 镜片适应症

1. 接触镜初戴选择

一般情况下，对初次配戴者推荐传统型软镜、高透气性 RGP 镜片、抛弃型软镜（DSCL）或频繁更换型软镜（FRSCL）的日间戴镜，即便是允许连续过夜配戴的高透气性能角膜接触镜，也应指导患者初期采用日间戴镜方式，以减少角膜负担和各种角结膜并发症的发生。同时可参照下列标准选择：

长期长时间戴镜 —— RGP > SCL = DSCL = FRSCL

无规律性戴镜 —— DSCL ＝ FRSCL ＞ SCL ＝ RGP

矫正散光 —— RGP ＞ SCL ＝ DSCL ＝ FRSCL

过敏性反应 —— DSCL ＞ RGP ＞ SCL

瞳孔直径大 —— SCL ＝ DSCL ＝ FRSCL ＞ RGP

2. RGP 镜片适应范围

（1）一般近视、远视、散光、屈光参差。

（2）高度近视、高度远视、高度散光、不规则散光。

（3）圆锥角膜等角膜变性疾病以及角膜瘢痕所致的高度不规则散光。

（4）眼外伤、手术后无晶体、无虹膜症。

（5）角膜屈光手术后及角膜移植手术后屈光异常。

（6）青少年近视控制与治疗。

（7）长期配戴软镜出现严重缺氧反应，或引发巨乳头性结膜炎而又无法放弃角膜接触镜者。

3. RGP 镜片非适应症

（1）一般接触镜禁忌症。

（2）长期处于多风沙、高污染环境中。

（3）经常从事剧烈运动者。

（4）警察、消防员等特殊职业者。

（5）眼睛高度敏感者。

三、RGP 镜片材料

（一）RGP 镜片材料的特性

与软镜相比，RGP 镜片材料具有以下特性。

1. 透氧性

一般来说，RGP 镜片传递给角膜的氧是同等厚度软镜的 2 ~ 3 倍。这一方面是因为 RGP 镜片材料具有较高的 Dk 值，同时在配戴 RGP 镜片时，每次瞬目有 20% 的泪液交换。

RGP 镜片 Dk 值为 $25 \sim 50 m^2 \cdot mLO_2/$（$s \cdot mL \cdot mmHg$）的称为低 Dk 材料，Dk 值大于 $50 m^2 \cdot mLO_2/$（$s \cdot mL \cdot mmHg$）的称为高 Dk 材料。

2. 表面湿润性（surface wettability）

表面湿润性是瞬目时扩展泪液黏液到整个镜片前表面的性能。镜片干燥将导致沉淀物的形成。

3. 抗弯曲性（flexure resistance）

抗弯曲性为镜片在环曲面角膜上抵抗变弯的特性。也就是说，如果材料的弯曲性较差，配戴在眼睛上将随着瞬目而弯曲，从而不能较好地矫正角膜散光。使用高 Dk 值材料、镜片中心薄、较陡峭的基弧和大直径光学设计的镜片易发生弯曲。

4. 相对密度（specific gravity）

相对密度为在特定的温度下 RGP 镜片的质量与同等容积水的质量的比值。根据相对密度，可把 RGP 材料分为低相对密度（≤1.10）、中相对密度（1.10 ~ 1.20）和高相对密度（1.20）材料。相对密度较大的材料可能由于重力作用易发生镜片向下移位偏心，通过减小镜片厚度的设计来解决这个问题。

（二）RGP 材料类型

RGP 镜片主要根据制作材料分为 3 种类型：硅丙烯酸酯、氟硅丙烯酸酯和聚苯乙烯。

1. 硅丙烯酸酯

硅酮 – 丙烯酸酯（siloxane–methacrylate，SA）合成物是 1979 制作 RGP 镜片首先成功的材料。SA 材料的特点如下：

① 聚合体中加入硅元素，含有硅的侧链增加了聚合链之间的空间，从而可使氧气通过，增加了材料的透氧性。

② 合成物中包含"硅"甲基丙烯酸、湿润剂和交联剂。湿润剂包括 *N*– 乙烯吡咯啉和甲基丙烯酸，通过对水分子的亲和力，克服硅材料的厌水性。交联剂增加材料的强度和降低材料对护理液的敏感性，但同时也降低了材料的 Dk 值。

③ 硅含量的增加可增加材料的透氧性，但同时也增加了材料的厌水性和弹性，因而可产生干燥、沉淀、变形和弯曲，使配戴者产生干眼、视力下降等问题。湿润剂可解决这些问题，但过多水合性物质的增加又导致镜片稳定性下降。交联剂的增加可增加镜片的稳定性，但使镜片容易脆裂。

2. 氟硅丙烯酸酯（FSA）

FSA 材料的特点如下：

① 与硅酮 – 苯烯酸酯材料相似，但添加了氟。氟可通过促进泪膜黏液于镜片的相互作用，增加镜片材料抗沉淀的性质，镜片沉淀物少。

② 由于表面张力较低，可减少由于极性泪液成分黏附到镜片表面的吸引力。泪膜在镜片表面留置的时间长，泪膜破裂的时间长，可以避免配戴使用 SA

材料所制成的镜片的干眼问题。该类材料制成的镜片湿润性更好，配戴感觉更为舒适。

③ 氟化物可帮助氧气通过镜片材料，这是由于氧气可溶解在氟化物中。所以氟的添加可减少硅的使用，从而使 FSA 制成的镜片比 SA 制成的镜片在尺寸上更稳定。

根据 Dk 值低于或高于 $50cm^2 \cdot mLO_2/$（$s \cdot mL \cdot mmHg$）可把氟归丙烯酸酯类材料分为低 Dk 值和高 Dk 值。低 Dk 值材料有 Boston ES ［Dk 值为 $36cm^2 \cdot mLO_2/$（$s \cdot mL \cdot mmHg$）］、Boston RxD ［Dk 值为 $45cm^2 \cdot mLO_2/$（$s \cdot mL \cdot mmHg$）］等，高 Dk 值材料有 Boston EO ［Dk 值为 $82cm^2 \cdot mLO_2/$（$s \cdot mL \cdot mmHg$）］、Menicon SF-P ［Dk 值为 $159cm^2 \cdot mLO_2/$（$s \cdot mL \cdot mmHg$）］。

低 Dk 值材料是日戴型镜片最常选用的。该类材料具有良好的表面湿润性和尺寸稳定性。

3. 聚苯乙烯

该材料镜片的特点如下：

① 具有质量轻、抗屈曲的特性。

② 配戴舒适，适应快，可矫正散光，中心定位良好。对于各种原因产生不规则散光的矫正中心定位尤为重要。

③ 镜片的缺点是昂贵，由于较紧的配适可产生角膜水肿，中心硬部和周边水凝胶部的接合部可能发生撕裂、卷曲，摘镜困难等。

聚苯乙烯用作中心区材料、外周边为亲水性材料，所制成的软硬结合镜片具有较硬的直径 8.0mm 的中心区域，包含直径为 7.0mm 的光学区和一个周边弧。通过表面的中和，湿润性也得到加强。它能生产出最小厚度 0.08mm 的镜片。镜片外周边的材料为 2-羟乙基甲基丙烯酸酯（HEMA）水凝胶，整个镜片的直径为 14.3mm。

四、硬镜的设计类型

从设计上可分为常规的 RGP、透气性巩膜镜和角膜塑形镜。本章主要讨论常规 RGP 的设计和验配，并简单介绍一下巩膜镜。角膜塑形镜参见有关项目。

（一）RGP 基本设计特征

RGP 镜片的设计目的在于通过确定镜片的一系列参数，使镜片与角膜有良好的配适关系。镜片配戴时，中心定位好，有适当的活动度，镜片下面的泪液循环好，从而使配戴舒适、持久，具有良好的矫正效果。

1. 镜片总直径和光学区直径

RGP 镜片应有足够大的直径，当瞬目时，光学区有良好的滞后。光学区一般占镜片总直径的 65% ~ 80%。RGP 镜片的直径范围为 8.0 ~ 9.8mm，一般可使用 8.0 ~ 9.4mm。如果需用大直径镜片，可考虑 8.0 ~ 9.8mm 的设计；而需用小直径镜片，可考虑 7.6 ~ 9.0mm 的设计。镜片的总直径和光学直径大小的设计应考虑以下因素。

（1）睑裂大小和眼睑位置 睑裂大小为上下睑中点在睁眼注视前方时的垂直距离。男性平均为 7.66mm，女性平均为 7.42mm。大睑裂选用大直径的镜片，小睑裂选用小直径的镜片。

镜片与上睑的位置关系：如果镜片上部位于上睑，瞬目不会有明显的异物感；如果镜片位于上睑以下，瞬目时，上睑将频繁触及镜片，产生异物感。但是，如果配戴者的上睑较高，在角膜缘甚至以上，只能选用小直径的镜片、较陡峭的基弧以获得良好的中心定位。

（2）瞳孔直径 光学区的直径应大于在暗环境下瞳孔的直径，以避免夜晚配戴者发生眩光。

（3）角膜曲率 角膜曲率较平，选用大直径镜片；角膜曲率较陡，选用小直径镜片。

一种根据角膜曲率选择镜片直径的经验方法为：镜片总直径与基弧的长度相等。例如：基弧为 8.25mm，镜片直径选用 8.3mm。

（4）眼睑张力 使用上睑翻转方法评估眼睑张力。眼睑张力较大（翻转困难或不能翻转），使用小直径镜片；眼睑张力较小（易于翻转），使用大直径镜片。

2. 基弧

镜片基弧的设计是使镜片与角膜中心部和旁中心部获得最佳配适关系。镜片基弧的选择应考虑角膜曲率、荧光图像和欲获得镜片与角膜配适关系。

镜片的基弧与镜片总直径的关系密切，一般的规律是：镜片基弧变平 0.25D，镜片总直径增加 0.5mm；基弧变陡 0.25D，总直径减小 0.5mm。

一般情况下，镜片基弧应比角膜的曲率稍平，以获得较好的泪液循环。角膜散光较高时，应使用较陡的基弧。较平的基弧会使镜片偏心移位、配戴不适。对于远视的配戴者也应选用较陡的基弧，因为正镜片的中心前移，瞬目时可能发生镜片脱落。镜片滞后量（每次瞬目后镜片下移）最小在 1mm，最大为 3mm。滞后量较大；眩光可导致视力波动和异物感；滞后量较小，可能产生镜片粘连、碎屑残留和角膜水肿。

3．周边弧的曲率和宽度

镜片周边 20% ~ 35% 的范围为周边弧。周边弧的设计可分为球面和非球面两种。球面设计有一个弧（双弧设计）、两个弧（带有一个第二弧和周边弧的三弧设计）和三个弧（带有第二弧、中间弧和周边弧的四弧设计）。非球面设计周边弧从中央到周边曲率半径逐渐增大。

镜片周边弧没有光学作用，它具有以下功能：

① 防止镜片移动时镜片的边缘擦伤角膜的表面。

② 允许适当的泪液循环，以维持角膜的代谢。

③ 支撑镜片边缘的泪新月，从而产生镜片中心定位的力量。

镜片边缘到边缘角膜的垂直距离称为边缘间距（edge clearance）。在其他镜片参数保持不变时，周边弧变平或周边弧宽度增加，边缘间距将随之增加。较平和较宽的周边弧有利于泪液循环和碎屑的排除。

4．镜片中央厚度

RGP 的一些镜片材料使用了薄镜片的设计，中央厚度可达 0.08mm，由于生产技术的改进，计算机数控机床的使用，RGP 使用了超薄和等厚的设计。

镜片中央厚度主要依赖于镜片的屈光力和总直径。正镜片的中央较厚，镜片重心偏前，负镜片的中央厚度比周边薄，重心偏后。镜片中央太薄，配戴时不稳定，易于弯曲变形。镜片中央太厚，可能产生镜片向下偏心。所以镜片中央不能太薄或太厚。每一个屈光度的角膜散光可增加中央厚度 0.02mm。对于镜片材料 Dk 值大于 $50cm^2 \cdot mLO_2/$（$s \cdot mL \cdot mmHg$）的，镜片中央厚度可增加 0.02mm。

5．边缘厚度和设计

镜片边缘常采用双凸透镜的设计形式，即前表面包括光学区部分和周围变薄变平的载体部分。光学区和载体部分之间为厚度 0.12 ~ 0.13mm 的结合部。

对于镜片屈光力高于 –5.00D 的边缘，常采用正双凸透镜的设计模式，因为不使用这种形式，镜片边缘的厚度将大于 0.20mm。正双凸透镜可消除厚边缘所产生的镜片异物感、镜片下移、角膜干燥等问题。低于或等于 1.50D 的负镜片和所有正镜片常使用负双凸透镜的设计形式。负双凸透镜的设计增加了边缘厚度，以加强镜片边缘与眼睑的相互作用，消除镜片下移。

6．非球面设计

角膜表面的形状是非球面的，也就是从中心到周边逐渐变平。为了描述角膜的非球面形态，使用偏心率（e值）表示。所谓偏心率为角膜变平、偏离圆周的速率。$e=0$，表示圆；$e=0\sim1$，为椭圆。角膜的 $e\approx0.4$。如果 $e>1$，为双曲线。

由于镜片后表面是非球面设计，镜片与角膜的形状更为吻合，可获得较为理想的配适关系。对逆规散光和不规则散光可获得更好的中心定位。

非球面设计有以下类型：

① 假非球面设计，周边弧为一系列很好融合的球弧构成。

② 球面光学区加非球面周边。

③ 非球面光学区加非球面周边。

④ 单一后表面的非球面。

（二）透气性巩膜镜

透气性巩膜镜（gas-permeable scleral contact lenses）包括中央光学区和周边支撑部。光学区跨越整个角膜，支撑部依靠在巩膜上。光学区与支撑部的结合区也被设计成跨越角巩膜缘。后表面光学区设计成镜片与角膜之间尽可能小的间距，同时不与角膜接触。支撑部后表面设计成与巩膜形状一致，以避免对巩膜局部的压迫。

由于整个镜片由巩膜支撑，镜片的中心定位和稳定性不受变形的角膜影响，同时避免了与病变角膜的接触。所以透气性角膜巩膜镜适应于下列情况：

① 对于异常规则和不规则的角膜散光，使用普通的 RGP 镜片矫正效果不佳者。

② 眼表疾病需要保护性、有氧人工泪液的润滑层的持续存在。

五、RGP 的验配

RGP 镜片的特点是"硬性""透氧性"，因此适合配戴 RGP 镜的人群与配戴软镜的人群有所不同。RGP 镜片的设计特征、验配程序、配适程序和配适评估均有其特殊的地方。泪液镜对于 RGP 来说有着重要的影响。

[案例] 王某某，女，18 岁，曾经间断配戴过角膜接触镜，感觉良好，无从事剧烈体育运动的爱好。戴镜 5 年，目前验光度数为：

OD：-2.00，DS -1.00DC×180，OS：-2.25DS-1.25DC×180。

渴望一直配戴角膜接触镜。检查未见配戴角膜接触镜的禁忌症，眼睛敏感度尚可。角膜地形图、角膜曲率计检查结果为：OD 43.50/44.55@90，OS 43.25/44.50@90。角膜虹膜可见直径为 11.2mm，瞳孔为 4mm，眼睑高度为

9.5mm。

问：

（1）该配戴者屈光状态如何？

（2）该配戴者适合配戴何种角膜接触镜？为什么？

（3）确定镜片类型后，如何选择试戴片的参数（镜片基弧、直径）？

解答：

（1）该患者双眼为复合近视散光。

（2）选择 RGP。根据病史可知患者没有角膜接触镜验配禁忌症，且双眼验光度数不满足球面软镜验配要求，应该选择硬镜或散光软镜。按照验配目的，想一直验配接触镜，RGP 较散光软镜有更好的成像质量，抗沉淀物能力强，对于长期配戴接触镜的人来说应该是首选。

（3）根据可见虹膜直径 11.2mm，可以选择中等大小的镜片，比如直径 9.2mm。对于基弧，应该根据角膜散光和角膜曲率中较平坦的曲率，那么可以选择 OD 43.5D，OS 43.25D，根据曲率及曲率半径换算表转化为曲率半径 OD 7.75mm，OS 7.8mm。

RGP 的验配不仅是一门技术，也是一门艺术。正确的验配不仅使配戴者舒适，获得清晰良好视力，并且可避免一些可能发生的并发症。具备验配的知识固然重要，经验的积累更为重要。

（一）配戴者的选择

验配 RGP 镜片首先在于选择合适的配戴者，查明欲配戴 RGP 的配戴者有无配戴的禁忌症。所以应首先进行以下的问诊和检查：

① 配戴者的一般情况，包括年龄、性别、职业、工作性质和工作环境、嗜好、休闲方式、体育运动、是否吸烟等。

② 配戴者全身情况，有无免疫性疾病，心理素质等。

③ 配戴者的眼部疾患史。

④ 配戴者配镜的目的、动机和对视力的要求。

⑤ 戴镜史，尤其是角膜接触镜配戴史；既往角膜接触镜配戴出现或存在的问题。

⑥ 进行眼部的常规裂隙灯检查，了解配戴者眼睑、结膜、角膜以及泪液的情况。检查方法参照前面项目。

⑦ 对于高度近视者，应散瞳并使用双目间接眼底镜检查眼底，并进行详细的记录。

以上情况通常通过问诊获得。问诊的步骤和要求与软镜验配类似。

（二）眼部健康检查

和软镜验配相似，参阅软镜验配的相应内容。

（三）眼部数据的测量

RGP 的验配方法分为经验法和试戴片法。

经验法是根据 RGP 生产厂家提供的验配指南，通过眼部数据测量，获得配戴者 RGP 的数据，然后向厂家定片。

试戴片法是通过眼部数据测量，选择试戴片进行试戴，通过动态和静态评估，从而获得满意配适的镜片参数，进行定片。

所以，不管经验法还是试戴片法，都必须首先进行眼部数据的测量。

1．角膜曲率的测量

可使用角膜曲率计和角膜地形图来测量角膜曲率。RGP 的验配基本使用角膜曲率计测定的数据。角膜曲率计仅仅测量角膜中心区直径 3mm 范围的水平和垂直子午线的曲率半径，而使用角膜地形图可以更完整地反映角膜的全貌，尤其是对圆锥角膜和其他不规则散光角膜的 RGP 验配更具有指导意义。

用角膜曲率计测量角膜中央区直径约 3mm 范围两个主要子午方位的曲率半径或屈光力。两个方向各测量 3 次，取平均值，可得到角膜的平坦 K 值和陡峭 K 值。一般 RGP 的验配依据是平坦 K 值，常称为 K 读数或平坦 K。试戴片基弧的选择是基于角膜曲率半径来进行的。

2．角膜直径的测量

一般采用测量通过角膜可以看到的虹膜范围，所测的值称为虹膜的可见径，验配 RGP 时通常测量的是角膜水平直径，即虹膜水平可见径（HVID）。

3．瞳孔直径的测量

瞳孔直径的测量方法与角膜直径的测量方法相同。使用裂隙灯目镜标尺或瞳孔尺，在极低照度条件下测量瞳孔直径。瞳孔直径一般为 2.0 ~ 5.0mm，平均为 4mm。在暗环境下的瞳孔大小可分为：小瞳孔（直径小于 5mm）、中瞳孔（直径 5 ~ 7mm）和大瞳孔（直径大于 7mm）。

RGP 镜片在角膜上的移动范围较大，为使镜片移动时镜片光学区不会移入瞳孔区引起眩光，必须使镜片的光学区直径比瞳孔直径大 2mm 以上。

由于镜片的光学区直径取决于镜片的总直径，所以瞳孔直径间接地影响着镜片总直径的选择。RGP 镜片的总直径与其相应的光学区直径的关系见表 5–2。

表 5–2	RGP 镜片的总直径与光学区直径的关系		单位：mm
总直径	光学区直径	总直径	光学区直径
8.5	7.4	9.5	8.4
9.0	7.8	10.0	8.6

4．睑裂高度的测量

眼睑的检查不仅有助于选择试戴片的直径，并且可预测配戴者可能的配戴效果。睑裂高度的测量有助于选择镜片的类型和镜片的直径。过大的睑裂（如大于 11mm）需要选择大直径的镜片以获得镜片的稳定和配戴的舒适。而小睑裂（例如小于 7mm）需要选择小直径的镜片。

5．睑缘高度的测量　瞬目时睑缘对镜片的稳定附着影响很大。如果上睑位置较低，并覆盖较大部分角膜，上睑附着可获得较好的配戴关系；如果上睑较高，下睑的位置对镜片尤为重要。下睑位置较高将推移镜片向上，需要小直径或中直径的镜片；大睑裂瞬目时将使镜片固定在上方，需要选择小直径镜片，通过表面张力以保持镜片的中心定位。

6．眼睑张力的测量　眼睑的张力可分为松、中、紧 3 种。上眼睑的张力在很大程度上影响镜片的配适，较紧的眼睑将会牵拉镜片向上或挤压镜片向下，较松的眼睑将会使镜片向下移动。

7．瞬目频率的测量

正常瞬目频率为 10～15 次 /min。如果完全瞬目仅为 10%～15%，RGP 的配戴应为禁忌。

（四）验光

准确地验光，尤其是在双眼平衡后确定配戴者屈光不正的值，对于镜片屈光力和残余散光的计算非常重要。残余散光可使用下列公式计算：

残余散光 = 验光散光 – 角膜散光

例如，角膜曲率计测得：左眼 43.00@180；右眼 43.50@90

验光结果：–3.00DS–1.25DC×180

残余散光 =（–1.25DC×180）–（–0.50DC×180）= –0.75DC×180

（五）诊断性试戴

经验法需要丰富的验配经验和全面镜片设计的知识。在此仅讨论试戴片法验配。使用试戴片法首先要根据前面测定的数据和验光结果选择试戴片，进行评估，然后进行调整，直到使用试戴片获得满意的配适结果。最常见的试戴片为 20 片不同曲率半径的 –3.00D 镜片，镜片的直径为 9.4mm，光学区直径为

8.0mm。最好选用定制厂家提供的与定制片材料相同的试戴片。

1. 镜片直径的选择

典型的 RGP 镜片分为三类：大直径镜片（≥9.2mm），中直径镜片（8.8～9.2mm），小直径镜片（8.0～8.8mm）。一般测出可见虹膜直径中 HVID≤11mm，选择小镜片直径；可见虹膜直径中 HVID= 11～11.9mm，选择中直径镜片；可见虹膜直径中 HVID≥12mm 选择大直径镜片。

镜片直径的选择取决于以下几个因素：

① 配戴者眼睑的情况：镜片理想的配适应在配戴者注视正前方时，镜片上边缘略置于上睑之下，镜片下边缘恰与下睑缘平齐，所以镜片的直径应比睑裂的高度大 1.0～1.5mm。

② 角膜和瞳孔直径：镜片总直径通常选择小于虹膜可见径 2mm 的试戴片。后光学区直径应大于在暗环境下瞳孔的直径。后光学区直径与镜片总直径的关系见表 5–2。

③ 配戴者的屈光力：远视的配戴者应选择较大总直径和后光学区直径的试戴片。同时，也应考虑角膜曲率、眼睑张力等因素。

2. 镜片基弧的选择

镜片基弧选择的基本目的是为了获得镜片与角膜中心部和旁中心部最佳配适关系。首先根据角膜的曲率半径选择试戴片的基弧。根据平坦 K 值和陡峭 K 值算出角膜散光值（ΔK）。然后根据角膜曲率的平坦 K 值、角膜散光值、镜片直径等因素，选择第一片诊断性试戴镜片的基弧。

① 表格法：不同种品牌镜片直径会有所差异，但都能归纳为大、中、小三种镜片类型，计算镜片基弧可根据角膜 K 值和角膜散光值（ΔK）获得，前提条件要理解在 RGP 的配适中常用 OnK，OnK 是角膜接触镜学的常用术语，即镜片基弧与角膜平坦 K（平 K）相同，然后根据先确定好的镜片直径，按照表格 5–3 选择镜片基弧。

表 5–3 　　　　　　　　　RGP 镜片诊断镜片基弧的选择

角膜散光 0～1.25D		角膜散光 1.50～2.25D	
直径 8.5mm（小）	0.25D 陡于 K	直径 8.5mm（小）	0.75D 陡于 K
直径 9.0mm（中）	OnK	直径 9.0mm（中）	0.50D 陡于 K
直径 9.5mm（大）	0.25D 平于 K	直径 9.5mm（大）	0.25D 陡于 K

② 计算法：角膜散光在角膜散光 0～1.25D，如镜片选择直径为 8.5mm 的小直径镜片，那么镜片基弧比角膜平坦 K 值陡 0.25D；如选择镜片直径为 9.0mm

的中直径镜片，那么镜片基弧就与角膜 K 值相同；如镜片选择直径为 9.5mm 的大直径镜片，那么镜片基弧比角膜平坦 K 值平 0.25D。角膜散光在角膜散光 1.25 ~ 2.25D，如镜片选择直径为 8.5mm 的小直径镜片，那么镜片基弧比角膜平 K 值陡 0.75D；如选择镜片直径为 9.0mm 的中直径镜片，那么镜片基弧就比角膜平 K 值陡 0.50D；如镜片选择直径为 9.5mm 的大直径镜片，那么镜片基弧就比角膜平 K 值陡 0.25D。

根据上述方法获得试戴片的基弧值，再根据镜片配适评估进行调整。如果镜片直径较大，加大基弧；镜片直径较小，减小基弧。

因为角膜曲率计的测量值仅反映角膜中央的情况，周边角膜的非球面的情况无法了解，最后需要试戴片试戴评估后才能选择合适的镜片基弧。

六、配适评估

戴镜 30 ~ 50min 待泪液稳定之后进行动态评估和静态评估。

（一）动态评估

1. 瞬目运动

初次配戴 RGP 镜片因异物感较强，瞬目次数可能减少，或瞬目运动过浅。有戴镜经验者在读书、操作计算机时，瞬目次数也减少，以致角膜接触镜容易定位于角膜下方，甚至脱落。而对某些配戴者指示多瞬目时，有可能使配戴者下意识地进行较深地瞬目，容易导致错误判断，因此应指导配戴者正确瞬目，在其处于自然状态下时进行观察尤为重要。

2. 镜片活动

配适适宜的情况下，眼球活动时 RGP 镜片的位置不应超越角膜缘部，自然瞬目状态下 RGP 镜片被牵引向角膜上方，然后下降稳定于中央略下方。这一活动应为十分规则地上下移动，不可过快或过缓。首先要多观察良好配适所体现的移动度，根据这一标准进行评价。当移动速度偏小或不顺畅时，应考虑为陡峭配适状态；移动速度过快而且左右转动时，为平缓配适状态。

3. 中心定位

镜片能否稳定于角膜中心，与矫正视力和舒适度关系密切，因为 RGP 镜片虽有移动，但光学区（直径 7.5mm 左右）必须覆盖住瞳孔区，而且 RGP 镜片边缘部分一旦移位于结膜上，会产生明显的异物感。确认 RGP 镜片的中心位置，一要观察自然瞬目之后的静止位置，二要将上睑上提，用下睑推动 RGP 镜片，观察其移动速度和静止的位置。RGP 评估为平坦状态，但当 RGP 镜片向下方移位时，中央区可见多量泪液存留，显现为陡峭状态，所以一定要将 RGP 镜片置于角膜中心位置上观察其配适情况。中心定位不良，或因配适不良，或因高度散光存在，导致顺规散光易上下偏位，逆规散光易左右偏位。

（二）静态评估

戴 RGP 镜片状态下滴入荧光素，在钴蓝光照明下，清晰可见被染成绿色的泪液膜在角膜与镜片之间的分布状态，以反映 RGP 镜片下的泪液状态，根据 RGP 镜片与角膜的接触部位、程度和范围，进而判断 RGP 镜片的配适。观察时需注意头的位置，瞬目应保持自然状态，尽量在裂隙灯下使用低倍率观察。另外，角膜接触镜材料和设计的不同，荧光素染色显像也不同，所以不明确角膜接触镜的种类，则无法依靠荧光素染色显像判断配适。下面以标准多弧内曲面 RGP 镜片为例加以说明。

1. 适量荧光素染色

荧光素过量，使 RGP 镜片下的泪液量增多，荧光素与实际不相符；荧光素过少，荧光素浓度差不鲜明，不容易判断。明亮的场所不易观察，应在暗室中进行观察。

2. 染色方法

令患者向下方注视，将上睑提起，荧光素试纸接触上方球结膜的方法刺激较小，即使比较敏感的配戴者也容易接受检查。荧光素试纸容易被绿脓杆菌污染，使用前最好滴一滴生理盐水，并一次性使用。

3. 中央区荧光像

观察 RGP 镜片中央区（光学区部分）的荧光素，可反映出 RGP 镜片与角膜顶点有无接触，有无泪液层存在，以及泪液层是否适当或过量。无明显角膜散光，RGP 镜片中央区与角膜处于适宜的平行状态时，荧光素显现少量均匀的泪液层存留，若中央区出现鲜明的荧光显像，有大量的泪液存留，旁周边即 RGP 镜片边缘与角膜接触区域为一环形暗区，为陡峭状态，则 BC（基弧）$< K$；若中央区呈现一圆形暗区，相反旁周边出现一环形鲜明的绿色亮区，即泪液层存留，为平坦状态，则 $BC > K$。有角膜散光存在，球面设计的 RGP 镜片不可能与角膜表面完全平行，以顺规散光为例，良好的配适下可见上下方（强主径线方向）呈现亮区，泪液量较多，朝向中央区，逐渐窄小、变细、颜色变淡，鼻侧、颞侧（弱主径线方向）RGP 镜片与角膜轻微接触，呈现暗区。陡峭状态下可见中央区呈纵椭圆形荧光显像，弱主径线方向 RGP 镜片与角膜接触较紧，RGP 镜片活动度小。平坦状态下，RGP 镜片中央区与角膜接触，荧光显像多出现在上下旁周边区，境界比较鲜明，RGP 镜片活动大，易移位。

4. 周边区荧光显像

RGP 镜片周边区的斜边弧宽度与边缘自角膜面翘起的高度对 RGP 镜片配适状态、RGP 镜片活动和泪液交换的影响明显。根据荧光显像，边缘为 0.6mm 左右比较适宜。边缘过窄，虽然镜片中心定位好，但泪液循环较差，易出现充血，压迫感，异物感；若边缘过宽，镜片活动度可加大，容易移位，并引起角膜上皮的表层损伤。

另外，基弧与邻接周边弧之间的接合部要进行平滑过渡处理，不可出现角度，否则会引起眼部刺激症状，但过于平滑又使 RGP 镜片的稳定性欠佳，可在裂隙灯下观察接合部的荧光显像，境界不应过于鲜明。也可在放大镜下观察。

一般通过调整 RGP 镜片基弧和直径，可获得良好的配适，有时需要进一步调整 RGP 镜片周边部设计或进行适度的研磨修正。

（三）确定 RGP 镜片的屈光度

必须在获得良好配适的前提下进行视力再矫正。

1. 试戴片度数的选择

近视用试戴片系列有 –3.00D 或 –4.00D，–6.00D 或 –7.00D，–9.00D 或 –10.00D，根据近视者的实际度数选择最接近实际度数的试戴片。用于无晶体眼的试戴片系列有 +13.00D 或 +15.00D，其他远视用有 +5.00D 的试戴片系列。

2. 试戴片上的追加矫正

在戴试片的基础上再进行客观和主观验光，达到最佳矫正视力时的追加度数与原试戴片屈光度之和，即为 RGP 镜片处方度数。4.00D 以上追加时，注意追加的度数要经过角膜顶点距离的度数换算（可利用换算表），为精确 RGP 镜片度数，追加矫正度数最好小于 4.00D。可利用红绿视标进行微调整，防止过矫正或矫正不足。中年以上配戴者必须同时检查近用视力，考虑调节力的因素。RGP 镜片的屈光力度数的确定常通过戴镜验光的方式获得，所谓戴镜验光是指配戴试戴片后再进行验光，验光获得的度数为戴镜验光的度数。

球面 RGP 的戴镜验光只需要进行球镜的验光，方法是不加任何柱镜镜片，先用正度数镜片雾视后，再用增加负度数球镜或减少正度数球镜进行去雾视。获得最佳视力所加的最小负度数或最大正度数即为戴镜验光度数。该过程同验光技术中的 MPMVA（参阅本系列教材《验光技术》），需注意的是柱镜为 0。球面 RGP 镜片的度数为试戴片的度数（一般为 –3.00D）加上经过顶点距离换算后的戴镜验光度数，因为戴镜验光所得的度数为框架镜平面度数，需要经过顶点度数换算后才可以加到试戴镜的度数上。

RGP 镜片度数 = 试戴片度数 + 顶点度数换算后的戴镜验光度数

$$RGP\text{ 镜片度数} = (-3.00D) + (-5.50D) = -8.50D$$

[例1] 试戴片的参数为：基弧 7.80mm，直径 9.2mm，度数 -3.00D；

戴镜验光：-6.00D，最佳视力：5.1；

顶点度数换算：-6.00D 经过顶点度数换算后约为 -5.50D；

注意：试戴片的度数本身就是角膜接触镜的度数，不需要进行顶点度数换算。所以需要配戴的 RGP 镜片参数为：基弧 7.80mm，直径 9.2mm，度数 -8.50D。

[例2] 试戴片的参数为：基弧 7.70mm，直径 9.5mm，度数 -3.00D；

戴镜验光：+6.00D，最佳视力：5.0；

顶点度数换算：+6.00D 经过顶点度数换算后约为 +6.50D；

$$RGP\text{ 镜片度数} = (-3.00D) + (+6.50D) = +3.50D$$

所以需要配戴的 RGP 镜片参数为：基弧 7.70mm，直径 9.5mm，度数 +3.50D。

前环曲面 RGP 的度数确定也需要戴镜验光，与球面 RGP 的戴镜验光不同的是需要用球镜和柱镜一起来矫正。所以戴镜验光的处方以球镜加柱镜的方式表示，该戴镜验光的度数同样是框架平面度数，也需要进行顶点度数换算。需要注意的是戴镜验光度数要将两个子午线方向度数分别进行顶点度数换算，然后加上试戴片的度数才是最终 RGP 的度数。

[例3] 试戴片的参数为：基弧 7.70mm，直径 9.5mm，度数 -3.00D；

戴镜验光：-4.00DS-2.00DC×160，最佳视力：5.0；

顶点度数换算：-4.00DS-2.00DC×160，换算后约为 -3.75DS-1.75DC×160。

$$RGP\text{ 镜片度数} = (-3.00D) + (-3.75DS-1.75DC\times160) = -6.75DS-1.75DC\times160$$

所以需要配戴的前环曲面 RGP 镜片的参数为：基弧 7.70mm，直径 9.5mm，度数 -6.75DS-1.75DC×160。

配戴 RGP 镜片的屈光力度数受泪液镜的影响较大，所形成的泪液镜主要取决于镜片基弧与角膜前表面曲率半径的关系，如图 5-2 所示。对配戴者屈光不正的矫正实际包括镜片本身的屈光力度数加泪液镜度数。当镜片的基弧大于角膜的前表面曲率半径时，即镜片的基弧比角膜的前表面更平坦，此时产生负度数的泪液镜，如图 5-2（a）所示。镜片基弧等于角膜前表面曲率半径时，产生平光的泪液镜，如图 5-2（b）所示。镜片基弧小于角膜前表面曲率半径时，产生正度数的泪液镜，如图 5-2（c）所示。镜片的基弧比角膜的前表面更平坦时，镜片的度数除了要矫正眼镜的屈光不正外，还需要一个正度数来中和负度数的泪液镜，即镜片度数为眼屈光不正加上一个正度数（该度数数值与负泪液镜度数相等），该关系称为 FAP 法则，即平加正法则（Flat Add Plus）。镜片的基弧比角膜的前表面更陡峭时，镜片的度数除了要矫正眼镜的屈光不正外，还需要一个负度数来中和正度数的泪液镜，即镜片度数为眼屈光不正度数加上一个负度数（该度数数值与正泪液镜度数相等），该关系称为 SAM 法则，即陡加负法则（Steep Add Minus）。

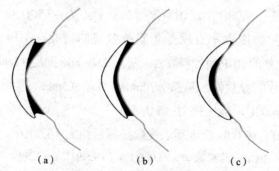

图 5-2　镜片基弧与角膜前表面曲率半径对泪液镜的影响

(a) 基弧大于前表面曲率半径　(b) 基弧等于前表面曲率半径　(c) 基弧小于前表面曲率半径

SAM、FAP 法则也常用于镜片基弧改变后镜片度数的变化，如镜片的基弧变平坦后，要中和一个额外的负度数泪液镜；要保持原来的矫正效果，需将原镜片度数再增加一个正度数（FAP 法则）。如镜片的基弧变陡峭后，要中和一个额外的正度数泪液镜，要保持原来的矫正效果，需将原镜片度数再增加一个负度数（SAM 法则）。一般基弧 0.05mm 的改变会产生 0.25D 的度数改变，基弧 0.1mm 的改变会产生 0.50D 的度数改变。但运用这些法则时应谨慎，特别是针对过平坦或过陡峭的角膜和基弧时，该对应关系会失去准确性。

[例 1] 现有试戴片度数的最小等级为 0.1mm，如基弧为 7.8mm、7.9mm、8.0mm，给一配戴者试戴，参数为基弧 7.70mm，直径 9.5mm，度数 −3.00D，荧光评价发现镜片过陡峭；换另一副试戴片，参数为基弧 7.80mm，直径 9.5mm，度数 −3.00D，荧光评价发现反而又过于平坦，用第二副试戴片进行戴镜验光为 −8.00D，视力 5.0。如确定最合适的基弧为 7.75mm，求 RGP 镜片的度数。

解： 戴镜验光的试戴片参数为：基弧 7.80mm，直径 9.5mm，度数 −3.00D；

戴镜验光：−8.00D，视力：5.0；

顶点度数换算：−8.00D 换算为 −7.25D；试戴片基弧为 7.80mm，镜片度数为 −3.00D +（−7.25D）= −10.25D；

根据 SAM 法则，需加上 −0.25D。所以确定基弧为 7.75mm；比试戴片基弧 7.80mm 陡峭了 0.05mm。镜片的度数为 −10.50D。

[例 2] 配戴者当前配戴的 RGP 镜片参数为基弧 7.50mm，直径 9.2mm，度数 +6.00D。一年随访发现屈光状态未发生改变，荧光评价发现过于平坦，将基弧

改为 7.40mm 刚合适，求配戴者所换片的参数？

解： 眼屈光状态不变，则新旧镜片矫正眼屈光不正的度数一样。基弧 7.40mm 比 7.50mm 陡峭了 0.1mm，0.1mm 的基弧改变引起 0.50D 的度数变化。

根据 SAM 法则，所换镜片的度数为 +6.00D +（−0.50D）= +5.50D。

（四）残余散光问题

戴镜前应首先判断散光的性质，通过电脑验光和角膜曲率计测定，可基本了解是否主要为角膜散光或角膜与晶体的混合散光，或主要为晶体散光。与软镜相比，RGP 镜片对角膜散光矫正效果良好，有晶体散光存在的情况下，一旦 RGP 镜片消除了角膜散光，晶体散光反而暴露出来，所以，需整体考虑，能否单独使用 RGP 镜片，或 RGP 镜片与眼镜配合使用，或使用软镜，或采用环曲面角膜接触镜等，以残余散光降至最低为原则。

知识点 2　硬镜矫正散光

| 理论要求 |

1. 掌握环曲面 RGP 的选择方法。
2. 掌握硬镜矫正散光的原理和方法。

一、球面硬性角膜接触镜

对于 3.00D 以下的角膜散光，由于球面镜片易于验配、修改和重复，通常应首先试用球面硬镜。

对于散光主要为角膜散光的配戴者，不论镜片如何旋转，散光的轴向在什么方向，球面硬镜将基本中和角膜的散光。由于材料的特性，硬镜在角膜上随瞬目轻度弯曲，可以减少残余散光。当角膜散光为顺规散光而残余散光为逆规散光时，硬镜镜片随着瞬目会发生少许弯曲，倾向于中和逆规残余散光。一般硬镜的弯曲在 0.25 ~ 0.50D，从而矫正一定的残余散光。使用厚度薄、直径大的高 Dk 值 RGP 镜片，并配适比 K 值稍陡，理论上可以矫正更高的残余散光。

（一）基本原则

临床上，不管散光的度数如何，可以先尝试球面硬镜，诊断性试戴提供了很好的方法。

1．基弧的选择

有两种方法：一种方法是简单的"平分 K 值法"，选择镜片的曲率半径为较平坦和较陡峭的曲率半径的中间值；另一种方法是忽略 2.00D 及更低的散光，对于 2.00D 以上的角膜散光，每增加 0.50D 的散光，镜片应比平坦 K 值更陡0.25D。

2．直径的选择

首先选择常规球面镜片，当常规镜片不能获得满意的中心定位时，可选择大直径镜片。对于散光为 3.00 ~ 5.00D 的配戴者，大直径镜片可能获得成功验配。

3．镜片类型的选择

针对高度数的散光，选用大直径镜片以确保镜片的稳定和中心定位时，只能使用透气性硬镜，PMMA 镜片是非常危险的。

非球面镜片可为高度散光的配戴者提供更好的中心定位和均匀的荧光素图像，尤其是椭圆形后表面设计的非球面镜片，对于 2.00 ~ 3.00D 的角膜散光显示了良好的中心定位。

4．配适评估

应使用荧光素染色法进行评估，可确定角膜和镜片的关系是否合适。90%以上的散光矫正可使用球面硬镜，仅有 4% 的患者需要定制环曲面镜片。新的非球面和双非球面设计的镜片对于低度到中度散光的验配非常成功，尤其是顺规散光的配戴者。这些配戴者配戴舒适，镜片的移位往往在可容许的范围内。

（二）等效球面镜

对于残余散光为 1.00D 或更低的患者，使用增加等效的球面屈光度是非常有效的。例如，残余散光为 –1.00D，轴向在 180°，加在球面屈光度的等效屈光度为 0.50D。使用标准厚度的球面硬性试戴片进行诊断性验配时，镜片的厚度有尽可能消除或减小镜片弯曲的作用。

二、环曲面硬镜

散光患者如果使用球面镜片矫正效果不佳，散光量很大，内散光比较明显，或者配戴软镜发生并发症（如角膜水肿、角膜新生血管、巨乳头性结膜炎），应选择环曲面硬镜。硬镜的环曲面形式有 3 种：前环曲面、后环曲面、双环曲面。

环曲面硬镜的稳定方法有 3 种：三棱镜稳定法、三棱镜稳定法 + 截边法、截边法 + 周边稳定法。

镜片的后表面为球面，并带有底朝下的三棱镜，前表面为环曲面以提供必要的矫正柱镜。这种镜片可用于下睑位于或低于下方角膜缘、睑裂较大并且眼睑较松、和不能耐受截边镜片所产生的不适的配戴者。

加磨在镜片上的三棱镜量为获得镜片稳定的最小量，取决于镜片的屈光度。一般中到高度的负镜片使用 $0.75^{\triangle} \sim 1.0^{\triangle}$ 的三棱镜，低度负镜片和正镜片的三棱镜量为 $1.25^{\triangle} \sim 1.5^{\triangle}$，正镜片由于边缘薄使用的三棱镜量较大。

与球面硬镜相比，环曲面硬镜的中央厚度较大，为此，镜片常采用高 Dk 值 $[> 50m^2 \bullet mLO/ (s \bullet mL \bullet mmHg)]$ 的材料，镜片直径最小不低于 8.8mm。高 Dk 值、大直径有助于磨制三棱镜和防止因镜片较重出现向下偏心移位的情况。镜片中央厚度可使用公式计算。

如果使用 $1^{\triangle}$ 的三棱镜加载在一个 9mm 直径的镜片上，需要在相同屈光度（正屈光度更高的子午线）的常规球面镜片增加 0.09mm 来预测三棱镜稳定形式的镜片中央厚度。如果一个相同度数的球面镜片的中央厚度为 0.16mm，那么三棱镜稳定形式镜片的中央厚度应为 0.24mm。

验配环曲面硬镜应使用成套试戴片进行诊断性验配。使用试戴片进行诊断性验配，首先选择基弧比平坦 K 值稍陡的镜片。由于镜片的重心前移，正的泪液镜有助于镜片的中心定位。配适良好的镜片在每次瞬目时有轻微的向上运动，几乎没有旋转。评估镜片的旋转量是非常重要的。眼睑的形状、位置、张力和瞬目的力量，都是影响镜片旋转量的因素。由于上睑自然排列和对称的性质，瞬目时眼睑倾向于向内旋转。所以，对于眼睑张力较高、瞬目力量较大的配戴者不适合前环曲面镜片。

如果试戴镜的三棱镜被标记在底的位置，镜片的旋转量可使用以下方法进行估计：① 裂隙灯显微镜目镜的标线；② 试镜架；③ 裂隙灯显微镜的裂隙光束的旋转；④ 大体估计法。一般来说，三棱镜稳定法的镜片，平均旋转 15°。确定镜片的旋转量后，根据与软性环曲面镜片相同的方法（LARS）进行调整，确定最后镜片的轴向。当获得良好的镜片角膜配适关系后，进行戴镜验光，然后定镜片。如果没有配适良好的试戴片，可使用球面镜进行戴镜验光以确定最后的屈光度。

知识点 3　圆锥角膜接触镜的验配

|理论要求|

1. 掌握圆锥角膜的概念。
2. 掌握圆锥角膜的临床表现。
3. 熟悉圆锥角膜接触镜的验配流程

一、圆锥角膜及矫正

圆锥角膜是验配角膜接触镜很好的适应症，目前圆锥角膜的矫正方法有框架眼镜、软性接触镜、硬性接触镜、绷带式接触镜、软硬结合镜和角膜移植术等。

（一）圆锥角膜的基本特征

人群中圆锥角膜发病率为每 10 万人中有 50～230 人，近年来由于角膜地形图检查的发展和普及，人群中的圆锥角膜发现率有所提高，特别是早期圆锥角膜的发现。中晚期的圆锥角膜可以根据视力下降、矫正视力下降症状和中心区角膜变陡变薄、Fleischer 环、Vogt 基质条纹、Munson 征、基质瘢痕等特征做出明确诊断。但早期诊断相对比较困难，特别是矫正视力无下降、裂隙灯显微镜下无明显阳性特征，很容易因诊断为屈光不正而漏诊。

（二）诊断依据

目前角膜地形图检查是有效发现早期圆锥角膜的方法。以下情况应按常规进行角膜地形图检查来明确诊断：

① 近视增加速度较快。
② 散光度数变化较大、增加较多。
③ 检影时发现有异样的"开合"状不规则影动。
④ 框架眼镜矫正视力低于正常。
⑤ 主觉验光散光度数明显低于电脑验光散光度数。
⑥ 单眼有复视。

（三）矫正原则

由于圆锥角膜病因不甚明了，各种治疗方法对圆锥角膜病情发展的控制也不明确，对圆锥角膜目前仍以提高矫正视力为主要目的。

① 早期通过配戴框架眼镜和一般软性接触镜能达到较好视力时，可以不急于使用其他相对复杂的方法。

② 随着病情的发展，通过框架眼镜和一般软性接触镜已不能矫正到较好视力时，可考虑使用硬性接触镜、绷带式接触镜和软硬结合镜，也可选择角膜手术治疗如板层角膜移植术或表面角膜环植入术。

③ 发展到后期，角膜出现全层角膜浑浊，可进行部分穿透性角膜移植术。

④ 不规则散光不明显、RGP 镜片配戴不接受，可以选择软性接触镜验配，方法同普通软性接触镜的规范验配。

二、RGP 验配

（一）验配概述

轻度和部分中度的圆锥角膜可以用普通的球面 RGP 来矫正，能达到很好的矫正视力和可以接受的配适状态，验配方法同普通 RGP 验配。但部分中度和重度的圆锥角膜的圆锥前突过于明显，以至影响普通球面 RGP 的验配，镜片的配适不佳影响角膜的生理功能和配戴的舒适度。

针对用普通球面 RGP 不能很好验配的圆锥角膜，设计了专为圆锥角膜形态吻合的特殊镜片，如 Rose 设计的 ROSE-K 系列镜片和美尼康大直径圆锥角膜镜片，该类镜片的设计尽可能增加镜片的稳定性，减少镜片对角膜的影响。

圆锥角膜患者配戴 RGP 时最主要的问题是镜片的配适，良好的配适不仅能够提高患者的视力，控制病情的发展，还可最大限度减少镜片引起的异物感，增加配戴的舒适度。轻中度圆锥角膜患者配戴普通球面设计或椭圆基弧的镜片，通过对角膜的压迫，可降低因角膜前突形成的高度近视及不规则散光；重度圆锥角膜由于角膜前突比较严重，配戴普通的 RGP 镜片活动度偏大，定位较差，选用与角膜形状相同的圆锥角膜专用镜片，可在提高视力的基础上减少异物感。

LASIK 治疗近视术后引发的圆锥角膜，可以用 RGP 控制治疗，验配后护理跟其他 RGP 一样，只是必须保证定期复诊，必要时做特殊检查，以了解控制效果。镜片大小的选择主要是依据角膜直径，在角膜瓣完好的情况下，可以不用考虑镜片大小。部分圆锥角膜病人验配特殊 RGP 后，开始感觉很好，但过一段时间后，镜片活动度减小，病人眼红、感觉有异物感。对部分轻中度圆锥角膜开始可试行球面 RGP 验配，根据镜片与角膜接触的 3 点、2 点接触配适方法，观察到镜片有较好的中心定位、适当活动度和泪液循环，荧光素染色显像观察，不会对圆锥顶点部位产生明显的摩擦，矫正视力良好，而且患者可以耐受即可处方。注意初期戴镜因刺激症状比普通患者强烈，泪液分泌较多，反映的配适状态往往不真实，所以当患者逐渐适应，泪液状态稳定后，容易出现偏紧的配适状态，使镜片对角膜产生压迫，泪液交换不良，镜片易出现沉淀等，患者会出现充血、异物感、酸痛等自觉症状。

对高度变形的中重度圆锥角膜采用特殊设计的 RGP 验配，虽然比球镜更适合圆锥角膜患者角膜中央区及旁中央区局部显著突出、周边平坦的需要，仍然无法保证每位患者的最佳匹配。而且多弧及偏心等特殊设计的 RGP 镜片，一定程度上限制了镜片在角膜上的活动度，也容易招致初期处方时镜片配适偏于陡峭。因此有必要强调圆锥角膜患者的定期复查并根据病情变化因人而异地及时调整镜片的重要性。

（二）验配方法

1. 验配原则

镜片应尽可能提高矫正视力，在良好的验配状态下尽可能获得良好的矫正视力。

尽可能减少圆锥角膜顶部区域和镜片的接触，轻微的接触能保证获得良好的矫正视力；角膜中周边的区域可以和镜片有轻微的接触；圆锥角膜周边的荧光充盈尽量少一些；使镜片的质量均匀分布；镜片的边缘有一定的翘起，保证镜片下泪液得到充分交换。

2. 验配流程

圆锥角膜的验配流程同普通 RGP 验配，包括验配前的检查、确定是否合适配戴 RGP 镜片、镜片试戴、戴镜评估、确定镜片参数、定做镜片、镜片的检测、发放镜片、镜片再次评估、配戴和护理的传授、复诊和有关问题处理。

由于不同厂家的圆锥角膜镜片的设计不尽相同，针对不同厂家的验配方法略有不同，特别是在试戴片基弧的选择上。一般来说镜片的基弧选择可以和角膜最陡的曲率 K 值一致，光学区设计越小，则基弧的设计越陡。选择好基弧后给配戴者戴上试戴片，20～30min 适应后，就可以进行荧光配适评价。

（三）配适评估

1. 静态配适评估

（1）中央区　理想的配适应该是镜片和圆锥顶的位置有较大的压迫时，可以更换基弧更陡的试戴片；如果发现镜片对圆锥顶毫无压迫，反而出现很大的间隙，表现为荧光严重积聚，可以更换基弧更平坦的试戴片。最后选定基弧使镜片只对圆锥顶有轻微的压迫。

（2）旁中央区　旁中央区即角膜圆锥顶的周边区域，该区域的荧光表现为荧光的积聚。荧光过浓提示该区域的间隙过大，可以适当地减少镜片的光学区。很少出现旁中央区荧光太少的情况，出现的往往是基弧过于平坦，基弧的压迫区过大，延伸到旁中央区。

（3）旁周边区　旁周边区域的角膜和镜片有一定的接触，这些接触点承担了镜片大部分质量，在保持镜片稳定性上起了关键的作用。

在荧光评估时如果发现旁周边压迫角膜过紧，可以适当地将旁周边的弧度做得平坦一些，如果旁周边无荧光接触区，并表现为角膜的翘起和镜片的偏位，可以选择将旁周边的弧度做得陡一些。

（4）边缘配适评价　边缘的配适是验配圆锥角膜镜片很关键的一步，因为镜片需要尽可能少地影响角膜的生理代谢。理想的边缘配适可以使镜片自由活动，使镜片下的泪液和外边的泪液自由交换，角膜的代谢产物也可以排出。边缘荧光表现为中度亮度的荧光带，宽为 0.5mm，镜片的边缘可见泪新月。无泪新月常提示边缘弧度过于平坦，荧光带过窄提示边缘弧度过于陡峭，需要调整使其变得平坦些。

2．动态配适评估

只有各个区域的配适较理想后，在镜片的动态配适可以接受的情况下，可以确定镜片的参数，动态的配适包括镜片的定位、活动度和覆盖度，特别是镜片活动时的覆盖度，只有光学区能很好地覆盖瞳孔区时才有良好的视觉效果，不出现重影和眩光。

3．镜片度数的确定

镜片的基弧和其他各个参数已经确定，当镜片的动、静态配适达到理想的状态后即可进行戴镜验光，将戴镜验光的度数经顶点度数换算后加上试戴片的度数即为需要定片的度数，注意一般圆锥角膜试戴片不同基弧的镜片度数不同，需要认真核实。

4．随访

需强调配戴者定期复诊的重要性，可以及时了解圆锥角膜病情的发展和镜片与角膜匹配的关系，使镜片在使用过程中尽量少地影响角膜的生理功能。

【实训项目 11】 硬镜的取戴方法

一、目标

掌握硬镜的取戴方法和注意事项。

二、仪器设备和材料

镜片盒、硬镜多功能护理液、硬镜、硬镜清洁液、硬镜舒润液、吸棒。

三、步骤

（一）硬镜的戴入与取出

硬性角膜接触镜的戴入与取出并不像一般眼镜般轻易，但也不困难，只要稍加练习便能掌握。

1. 戴入的顺序

① 戴镜前，应充分清洁双手。

② 将镜片自保存盒中取出，用专用护理液或及生理盐水清洗，再将镜片凹面朝上，放置在食指尖腹侧（惯用右手者放在右食指）。

③ 面对镜子，头微微前倾。

④ 用没有拿镜片的另一只手中指按上眼睑轻轻向上拉。

⑤ 用放置镜片的食指或中指，将下眼睑轻轻向下拉，慢慢把镜片放在角膜上。

⑥ 戴上镜片后，手指立即移离，眼睛不要紧闭，以免镜片移位到巩膜上（即白眼球）。

⑦ 初戴者尽可能将眼睛睁大，不要眨眼。

⑧ 戴好镜片后可将撑开眼睑的手指缓缓移开。

⑨ 初戴者会略感不适，可轻闭眼睛或将眼睛向下看。

⑩ 对镜检查镜片是否在角膜上。

2. 取出的方法

关于硬性角膜接触镜的取出，常用的方法如下：

（1）第一种取出法

① 面向镜子，睁大眼睛。

② 用右手指指腹按右眼角并向外拉，使上下眼皮拉紧。

③ 用力眨眼，让拉紧的上下眼皮将镜片夹出。

④ 由于镜片会向下掉或向外弹出，必须用另一只手置于眼睛正下方，以接住掉下的镜片。

（2）第二种取出法

① 面向镜子，睁大眼睛。

② 用右食指（二指）和中指（三指）分别压住上下眼皮，然后各自向眼外侧下压。

③ 仿佛两指夹着镜片，然后向耳侧拉，同时眨眼，镜片将自动掉下。

（3）第三种取出法

① 面向镜子，睁大眼睛。

② 用两手的食指腹部分别压在上下眼皮边缘。

③ 面对镜子，睁大眼睛。

④ 用上眼皮将镜片上缘固定，不让镜片往上移，然后利用下眼皮将镜片上推，镜片便会由下眼皮弹出。

由于这种方法利用两手，以致无法将镜片接住，因此使用这种方法，要找一个干净的地方或事先铺上毛巾等，使镜片能安全着陆。

（4）第四种取出法（吸棒法）

右手持专用的摘镜吸棒，面对镜子，确认角膜接触镜在角膜上，用左手拇指和食指将上下眼皮分开，用吸棒直接吸出镜片。

注意：将镜片吸出前，先睁开眼睛，用食指按下眼皮，尝试利用下眼皮推动镜片，若镜片固定不动，要先滴一滴润眼液，稍待数秒，然后再尝试推动镜片。切勿将固定不动的镜片强行摘出，以免引起损伤。

3．推回镜片的方法

① 面对镜子，确定镜片的位置。

② 眼睛注视镜片反侧的镜子，如镜片靠耳侧，则眼要注视靠鼻侧。

③ 用食指在眼皮上压住镜片的边缘（边缘即镜片相对角膜而言，即以角膜中心为标准的镜片远端边缘），使其固定。

④ 眼睛注视着镜子，并随着镜子慢慢向镜片移动，诱导镜片移回角膜上。

注意事项：① 禁止用指尖接触镜片。② 如无法将镜片复位，可滴润眼液或人工泪液后，再用镜片吸棒将镜片取出，然后再重新戴镜。

（二）练习硬镜的戴入和取出

① 每 3～4 位同学为一组，每人领取一副软镜和一副硬镜。

② 领取镜片后，将镜片按照护理方法进行护理备用。

③ 老师讲解操作细节，并向同学们示范，包括给自己戴入和给他人戴入。

④ 分配实验任务，每人完成 3 个不同实验对象的戴入和取出；给自己顺利戴入和取出 2 次（注：可以尝试不同的方法）。

⑤ 探讨戴入与取出注意事项，老师进行总结。

⑥ 填下操作记录表格。

四、操作记录表（表 5-4）

表 5–4	硬镜戴入和取出			
实验对象				
镜片直径				
镜片基弧				
成功戴入（≤3 次）				
成功取出（≤3 次）				

注：请在成功取出那一栏备注取出方法。

【实训项目 12】 RGP 的配适评估

一、目标

练习硬镜的取戴方法和注意事项；掌握 RGP 配适评估方法和标准。

二、仪器设备和材料

镜片盒、硬镜多功能护理液、硬镜、硬镜清洁液、硬镜舒润液、吸棒。

三、步骤

（一）RGP 配适评估意义

通过经验法选定了试戴片后，按照规范程序将镜片戴入眼中，在裂隙灯显微镜下评估镜片与角膜的匹配情况，从而提高验配成功率。

RGP 配适评估需要在戴入 20～30min 后进行，目的是减少泪液对配适评价带来的影响。

（二）RGP 配适评估内容

RGP 配适评估包括静态评估和动态评估。

1. 静态评估

（1）方法　荧光素染色，采用钴蓝光源或有蓝光的笔灯或黄色滤光片（更好的选择）。使用荧光素钠试纸，蘸取少量盐水，充分湿润试纸尖端，不能看到水滴，配戴者眼睛向下看，同时眼睛轻轻接触试纸。

（2）意义　根据染色泪液在镜片和角膜之间的淤积，准确评估镜片和角膜之间的配适关系。

（3）内容　根据中央荧光、中周边荧光、周边荧光进行判断，荧光分布如图 5-3 所示。

（4）理想配适：① 镜片中央均匀，有轻微的泪液淤积；② 镜片边缘宽度为 0.2～0.6mm；③ 镜片与角膜有中等空隙；④ 镜片边缘下方有明亮的染色液；⑤ 镜片边缘可见泪新月。

（5）过紧配适：过紧适配如图 5-4 所示，① 镜片中央区出现明显泪液淤积；② 镜片旁中央区有宽大明显的黑色暗区；③ 镜片边缘染色带极细。

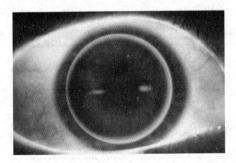
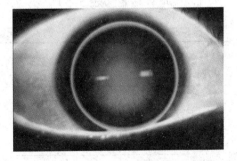

图 5-3　中央荧光和中周边荧光及周边荧光　　　图 5-4　过紧适配（中央荧光堆积）

（6）过松配适　过松配适如图 5-5 所示，① 镜片中央区出现明显的中央接触（黑色暗区）；② 镜片旁中央区与边缘区无界限 ；③ 形成极宽的泪液淤积

（染色带）。

（7）不可接受的镜片配适 ① 明显的中央区接触或明显的中央区淤积；② 过宽或过窄的边缘；③ 对于明显的角膜散光，在水平方向有一过紧边缘或过低的空隙。

2. 动态评估

（1）方法 配戴者向正前方注视（第一眼位），使用白光的裂隙灯显微镜进行观察，按需要改变配戴者注视的方向。

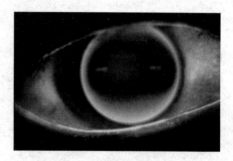

图5-5 过松配适
（中央荧光缺损，周边荧光堆积）

（2）意义 理想的静态配适特征、动态配适特征表现为镜片中心定位好且稳定。

（3）内容 根据中心定位、覆盖度、移动度进行判定。RGP 镜片总能够在阻力最小的方向上移动，即镜片总是在角膜最陡峭的子午线上移动。

（4）理想的动态配适 ① 瞬目时镜片应当随眼睑上下运动，然后缓缓滑至最终静息位；② 移动度为 1 ~ 2mm，镜片随瞬目上下滑动；③ 静息定位良好；④ 瞬目时镜片覆盖度良好。

（5）动态配适不佳镜片的处理 常见于角膜逆规散光或镜片基弧太平坦，可以通过增加镜片的总直径或减小镜片的基弧来改变。

（6）特殊动态配适 瞬目后镜片迅速垂直下落，常见于镜片基弧过陡，需要结合镜片静态配适适当增加镜片基弧。

（7）不可接受的镜片配适 眨眼时大多数镜片不移动或骑跨角巩缘下方。

（三）配适评估表和范例记录

1. 配适评估表（表5-5）

表5-5　　　　　　　　　　配适评估

评估方法	项目	理想配适	过松配适	过紧配适
静态评估	中央荧光	淡绿色	中央区黑	明显泪液淤积
	中周边荧光	淡绿色	旁中央区与边缘区无界限	旁中央区有宽大明显的黑色暗区
	边缘荧光	0.2 ~ 0.6mm，边缘下方有明亮的染色液，镜片边缘可见泪新月	极宽的泪液淤积（染色带）	边缘染色带极细

续表

评估方法	项目	理想配适	过松配适	过紧配适
动态评估	中心定位	静息定位好，稳定	不良	都可出现
	覆盖度	完全覆盖瞳孔	不良	都可出现
	移动度	移动1~2mm	移动方式改变	移动度小

2. 范例记录（表5-6）

表5-6　　　　　　　　　　范例记录

实验对象	王原	张天
眼别	右眼	左眼
角膜直径	11.5mm	11.3mm
角膜曲率	43.5@90/44.5@180	42.5@90/43.25@180
角膜散光	1.00D	0.75D
试戴片品牌	美尼康	美尼康
试戴片直径	9.2mm	9.2mm
试戴片基弧	43.5D	42.5D
实际选镜片直径	9.4mm	9.4mm
实际选镜片基弧	43.5D	42.5D
镜片屈光度	–3.00D	－6.00D
中央荧光	黑色	淡绿色
旁中央荧光	没有明显分界线	淡绿色
边缘荧光	宽大，泪液聚集	新月形荧光带，0.4mm
中心定位	偏下	偏鼻侧
移动度	过大	1~2mm
覆盖度	不良	良好
评估结果	配适过松，需要更换基弧较小或直径更大的镜片	配适良好，不需更换镜片

注：所有事项，对被检者做好产品介绍，做好详细记录，以后需要跟踪复查。

（四）分组完成配适评估实验

① 每 3 ~ 4 人一组，每个同学的角膜接触镜参数由同组其他几位同学共同测量确定。

② 按照所确定好的参数，领取好相应的镜片。

③ 老师进行配适评估的方法示范。

④ 每组同学完成同组同学的配适评估，评估结果要通过组内确定并说出各自原因，然后进行调整。

⑤ 按照范例要求填写操作记录表。

四、操作记录表（表 5-7）

表 5-7	RGP 配适评估	
实验对象		
眼别	右眼	左眼
角膜直径		
角膜曲率		
角膜散光		
试戴片品牌		
试戴片直径		
试戴片基弧		
实际选镜片直径		
实际选镜片基弧		
镜片屈光度		
中央荧光		
旁中央荧光		
边缘荧光		
中心定位		
移动度		
覆盖度		
评估结果		

项目六　角膜塑形镜的验配

学习目标

　　了解角膜塑形镜的发展史和前景；掌握角膜塑形镜矫正和控制近视进展的原理；掌握角膜塑形镜的验配方法。

知识点 1　角膜塑形镜概述

理论要求

1. 掌握角膜塑形镜的概念与作用。
2. 掌握角膜塑形镜的作用原理。
3. 掌握角膜塑形镜的设计。

　　角膜塑形镜是一种特殊设计的、硬性高透氧材质的角膜接触镜，通过在夜间配戴重新塑造角膜前表面的形态来改变角膜屈光度，从而使患者在白天获得正常的视力。

一、角膜塑形镜发展简史

　　角膜塑形镜起源于 20 世纪 40 年代的美国，最初只有雏形。在 60 年代，一位美国的验光师将近视患者的硬性角膜接触镜的基弧设计成比患者角膜弧度稍平一些的弧度，让近视患者配戴，成功地重塑了近视患者的角膜弧度，第一代角膜塑形镜片就此问世。当时唯一能选用的材料是 PMMA，虽然效果及稳定性并不理想，但还是降低了近视患者的近视度数 –1.00 ～ –2.00D。到了 90 年代，角膜接触镜材料有了突破性发展，一种称之为反向几何弧（3 弧）的镜片设计方案被提出，这就是第二代角膜塑形镜片。反向几何弧设计的镜片降低近视的速度及效果都比第一代要好，但稳定性还是不理想，只可降低近视患者的近视度数 –3.00D 左右。

1997 年初，美国的眼科医师 Dr.Thomas Reim 成功改良了反向几何弧（4、5弧）的设计，推出第三代角膜塑形镜片，并且获得设计专利。80% 的近视患者可在配戴镜片 3 个月内降低近视度数 –5.00D 左右，而短期内（一周左右）即可降低近视度数 –2.00 ~ –3.00D，且稳定性佳，是当前所有角膜塑形镜片种类中，效果最显著、稳定性与安全性最好的设计。它的问世，使角膜塑形术进入了全新的领域。美国食品与药品监督管理局（FDA）在 1998 年 5 月批准日戴型角膜塑形镜、2004 年 12 月 3 日批准夜戴型角膜塑形镜的临床使用。

二、角膜塑形镜材料

角膜塑形镜使用的是透气性硬性接触镜材料，即通常所说的 RGP 材料。它是在不透气硬性材料 PMMA 基础上发展起来的。PMMA 具有良好的光学性能、聚合形式稳定等多方面优点，但由于不透气，易引起角膜水肿，故患者无法长时间配戴，为了改善透气性能，研究人员通过在 PMMA 中添加硅（例如硅氧烷甲基丙烯酸酯材料）或氟 – 硅等，开发出透气性硬性材料，即 RGP 材料。塑形镜片的材料选择并非 Dk 值越高越好，因为该数值越高，通常材料中加入了越多的硅或氟 – 硅，造成材料的其他性能下降，如硬度、表面湿润性、离子性等。因此，"足够的透气性"是选择的原则。

三、角膜塑形术

角膜塑形术（Orthokeratology，OK），也称角膜矫形术，是通过使用特殊设计的 RGP 镜片，使中央部角膜弯曲度变平坦，从而降低近视度数，以提高裸眼视力的一种可逆性非手术的方法。它是通过特别设计的角膜塑形镜主动、有步骤、渐进、科学地改变角膜整体形态，以快速提高裸眼视力，控制青少年近视发展为目标的一门技术，是随着 20 世纪 50 年代硬镜接触镜的应用与推广而诞生和发展起来的。硬性角膜接触镜从美国开始流行，角膜塑形术的诞生与发展，自然也是以美国为中心，逐渐向全世界延伸。亚洲人与欧美人在角膜塑形镜片使用上最大的不同之处是青少年作为角膜塑形镜片的最大使用族群，使用的主要目的为期望能够控制使用者近视加深的速度。角膜塑形镜是控制近视度数增加速度的有效方式之一。

角膜塑形术和激光手术的比较见表 6-1。

表 6-1　　　　　　　　　　　　　角膜塑形术与激光手术

项目	激光手术	角膜塑形术
年龄	18 岁以上，度数稳定 2 年以上	无年龄限制
矫治方式	创伤	无创伤
治疗原理	通过激光切削角膜部分组织，改变角膜曲率	用物理方法合理地改变角膜的曲率
近视控制	不适合度数增长中的青少年	能有效遏制近视度数的加深
特点	一次性治疗，不可逆	须持续戴镜，停戴后角膜恢复原状

（一）角膜塑形术的特点

① 非手术、非创伤性的。

② 暂时性减少近视数度。

③ 是可逆的。

④ 安全无并发症。

⑤ 具有控制近视进展的可能。

（二）角膜塑形镜的矫正

角膜塑形镜是根据每位患者的角膜形态和屈光状态而特殊设计的反几何形状的角膜接触镜。

1. 角膜塑形镜矫正原理

利用基弧比角膜中央曲率平坦 4 ~ 5D 的镜片，产生一股压力，根据容量恒定原理，以及反转弧弯曲度在光学区外周形成的空间，产生负压拉力作用，使角膜中央区变扁平。

2. 作用机制

① 硬镜的机械压迫作用：使角膜变平坦。

② 按摩作用机制：眼睑的活动引起镜片的活动类同按摩，导致角膜变平坦。

③ 液压机制：镜片与角膜之间泪液，形成均匀的液压，改变角膜形状。

（三）角膜塑形镜设计——四区多弧反转几何

① 基弧区：位于镜片中央，通过泪液作用产生压力，压平角膜前表面，降低屈光度，为治疗区。宽度为 5.5 ~ 6.5mm。

② 反转弧区：增效弧区，可以是多弧。使中央泪液聚集，促进中央区镜片对角膜表面的压平作用。该弧区比基弧区陡峭，容纳较厚的泪液层，产生外拉力，容纳外移内皮组织，同时过渡到定位弧区。

③ 定位弧区：配适弧区，可以是多弧。贴近角膜，起镜片的固定作用，保

证镜片居中并有一定活动度，泪液层约为 10μm。又为试戴值。

④ 周弧区：可以是多弧。保证泪液交换。引导泪液进入镜片与角膜之间。

角膜塑形镜镜片总直径为 10.6～11.5mm，镜片厚度为 0.20～0.30mm。

（四）角膜塑形镜矫正特点

① 优点：适用范围广，具有可逆性、无创性，有效控制近视发展。

② 缺点：验配要求高，费用高，周期长。

③ 角膜塑形镜的配戴方式：度数＞5.00D 建议采用日戴方法；度数＜5.00D 可夜戴、日夜戴，弹性掌握。

（五）角膜塑形镜配戴适应症

① 需要有动机。

② 年龄在 7 岁以上，少年儿童进行性近视，未成年人需在成年人监护下使用。

③ 验光处方为 –0.50～–6.00D。有可能治疗高度数但是预测矫正效果差；顺规角膜散光＜1.50D，或散光度＜1/2 球镜度，逆规散光≤0.75D。

④ 角膜曲率为 40～46D。

⑤ 无角结膜炎、其他眼病和配戴 RGP 的禁忌症。

⑥ 能承担矫治期间的所有费用。

⑦ 无使用影响本品配戴或可能改变眼的正常生理功能的药物。

⑧ 无影响配戴的全身性疾病。

⑨ 环境、卫生和工作条件能满足配戴要求。

⑩ 依从性好，能按要求复查。

（六）角膜塑形镜配戴眼部禁忌症

① 正在使用可能会导致干眼的药物。

② 曾经接受过角膜手术，有角膜外伤史、角膜炎、角膜知觉减退、圆锥角膜等。

③ 泪囊炎、干眼症、结膜炎、睑缘炎、眼睑闭合不全。

④ 麻痹性斜视、眼球震颤。

⑤ 慢性色素膜炎、弱视、视神经及视路疾患。

⑥ 晶状体混浊及慢性青光眼等。

（七）角膜塑形镜配戴全身禁忌症

① 鼻窦炎、糖尿病、唐氏综合征。

② 类风湿性关节炎、精神病患者等。

③ 有接触镜或接触镜护理液过敏史。

④ 孕妇、哺乳期。

（八）角膜塑形镜配戴屈光禁忌症

① 高度近视：进行性和病理性。

② 顺规散光 ≥ 1/2 球镜焦度。

③ 逆规散光 ≥ −1.00D。

知识点2　角膜塑形镜的临床验配

|理论要求|

1. 掌握角膜塑形镜的验配流程。

2. 掌握角膜塑形镜参数选择的方法。

3. 掌握角膜塑形镜配适评估。

4. 掌握角膜塑形镜戴入、取出、护理和随访计划。

角膜塑形镜验配主要包括以下几个方面：① 角膜塑形镜临床咨询流程；② 配前检查；③ 诊断性试戴；④ 配适评估；⑤ 预定镜片；⑥ 宣教，制定随访计划。

一、配前咨询

验配前应和配戴者有一个良好的沟通，了解其配镜的目的，并告知角膜塑形镜的基本原理和特点。这对于选择合适的配戴者，产生良好的验配效果，保证配后随访的依从性是非常有必要的。耐心讲解角膜塑形镜的作用与副作用，适应和不适应症，让家长和近视患者了解塑形镜是一种安全有效的非手术矫正近视的方法。

配戴者的配前咨询和问诊的主要内容包括：

（1）基本信息　包括配戴者的姓名、性别、年龄、职业、联系方式、家庭情况等。角膜塑形镜的配戴者年龄一般要在 7 周岁以上。

由于在戴镜最初的 1 ~ 3 月内有比较频繁的随访，特别是第一次过夜配戴后的随访，配戴者最好能够方便达到诊所，以保证随访的依从性。另外，由于角膜塑形镜的配戴者主要为青少年，且镜片费用和检查费用较验配一般角膜接触镜要高，希望父母有比较良好的理解和配合能力，并有一定的经济承受能力。

（2）配镜的目的和期望　了解配戴者戴角膜塑形镜的目的是为了临时需要还是为长久的近视控制。有些配戴者是为了应对体检等临时对于裸眼视力的需求来验配角膜塑形镜。

（3）病史　了解配戴者的过敏史、眼病史、家族史和系统病史。过敏体质者，有病毒性角膜炎史、家族性角膜变性史和有糖尿病、自身免疫性疾病等的患者都应慎戴角膜塑形镜。

（4）近视的进展和矫正情况　询问配戴者过去近视矫正的方法，是戴框架眼镜还是接触镜，度数的变化如何。

通过这些，可以了解近视的进展程度和对角膜塑形镜的接受程度。一般近视进展比较迅速的患者更适合角膜塑形镜。以前有过 RGP 不成功配戴经历的患者更容易导致验配的失败。

二、配前检查

验配前做全面眼科检查，通过裂隙灯显微镜、眼底检查等，排除配戴角膜塑形镜的禁忌症。

特殊检查有客观与主观验光、角膜曲率检查、角膜地形图检查。辅助检查有眼压检查、眼 A 超声检查等。

（一）视力检测

测定裸眼远视和近视力，要求：检查距离5m，照明无眩光，照度 300 ~ 500Lx，视力低于 0.5 需全认出，视力 0.6 ~ 1.0 每行允许认错一个，视力高于 1.0 者每行允许认错两个。建议使用标准视力表，如图 6-1 所示。

（二）裂隙灯显微镜检查

裂隙灯显微镜检查是角膜塑形镜验配的必要项目，在配戴者初选评估、配戴配适评估、配发镜片和随访复查中都是主要项目。在验配前的检查中，主要是为了确定眼部的适应症和

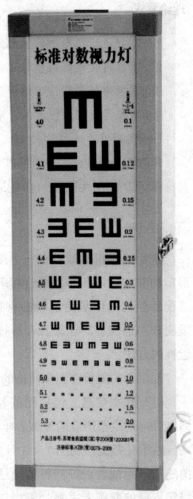

图 6-1　标准视力表

禁忌症，并且评估眼球的整体情况和戴角膜塑形镜相关的特征。

裂隙灯显微镜检查的流程如下：泪液—睑缘 / 睫毛—球结膜—角巩缘—睑结膜—角膜—前房—虹膜和晶状体。

（三）屈光检查

验光是角膜塑形验配中最基础的部分，通过一系列的验光过程来确定该配戴者的球性屈光不正和散光性屈光不正的程度，决定是否适合配戴角膜塑形镜，并预测配戴效果。在验配过程中要求得到最大度数的最佳视力。

屈光检查包括客观验光和主观验光。主观验光主要是通过综合验光仪来获得患者的屈光度数。

客观验光包括检影验光和电脑验光，主要为主观验光提供参考，并不能作为最终验光结果。

（四）眼睛参数的测量

眼睛参数的测量包括角膜直径的测量、瞳孔直径的测量、A 超检查和眼睑特征的测量。

1. 角膜直径的测量

包括水平测量和垂直测量，一般采用水平可见虹膜直径（HVID）和垂直可见虹膜直径（VVID）的值。可以用手电筒加直尺的方法进行测量，有些计算机验光仪也可以测量。角膜直径的测量有助于我们选择角膜塑形镜的总直径。一般镜片的直径比 HVID 小 2mm 左右。

2. 瞳孔直径的测量

一般要在标准室内照明和暗照明的条件下分别测量。瞳孔直径的大小影响角膜塑形镜片后光学区直径的选择。虽然较小的后光学区直径会增加角膜塑形镜的近视降低效果，但也会引起一些视觉问题，如晕圈或眩光等。过大的后光学区直径会减弱角膜塑形的效果。

3. A 超检查

通过眼用 A 超检查可测量出角膜厚度、眼轴长度、前房深度、晶状体厚度及玻璃体腔长度等眼球屈光参数，借以了解配戴角膜塑形镜后屈光参数有否改变，眼轴长度更是了解近视有否发展的重要参考数据。角膜厚度变化能反映角膜并发症。

4. 眼睑特征

相对于白种人，黄种人的睑裂较小，另外上眼睑褶卷在上睑后，中国人平均的睑裂高度为 7.5 ~ 9.5mm。理想的镜片位置是镜片上边缘略位于上睑之下，镜片下边缘与下睑缘相切，这样配戴者舒适度较好，镜片的稳定性也比较好。

中国人配戴角膜塑形镜后，一般镜片不应完全外露在正常开启的睑裂部位。

（五）角膜地形图检查

角膜地形图的检查对于角膜塑形镜是非常重要的，对于镜片参数的选择、配戴效果的预测、配适评估和问题处理都有着重要的作用。

随着技术的不断更新，现今对角膜形态的了解已经包括角膜前、后表面，并能测量不同部位的角膜厚度。

1. 角膜地形图检查方法

① 开机并进入主程序，录入被检者基本信息如姓名、性别、年龄、编号等。

② 被检者下颌置于颌托上，额部向前顶紧额托，头位调正，被检眼注视指定目标，由检查者控制调焦及摄像过程或由仪器本身自动识别所监测的角膜图像并存储、处理分析。

③ 查看角膜表面曲率图、高度图等并按需求打印。

2. 角膜地形图的特性

角膜地形图不同于角膜曲率计。角膜曲率计仅能测量角膜表面中心 3mm 直径范围内两点间的平均角膜屈光力和曲率半径，不能反映角膜表面的整个形态；而角膜地形图是对整个角膜表面进行分析，以每一投射环上 256 个点计入处理系统，则这个角膜至少有约 7000 个数据点计入分析系统。

与角膜曲率计相比，角膜地形图有以下特点：

① 信息量大。数据点由投射环的数量决定，最多可包括 14000 个数据点，而角膜模型化装置（CMS）在角膜表面覆盖的测量面积可达 95%。

② 精确度高。角膜地形图对角膜表面 8mm 直径范围内的精确度为 0～0.07D，达 99.03%～100%，CMS 系统在人眼的误差 ±0.25D 范围内。

③ 直观性强。对角膜不同屈光力用不同颜色来表示，暖色代表屈光力强的部位，冷色代表屈光力弱的部位，使角膜地形图十分直观醒目。

④ 误差小。实时数字视频监测系统的图像捕捉在 1/30s 内完成，避免了因瞬目和心跳造成的影响。

3. 分析结果的解读

检查结果包括按级阶显示的角膜表面各点曲率图、屈亮度图等类型，以及常规和依照一定的分析软件计算出来的各类参数，不同角膜地形图系统所显示的项目内容或参数名称大同小异，通常会包括以下参数。

① 角膜表面非对称指数（surface asymmetry index，SAI）：相隔 180° 的 128 条子午线等距离对应点的屈亮度差值的加权总和。

中国人角膜 SAI 正常值为 0.3±0.1，圆锥角膜、角膜屈光手术后偏中心、角膜外伤等可使 SAI 值增高。

② 角膜表面规则指数（surface regularity index，SRI）：是对 256 条子午线的角膜屈亮度分布的评价，是指角膜表面光滑度，以 3 个相邻环屈亮度的不一致性计算，仅选择中央 10 个环。

角膜表面越规则，则 SRI 值越小，完全光滑的表面，SRI 值为 0。

中国人角膜 SRI 正常值为 0.2±0.2，SRI 值高说明角膜规则性差，可见于角膜外伤后、角膜移植术后等情况。

③ 潜视力（potential visual acuity，PVA）：是指角膜的最好预测视力。它是根据角膜地形图计算出来的预测视力，与 SAI 和 SRI 密切相关。

④ 模拟角膜镜读数（simulated keratometry values，Sim K）：角膜中央区第 6、7、8 三环上最大与最小的两条相互垂直子午线角膜曲率的平均值，同时标出所在轴向，包括最大角膜镜读数（Max K）和最小角膜镜读数（Min K），等同于角膜曲率计读数。

⑤ 偏心率（e 或 E 值）和非球面性参数（Q 值）：正常角膜前表面是按扁椭圆形形成的非球面，即越往周边越平坦，e 值就是角膜实际曲率与球形表面曲率的差异程度，也表达了周边平坦或陡峭的程度。

4. 角膜地形图应用

角膜是一连续的透明结构，为便于临床应用和地形图分析，临床上常将角膜划分为 4 个区：

① 中央区：该区直径为 4mm（光学区），此区具有重要光学意义。

② 旁中央区：距角膜中央 4~7mm 的环形区。

③ 周边区：距角膜中央 7~11mm 的环形区域。

④ 角膜缘区：与巩膜相邻，宽约 0.5mm，为角膜地形图的盲区。

正常角膜为一非对称性的非球面形态，一般从角膜中央到周边的曲率半径逐渐增大，即屈光力逐渐减弱，角膜逐渐变平坦，在角膜缘处最扁平；角膜高度变化也是从角膜中央到角膜缘逐渐降低，与角膜屈光力的变化基本相似。

根据角膜中央颜色图形可将正常角膜前表面屈光力图形分为以下 5 种：圆形（22.6%）、椭圆形（20.8%）、对称领结形（17.5%）、不对称领结形（32.1%）及不规则形（7.1%）。

中国人正常角膜前表面中央屈亮度曲率为（43.45±1.47）D，直径为 3、5、7mm 处的角膜屈亮度均值为（43.45±1.37）D、（43.16±1.42）D、（42.84±1.45）D，

角膜中央与角膜缘屈亮度差值平均为（1.78±0.89）D，角膜中央与旁中央屈亮度差值平均为（0.65±0.47）D。绝大多数散光为顺规性散光，角膜顶点与视轴通常不在同一位置，而且各个个体角膜顶点的位置各不相同。

在正常角膜中，角膜前、后表面的高度地形图也可分为5种：规则脊形、不规则脊形、不完全脊形、岛形和未分类形。在角膜前表面高度地形图中，以岛形为最多，不完全脊形居次；而在角膜后表面高度地形图中，以岛形为最多，规则脊形为次。

正常角膜厚度由中央到周边逐渐增加，角膜最薄处平均厚度为（0.55±0.33）mm，该处与视轴平均相距（0.90±0.51）mm，其中约2/3眼角膜最薄处位于视轴颞下方，约1/4眼角膜位于视轴颞上方，其余的位于视轴鼻下方或鼻上方。

正常角膜的厚度图形分为4类：圆形、椭圆形、偏心圆形和偏心椭圆形，以前两者占绝大多数。一般而言，角膜形态与厚度能保持相对稳定，以维持正常的视功能。但生理情况下，角膜形态与厚度也随着时间、眼睑压力、泪液渗透压和激素水平等的改变而发生微小变化。

5．与角膜接触镜验配有关的角膜地形图应用

筛选早期圆锥角膜等疾病引起的异常角膜地形图有多种，角膜疾病可影响角膜的前、后表面，角膜地形图检查有助于确立这些疾病的诊断，并确定该眼是否适合配戴角膜接触镜以及适合配戴何种类型的接触镜。

（1）圆锥角膜　圆锥角膜是一种非感染性进行性角膜变薄的疾病，是最常见的角膜形态异常性角膜病。典型圆锥角膜的临床症状为进行性视力下降伴散光增大、后期矫正视力下降等，体征有角膜局部变薄、圆锥状前突、Vogt线、Fleischer环、角膜瘢痕等。但在典型的临床症状、体征出现以前，应用裂隙灯显微镜和角膜曲率计难以进行早期诊断。

角膜地形图检查的应用使早期诊断圆锥角膜成为可能。典型的圆锥角膜的角膜地形图表现为：局部区域变陡峭，形成一局限性圆锥；圆锥顶点多偏离视轴，以角膜下方或颞下方为多见；主要分为角膜中央陡峭的中央型和向角膜缘方向变陡峭的周边型；从圆锥的形状表现，划分为圆形、椭圆形和领结形等。圆锥角膜的地形图诊断指标主要有以下几个：① 角膜中央曲率明显高于正常（>47.00D）；② 同一个体双眼角膜曲率差值大（>2.50D）；③ 角膜下方与上方的曲率差值增加（>3.00D）。

在许多病例，角膜屈光力地形图与角膜高度地形图所显示的锥顶的位置不一

致，因为它们的锥顶角膜屈光力并不一定是最大的。角膜表面的高度地形图才能显示角膜锥的真正位置。圆锥角膜者角膜中央及旁中央较正常人明显变薄，因而能测量全角膜厚度的地形图系统提供的角膜厚度地形图，也能用于圆锥角膜的诊断。

临床早期圆锥角膜又称亚临床期圆锥角膜，是指矫正视力基本正常，无明显裂隙灯体征，但最终将发展为圆锥角膜的情况。临床诊断较为困难，必须借助于角膜地形图系统。圆锥角膜的发展是进行性的，即使早期没有明确指征，只要加强随访，仍能及早诊断。尽管角膜地形图的应用为临床早期圆锥角膜的诊断提供了可靠性依据，但目前的标准尚未统一，每种方法均有其优越性和局限性。

早期圆锥角膜甚至典型的圆锥角膜，可通过配戴硬性角膜接触镜予以矫正。当角膜接触镜矫正不理想时，则要考虑板层或穿透性角膜移植。假性圆锥角膜是指由于机械性外力或人为因素的影响，而在角膜地形图上表现出类似与圆锥角膜的一种临床现象。

通常，角膜接触镜（尤其是硬性角膜接触镜）的配戴是引起假性圆锥角膜最为常见的因素，其主要原因是角膜接触镜直接压迫角膜而引起角膜曲率的变化，但代谢方面的作用也不容忽视。有研究显示，角膜塑形镜会造成角膜不同区域上皮厚度的改变。角膜接触镜引起角膜曲率改变的一般情况有：角膜中央不规则散光，散光轴向改变，角膜中央相对变平坦，接触镜边缘处相对变陡峭。这种圆锥角膜地形图的表现是与角膜接触镜所处的位置相关的，而且没有圆锥角膜的其他症状和体征。部分个体因长期配戴角膜接触镜会出现角膜变薄，但呈现为全角膜变薄，而不是角膜局限性变薄。角膜接触镜引起的角膜曲率改变是可逆性的，软性角膜接触镜配戴者一般摘镜后 1～2 周可恢复；硬性角膜接触镜配戴者则需要 2～3 周才能恢复；而角膜塑形镜配戴者则需 3～6 个月才能完全恢复，因此需要密切的随访。检查时被检者的不良注视也可能引起假性圆锥角膜的地形图表现，因此在检查时要注意这种情况。

（2）边缘性角膜变性　又称为 Terrien 角膜边缘变性，是一种角膜边缘部位的非炎症性、缓慢进展的角膜变薄性疾病，确切病因尚未明确。本病多发于或首发于角膜上半部边缘，逐渐沿角膜缘环形进展，表现为角膜局部变薄、膨隆，晚期常表现出高度逆规性散光或不规则散光，角膜还可能穿孔。角膜地形图表现为：除了在角膜中央有一个屈光力强的区域外，角膜周边还有另一个屈光力强的区域，而角膜表面的高度、厚度地形图可以更直观显示角膜边缘的高度、厚度变化。病变早期一般仅需密切随访，但如角膜边缘明显变薄，应及早进行部分或全板层角膜移植。

（3）干眼　干眼是由于泪液的质和量的异常或泪液流体动力学异常引起的泪膜不稳定和眼表的损害，从而导致眼部不适的一类疾病。

泪膜不稳定就不能构成角膜完整而光滑的表面，表现为泪膜很快干燥破裂，从而产生异常角膜地形图，可表现出 SAI 和 SRI 值明显增大。

角膜地形图呈不规则形，在 Orb-scan 角膜地形图系统的表现为角膜厚度明显小于正常人，而且图形有明显不规则性改变。角膜接触镜的配戴会对泪膜造成影响，可引起干眼；已有干眼者，则会加重干眼症状，甚至令配戴者无法继续配戴。

（六）其他检查

如眼压检查和眼底检查。眼压须在正常范围内（10 ~ 21mmHg），眼压测量连续 3 次在 22mmHg 以上，则须慎择试戴。眼底检查应注意有无严重的病理性近视眼底改变。

三、诊断性试戴

每个生产镜片的实验室其规定的镜片参数要求不同，但基本需要确定的参数主要有以下几个：镜片基弧（BC）、镜片光学区直径（OZD）、镜片的总直径（OAD）、镜片的度数、镜片的第二弧曲率（反转弧）和第三弧曲率（定位弧）。

由于每一品牌镜片的设计都有其特殊性，特别是不同厂家对反转弧和定位弧的参数描述有很大的不同，甚至有些厂家以一系列代码来表示不同陡峭或平坦程度的反转弧和定位弧，所以验配师必须熟悉厂家提供的验配数据和参数的具体代表意义。

也可以根据镜片试戴评价，对各弧度的参数提出意见，厂家也可以做出相应调整。以患者体验为主，角膜塑形镜试戴片首片选择应根据角膜曲率计或地形图所测出的平坦 K 值决定。试戴片主要用于判断镜片中心定位和定位弧区松紧度，判断镜片直径是否缩小或者放大。

（一）地形图定位法

地形图定位法各区划分如图 6-2 所示。选地形图 3、5、7 区环，7 区的颞侧和鼻侧平均值作为首选试戴参数。度数低于 -3.00D 的可参照 5 区平坦 K 值做首选。当曲率超出或低于试戴片范围，此方法是选择平坦 K 值的可靠依据。

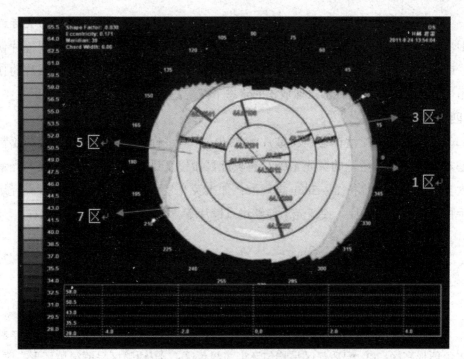

图 6-2　地形图定位法各区划分

（二）推断法

选一松一紧镜片，取中值。这适用于试戴片只有 -0.50D 梯度情况的患眼，戴上试戴镜片 15 ~ 20min 后评估镜片的配适，此时由于眼部刺激症基本缓解，且配适状况较接近真实的配适。滴用适量荧光素，将多余荧光素液擦去。在裂隙灯显微镜下用黄光观察镜片的动态配适。在裂隙灯显微镜下用钴蓝光观察镜片的静态配适。

（三）试戴片做配适检查注意事项

① 不建议试戴片过夜配戴，这样会减少试戴片使用寿命或导致验配准确度下降。

② 在试戴时验光处方中的散光可按等效球镜原理转换成球镜度等值做配适参数。如 -3.00-1.00×180，可按 -3.50 计算。

③ 近视 -4.00D 以下，建议使用屈光度为 -3.00D 试戴片。

④ 近视 -4.25D 以上，建议使用屈光度为 -5.00D 试戴片。

⑤ 散光换算建议：-0.75D 以下忽略；

-1.00 ~ -1.50D 时加 -0.25 ~ -0.50D 至球镜，屈光处方建议足矫（最大度数的最佳视力）。

⑥ 在一次验配中试戴次数最好不要超过 3 次，因为多次重复的试戴会导致泪液层和角膜曲率暂时发生改变，影响最终试戴结果。若配适评估发现镜片偏紧或偏松需调整试戴片，可选择 0.50D 梯度调整，减少调片次数。试戴片的使用规则：必须在患者眼部自然放松的状态下做配适观察。镜片选用先松后紧。

（四）配适评估

角膜塑形镜配适评估在试戴片戴入 40min 后进行，此时镜片和泪液分泌都基本稳定。滴入适量的荧光素钠在裂隙灯显微镜下进行配适评估。如果荧光素太多，闭上眼睛等待 2~3min 再观察；如果荧光素不明显，可能稍紧，轻轻用手指推眼睑移动镜片，使荧光素能够进入镜片下。

1. 配适评估内容

（1）动态配适

① 中心定位：镜片垂直和水平的坐标偏位均≤0.5mm。

② 移动度：移动 1~2mm，移动类型取垂直顺滑，移动速度适中。

（2）静态配适　正常配适表现为：① 基弧区呈圆形暗区；② 反转弧区呈鲜绿色环形亮区；③ 配适弧区呈均匀环形淡绿色区；④ 边弧区呈鲜绿色环形亮区。

2. 不同配适表现

（1）理想配适

① 镜片位置居中或偏下方，闭目时镜片可移至角膜中央，随眨眼的移动度为 1~2mm。

② 光学区为明显的黑色暗区（无荧光区），直径为 5~6mm。

③ 反转弧区为绿色的荧光区，宽为 0.5~1mm。

④ 配适弧区与角膜呈现环型紧密接触，表现为无荧光环，环的宽度为 1mm。

⑤ 边弧区为宽 0.5mm 的荧光区。

⑥ 镜片与角膜之间没有大气泡（或偶有气泡），但容易排除。

（2）过紧的配戴表现

① 表现为眨眼时镜片移动度小于 1mm 或不动，镜下有较大的气泡且不易排出。

② 光学区面积变小，与反转弧区分界不清，过紧程度重时光学区可出现绿色的荧光积液。

③ 反转弧区与配适弧区边界极清。

④ 边弧区荧光带极细甚至消失，这时可选择基弧再平坦一些。

（3）过松的配戴表现

① 镜片移动度大于 2mm，镜下荧光素较多且弥散。

② 配适弧区与角膜非环行紧密接触，无荧光的环不完整，镜片常位于下方，也可偏向上方、鼻侧或颞侧。

③ 镜片边缘超出角膜缘外，镜片的光学区大部分偏离瞳孔区，镜片边缘翘起，可见气泡。

④ 这时应改用镜片基弧较小（即屈光力稍大 0.50D）的镜片，再观察试戴状态，以达到理想配适效果。

3. 影响试戴评估的因素

① 评估时间。

② 荧光素染色量。

③ 眼睑过度紧张。

④ 泪液分泌过多。

⑤ 虹膜直径和试戴片直径不匹配。

⑥ 试戴片光度不符。

⑦ 角膜上皮脱落。

⑧ 试戴片的使用寿命。

（五）角膜塑形镜各弧区与镜片调整的关系

角膜塑形镜验配的关键因素在于如何通过荧光素评估调整试戴片，最终找到适合的镜片。要掌握试戴片调整的要素，首先要充分了解试戴片（也称为标准片）的组成。

1. 试戴片（标准片）的组成

角膜塑形标准片组是根据不同的眼视光组合设计出的一套成品镜片，多数人可以在其中挑选到适合的镜片，部分人需要做调整。

标准片组镜片有 3 个关键参数：① 需要降低的近视幅度；② 瞳孔区的角膜曲率；③ 与镜片定位弧对应的角膜中周部（约距角膜中心 4mm 处）的角膜曲率。前两个参数决定近视降幅，第三个参数决定镜片定位。但实际上如果由这样 3 个参数组成的标准片组，会形成数目庞大的三维矩阵组合，在实际工作中不可能实施。所以，实际上我们使用的标准片组是按 $e=0.5$ 标准设计的。e 值一旦固定，上述第二与第三个参数就成了按 $e=0.5$ 的固定关系，这样就可以做成一个按每 50 度近视降幅和每 0.5D 曲率变化的二维标准镜片组。但毕竟不是人人的 e 值都是 0.5，如果 e 值偏离 0.5 较大，就需要多次试戴调整后才能找到适合的镜片了。

现在来看看这个按每 50 度近视降幅和每 0.5D 曲率变化的二维标准镜片组

结构：以下是二维标准镜片组的一部分。横行标识的是角膜平坦 K 值；竖列标识的是希望降低的近视幅度。即使用表 6-2 时，横向可以根据角膜的平坦 K 值选择基弧；纵向可以选择近视降幅。

表 6-2　　　　　　　　　二维标准镜片组结构表

		44.0		44.50		45.0
		...		...		...
−4.00	...	8.60		8.49		8.39
		4400/400		4450/400		4500/400
			L	↑		
			↖	LR		
−4.50	...	8.71	LMR	8.60	TLR	8.49
		4400/450	←	4450/450	→	4500/450
				↓	↘	
				MR	T	
−5.00	...	8.82		8.71		8.60
		4400/500		4450/500		4500/500

举例说明，某人的检查结果如下：

	验光结果	水平角膜曲率	垂直角膜曲率
右眼	−4.25DS/−0.75DC×6	44.5	45.5
左眼	−6.5DS	44.75	45.25

首先为右眼选择镜片。根据 K 值测量，其平坦 K（选择较小的 K 值）为 44.5，其近视度为 −4.25D。由于其近视度数小于 −6.00D，故可全部消除其度数来选择镜片。由标准片组中找出编号为"4450/450"的镜片作为第一只试戴片。其左眼平坦 K 值为 44.75，近视度数为 −6.50D（超过了最大降幅），只能按 −6.00D 的降幅来选择镜片。由标准片组表中找出编号"4500/600"的镜片做第一只试戴片。

初戴镜后先让患者闭眼休息 10～15min，待患者适应后，异物感缓解时再检查，否则眼泪太多影响观察。可进行表面麻醉剂后再检查。首先查戴视力，戴着适合试戴镜片的视力应该达到 1.0 或 1.2。若低于 1.0，表明所选的镜片不适合，要重新核对镜片，以防拿错。

2. 调整镜片

戴镜后根据评估结果按以下原则（表 6-2）调整镜片：

① L= 放松镜片，即增加定位弧区镜片与角膜之间的泪液层厚度，但维持近视度数降幅不变（即镜片中央区与角膜之间的接触面积不变）。

② T= 收紧镜片，即减少定位弧区镜片与角膜之间的泪液层厚度，但维持近视度数降幅不变（即镜片中央区与角膜之间的接触面积不变）。

③ LR= 减少近视度数降幅，即加大镜片中央区与角膜的接触面积，但维持镜片的松紧度不变（即定位弧区镜片与角膜之间泪液层厚度不变）。

④ MR= 增加近视度数降幅，即减小镜片中央区与角膜的接触面积，但维持片的松紧度不变（即定位弧区镜片与角膜之间泪液层厚度不变）。

⑤ LMR= 放松镜片，即增加定位弧区镜片与角膜之间的泪液层厚度，同时增加近视度数降幅（即减小镜片中央区与角膜的接触面积）。

⑥ TLR= 收紧镜片，即减少定位弧区镜片与角膜之间的泪液层厚度，同时减少近视度数降幅（即加大镜片中央区与角膜的接触面积）。

配适良好是指"选择最恰当"的镜片。过紧和过松都不好，而"镜片居中"是最重要的指标。要注意的是以上原则一定是在角膜曲率测量和验光的准确检查结果基础上进行的。其中角膜曲率的测量尤其重要。而且上述调整原则看起来非常复杂，初学者常常不知所措，这需要大量地练习实践才能体会。

以上面右眼的例子说明，如右眼戴上"4450/450"后：

• 中央接触面积适中，但定位过紧（即定位弧区呈黑色且活动度过小），应按照"L"的指向重新选择：4400/400 的镜片试戴，即放松镜片。

• 中央接触面积适中，但定位过松（即定位弧区呈绿色且活动度过大），应按照"T"的指向重新选择：4500/500 的镜片试戴，即放松镜片。

• 定位居中，活动度居中，定位弧区染色正常，但中央接触面积过小或过矫。应按照"LR"的指向重新选择 4450/400 的镜片试戴。即减少近视度数降幅。

• 定位居中，活动度居中，定位弧区染色正常，但中央接触面积过大或欠矫。应按照"MR"的指向重新选择 4400/500 的镜片试戴。即增加近视度数降幅。

• 中央接触面积过大或欠矫，同时镜片定位过紧，应按照"LMR"的指向重新选择 4400/450 的镜片试戴，即放松镜片和增加近视度数降幅。

• 中央接触面积过小或过矫，同时镜片定位过松，应按照"TLR"的指向重新选择 4500/450 的镜片试戴,即收紧镜片和减少近视度数降幅。

一直调整到配适良好才停止调整。配适良好的标准如下:

① 镜片定位居中,眨眼时镜片移动,但能自动回到中央位置。② 镜片有一定的移动性,即眨眼时有一定活动度(1～2.5mm)。希望降低的近视度数越高或角膜中央越陡,初始时活动度应该预留得越大,随着配戴时间的加长,中周部(定位弧区)角膜组织有变厚倾向,活动度会减小。③ 戴镜视力达到 1.0 或达到自身最佳矫正视力。

荧光素染色评估良好的标准:① 镜片在中央区与角膜之间有足够的接触范围(2～5mm)。② 希望降低的近视度数越高,初始时接触面积越小,随着配戴时间的加长,角膜塑性效果呈现,接触面积会相应增大。③ 接触区染色后应呈现淡黑色或浅绿状态。④ 反转弧区镜片与角膜之间有很厚的泪液层,染色后呈 360° 浓绿色亮环。⑤ 希望降低的度数越高,初始时这一亮环越宽。⑥ 定位弧区镜片与角膜保持平行状态,泪液层较薄,染色后呈淡绿或淡黑状态。⑦ 希望降低的度数越高,初始时泪液层应越厚,染色偏绿。⑧ 周弧区镜片翘起,促进泪液交换。该区镜片与角膜之间泪液层很厚,染色后呈 360° 浓绿色亮环。

BC 弧(基弧)关系到矫正屈光不正量的大小,越向图 6-3 的左侧选择镜片,基弧数值越大(越平坦)矫正力量越强,越向右越弱;越向上越弱,越向下越强。

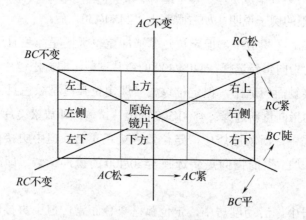

图6-3　配适关系调整图

RC 弧(反转弧)是关系到矫正速度快慢的,同时也有稳定镜片和影响矫正力量的作用,*RC* 弧越陡,矫正速度越快(当然不是越陡越好)。它的曲率半径的大小取决于将要矫正的屈光不正度的大小,需要矫正的屈光不正度越大,*RC* 弧曲率半径越小(越陡),需要矫正的屈光不正度越小,*RC* 弧的曲率半径越大

（越平坦）。*RC* 弧在图中没有通过数值直接反映出来。

AC 弧（定位弧）关系到镜片的松紧，同一纵向镜片的 *AC* 弧曲率半径大小不变，但越向左侧选择镜片，镜片的曲率半径越大（越平坦），越向右越小（越陡）。*PC* 弧（边弧），是为了产生合理的泪液交换，一般不需要变化。

3．主要弧区在标准片组上的变化规律

从原始镜片向左上调片，*BC* 的曲率半径相同，*RC* 的曲率半径增大，*AC* 的曲率半径增大。从原始镜片向上方调片，*BC* 的曲率半径减小，*RC* 的曲率半径增大，*AC* 的曲率半径不变。从原始镜片向右上调片，*BC* 的曲率半径减小，*RC* 的曲率半径相同，*AC* 的曲率半径减小。从原始镜片向左侧调片，*BC* 的曲率半径增大，*RC* 的曲率半径增大，*AC* 的曲率半径增大。从原始镜片向右侧调片，*BC* 的曲率半径减小，*RC* 的曲率半径减小，*AC* 的曲率半径减小。从原始镜片向左下调片，*BC* 的曲率半径增大，*RC* 的曲率半径相同，*AC* 的曲率半径增大。从原始镜片向下方调片，*BC* 的曲率半径增大，*RC* 的曲率半径减小，*AC* 的曲率半径减小。从原始镜片向右下调片，*BC* 的曲率半径相同，*RC* 的曲率半径减小，*AC* 的曲率半径减小。为了方便理解把上述文字改用图 6–3 来描述更直观。

4．角膜塑形镜各弧区与镜片调整的关系

"L、T、LR、MR、LMR、TLR" 调整方向就是上述规律的体现。在评估的过程中根据观察到的评估结果按上述规律调整。*BC* 紧了就向松的方向调整，*RC* 松了就向紧的方向调整等，以此类推。

注意：这些调整方法只是为了尽快找到适合的试戴片，评判是否真正适合配戴者，还是要通过评估来确认。

（六）角膜塑形镜配适不良及处理

角膜塑形是比较复杂的技术，每一个人的角膜形态都不同，所以出现配适不良的几率也会比较高，验配师一定要学会如何处理各种配适不良的情况。以下是常见检查配适不良的方法和处理。

1．如何判断镜片的松紧

主要根据定位弧区和角膜的接触状态来判断。如果在定位弧区与角膜接触过紧，即荧光素染色后呈黑色（通常是呈 360°的黑色），且活动度很小，则说明镜片过紧，需放松镜片。与过松并存的另一个特征是镜片中央与角膜间紧密接触，染色后呈黑色。如果定位弧区与角膜间间隙较大，泪液厚，荧光染色后该区域呈绿色，且镜片活动度大，则镜片过松，需要收紧镜片。与过紧并存的另一个特征是镜片中央与角膜间存有较厚的泪液，染色后呈浓绿色。

2. 镜片的活动度不佳

最佳的活动范围应该是向上下方活动 1～2mm。若活动范围过大，很快滑向下方并过了角巩缘，或者活动的位置不能固定，镜片在角膜上呈漂动状，常常显示镜片过松，要向右下方调换镜片。若镜片活动范围小于 0.5mm，活动的速度很慢，比如推动镜片后它从上向下滑动 1mm 需要 2s，常常显示镜片过紧，需要向左上方调换试戴片。但是若在试戴 2h 后还有这种活动度也是可以接受的。

3. 镜片的位置不佳

镜片位置不佳的原因较多，主要有角膜散光较大、眼睑过紧等。镜片位置不佳是验配角膜塑形镜的过程中最难处理的问题，要仔细分析镜片的配适状况并结合角膜地形图的表现找出原因来调整镜片。

所有的偏位只要不是很严重（不超过 1mm），镜片的活动度也很好，就无须处理。只有当镜片活动度很小，或没有活动度，且视力恢复不佳时才需要处理。

① 镜片偏下：若镜片位置偏下 1mm，活动度也在正常范围内，不需调整。闭眼和睡觉时，眼睑的力量会让其回到中央。如果镜片偏下方较多，且固定在下方不动，则需要调整镜片。

镜片下坠的常见原因是镜片过紧。镜片下坠后固定在下端不动，定位弧区与角膜 360°接触，按 L 方向调整镜片。镜片下坠也可能是镜片过松造成，这时定位弧区不会有 360°接触，向 T 方向调整镜片。

② 镜片偏上：稍微向上偏位，活动度好，也不影响矫治的效果。若向上偏位 1mm 以上，且固定不动时，一般都会造成散光，必须处理。

偏上的原因大多数是镜片太松。此时先要将镜片推动，再看它的活动度，若镜片太松，向右下方调换试戴片收紧。有时配戴者戴上镜片时很好，但一眨眼镜片就上偏，不能自动回到中央。这可能是由于上眼皮过紧造成的，这种情况无法调整，不建议做塑形。

③ 镜片偏左或右：镜片的侧向偏位是最难处理的问题，大多数是患者角膜本身的问题，可因散光较大、非对称指数较大或屈光不正度较高而致。还有些患者的角膜条件很好，屈光不正度数也不高，但是就是偏位严重，这就要考虑是由眼睑的力量不平衡而致。不建议做塑形。

镜片偏位时如何判断是松还是紧造成的？可将镜片推到中央后判断是松还是紧，然后对症解决。有时可以尝试增加镜片总直径。

4. 戴镜后视力屈光不正度下降不理想

一般说来，戴用适合的试戴片 1h 能使近视度数降低 1.00D 左右，2h 能降低 1.50 ~ 2.00D。戴用 8h 的，一般也能降低原有屈光不正度的 70%，裸眼视力也相应提高。但也会由于下列原因出现矫正效果不好的情况：

① 镜片配适不良。

② 患者的角膜 e 值较小：角膜前表面趋向球面化，可试用加大 BC 弧压力的办法。

③ 患者有较高的内散光。

④ 其他：镜片左右搞错，镜片下有较大气泡，角膜中央有较多上皮脱落或角膜水肿，甚至于过矫造成远视等，都会使裸眼视力不佳。

⑤ 不明原因：可能是角膜的硬度较高，可塑性不好，这在成人配戴者中可能出现得较多。

⑥ 护理液过敏：患者感觉异物感较强，裂隙灯显微镜下检查角膜上皮点状染色阳性，应立即停止戴镜。为防止对护理液过敏反应的发生，试戴时一定要将护理液冲洗干净，或更换护理液。要同时注意询问患者有无过敏史。

⑦ 镜片越戴越紧：复诊时发现，很多配戴者一开始镜片活动度良好，但越戴越紧。这是由于在角膜塑形的过程中，一部分角膜中央组织外移（角膜上皮重塑，重分布）造成角膜中周部变平，定位弧与角膜间的接触变多、变紧密。矫正度数越高，或矫正前角膜中央曲率越陡时，这种情况越明显。

所以，在验配时要注意，对于度数高和角膜曲率高的人，戴镜初始时镜片应该相对松些和预留较大的活动度如 2 ~ 2.5mm，定位弧区的泪液层也稍微厚些。戴镜一段时间后，活动度会下降到 1 ~ 1.5mm 的正常状态。如果一段时间后还是镜片过紧，可以使用简易打磨机对定位弧区进行打磨。

⑧ 角膜上皮脱落：这种情况比较常见，如角膜有不密集的上皮脱落，配戴者没有症状，此时可以暂时停戴，点上皮修复类眼液。同时要注意检查镜片内表面有无划痕或污染等，这种情况一般 1 ~ 2 天可恢复。如果角膜出现较密集的上皮脱落并有眼红痛等症状，常常是上皮深层脱落的表现，需要停戴较长时间，同时使用抗菌素和上皮修复类眼液，每周复查，待角膜上皮完全修复后才可继续戴。

⑨ 镜片中央形成泪池充满荧光素：定位弧和反转弧太陡（太紧）所致。按 L 方向调整。

⑩ 有气泡：取下镜片，在凹面滴舒润液后重新戴上。如果气泡还在，而且

比较大，说明反转弧太陡或定位弧太陡，按 LR 的方向调整。有时是由于镜片问题产生的不良反应，所以每次复查时要对镜片做下述检查：检查镜片边缘是否有缺损、镜片内外表面是否有划痕、镜片是否有过多的蛋白质或油脂类沉淀、镜片是否变形。

四、角膜塑形镜的护理和随访计划

（一）镜片的检测和发放

① 收到为患者定制的镜片后，首先核对患者姓名和病历记录，用焦度仪、镜片投影仪、曲率半径测定仪等对镜片进行检测，核实各项参数的准确性，确认镜片加工质量。

② 通知患者领取为其定制的镜片。

③ 患者戴上新镜片 40min 左右基本适应后，再次检查镜片配适状态、戴镜视力、戴镜曲率等。如发现有异常，需重新利用试戴片再次试戴并做相应检查。

④ 指导患者及家长进行摘、戴镜片练习和清洗、消毒、冲洗、保存镜片等护理操作，直到患者完全掌握要领为止。

⑤ 向患者及家长交代相关注意事项，可能出现的不良反应，护理常规，紧急情况的处理和联系方法。

⑥ 在《角膜塑形镜领取确认书》上签字，并发放《配戴手册》。

（二）制定定期复查计划

1. 向患者反复强调定期复查的重要性和必要性。

角膜塑形镜配好交于患者使用并不意味着医疗保健服务的终结，而恰恰是服务的继续与加强。对戴镜中出现的任何问题，应早期发现并早期防治、尽量减少角膜塑形镜对眼表面的损伤是至关重要的，所以应严格规定定期复查的时间和方法。

2. 复查时间

无论有无症状出现，必须叮嘱患者戴镜后定期来医院检查，有症状时更需立即摘镜，立即到医院检查治疗。还要重视对患者的教育，不断提高他们的依从性和警惕性，多了解爱眼护眼的常识，让青少年患者及其家长养成每日查眼的良好习惯，认真配合医师做好眼部保健。

① 夜戴镜：过夜戴镜后的次日早晨、1 周、2 周、1 个月复查，前 6 个月每月复查，之后每 1~2 个月定期检查。

② 日戴镜：戴镜后 1 周、1 个月、2 个月复查，之后每隔 2~3 个月定期检查。

3．随访计划内容

包括听取患者主诉，询问戴镜方式、戴镜时间，有无自觉症状，视力稳定的情况等；进行视力、角膜曲率、屈光度、裂隙灯显微镜、泪液检查，检查镜片配适状态，检测镜片参数；观察镜片有无损伤、污染、沉淀等，并根据临床需要选择某些特殊检查。

（1）听取患者主诉

① 询问患者有无不适的自觉症状，如异物感、充血、眼痒，有分泌物、流泪、灼痛、压迫感等不适症状，是戴镜后马上出现还是戴镜一段时间后出现，或是与戴角膜塑形镜无关。

② 远、近视物清晰度是否满意，摘镜后视力有无下降，有无视力波动、重影、模糊、眩光、视物变形。

③ 戴镜的方式和时间。采用日戴、夜戴或弹性配戴，每日是否规律使用，平均戴镜时间，有无过长和过短的情况。

④ 镜片是否超期使用，镜片有无偏心，是否容易移位、干燥，出现油污、沉淀、透明度下降或破损、丢失等现象。

（2）视力检查

① 测定远、近裸眼视力和戴镜视力。

② 达不到最佳效果时应进行主客观验光矫正。

（3）裂隙灯检查

① 眼前节健康检查：包括角膜、结膜、泪液膜。

② 镜片配适状态检查：包括镜片位置、活动度，荧光显像。

③ 镜片检查：如镜片表面是否有划痕、沉淀、污染、锈斑，镜片是否有破损、变形、变色等。

④ 眼表体征检查：有无明显睑、球结膜充血，巨乳头性结膜炎；有无角膜水肿、角膜机械性损伤、角膜点状着色、角膜浸润和角膜溃疡；有无角膜血管增生、色素沉着和角膜斑痕；以及有无泪液分泌量和泪膜性状异常等。

⑤ 镜片配适状态是否保持良好，有无过松或过紧现象；看其定位是否在角膜中央，有无偏位；看镜片的活动度和活动方向是否适宜。

⑥ 用荧光素染色后，观察镜片各弧面与角膜前表面的相互位置、相互接触与间隙的关系及其规则性反应。

（4）镜片的检查

① 利用裂隙灯显微镜或投影仪检查镜片表面是否有划痕、沉淀、污染、锈

斑，镜片是否有破损、变形、变色等。

② 利用焦度计和曲率半径测定仪等，确认镜片有无变形、左右眼错位或错用了其他镜片。

（5）屈光度及角膜曲率的测定

① 裸眼和戴镜状态下分别进行电脑验光和角膜曲率检查。

② 戴镜视力低于验配时的最佳视力者进行片上验光，追加矫正。

③ 夜戴角膜塑形镜者摘镜后裸眼视力低于0.8者，也要进行验光矫正，观测屈光度数是否稳定，有无视力矫正不良等。如发现引起明显的带入性散光或可能存在配适问题，需配合角膜地形图检查分析。必要时停用数日后重新验光、测定。

（6）测泪液量和泪膜观察

① 建议每2~3个月利用 Schirmer 试纸或酚红染色的面积测泪液分泌量。

② 观察泪膜破裂时间和表面泪膜性状，有干燥感、干眼倾向者最好每次复查时进行常规检查。

（7）电脑辅助的角膜地形图检查

① 戴镜初期（1个月内）每次复查时以及之后每2个月复查时做该项检查。

② 尤其是夜戴角膜塑形镜者，角膜地形图可以很好地反映出夜戴时镜片的配适状况，有无位置的偏移等。角膜地形图可以很好地监控矫治效果，指导镜片的调整和适时更换。

（8）A超及角膜内皮细胞检查　A超检查测量眼轴长度、前房深度、晶状体厚度，角膜测厚及非接触角膜内皮细胞检查建议每3~6个月一次。A超检查是观测患者近视度有无明显增长的重要指标之一，而角膜厚度和角膜内皮细胞的检查则是配戴角膜塑形镜的安全观测指标。通过和戴镜前的检测结果进行对照，用以发现配戴角膜塑形镜是否对角膜生理代谢产生了影响。

（9）其他特殊检查　推荐每3~6个月做对比敏感度和眩光对比敏感度检查，主观波前像差和角膜知觉检查，以了解戴镜后视觉功能的变化和角膜健康状况，指导今后的合理戴用。

（10）护理的检查与指导　确认护理用品使用和护理方式是否规范，酌情给予进一步指导和培训，酌情建议患者更换镜片。发现问题及时处理。

（三）角膜塑形镜的戴镜方法

患者在摘戴镜前，须洗净双手，剪短指甲，使用的镜片也应彻底清洁。

具体的戴镜方法如下：

（1）戴镜法一　将镜片内曲面向上置于右手食指端，可在镜片凹面注入一滴润眼液，嘱患者双眼固视正前方，用左手食指拉开上睑缘，右手中指拉开下睑缘，将镜片轻轻放置于角膜中央。

（2）戴镜法二　用戴镜同侧手的食指和拇指打开双睑，手指尽可能地靠近睑缘，另一只手的食指托住接触镜片，将其轻轻戴在眼表面。

注意：可在眼前放置一面镜子，戴镜时，应同时睁开双眼，让眼睛固视镜中一处，在戴镜时要控制眼球的转动。另外，要保证镜片在角膜上放置稳妥后，才可缓慢放开牵拉眼睑的手指，过早放开有可能使镜片偏移或脱落。

（四）角膜塑形镜的摘镜方法

（1）摘镜法一　可利用双手进行操作，用左手食指拉开上睑后再轻轻下压，使上睑缘顶住镜片上缘，用右手的食指拉开下睑，并利用下睑缘使镜片下缘脱离角膜。摘镜时，可在面部下方放一手帕或纸巾，以防镜片脱落后丢失。

（2）摘镜法二　睑裂大的患者可试用单手进行操作。嘱患者睁大眼睛，面部朝向正前方或略朝向外侧方，将戴镜同侧手的食指或中指垂直放在外眦部，朝外上方牵拉双睑。此时睑裂变狭，上下睑缘轻压镜片的边缘部，随瞬目将镜片挤出，镜片脱出时用另一只手接住镜片。事先应对镜进行练习，学习如何使用食指或中指。

在牵拉眼睑时，如睑缘外翻或镜片被覆盖于眼睑下方，则镜片不易被脱出；牵拉眼睑之前应睁大眼睛，充分暴露镜片的边缘。

（3）摘镜法三　利用前两种方法仍摘不下镜片时，可以使用小吸棒。对着镜子，用左手的拇指和食指打开双睑，右手持小吸棒，将镜片吸着后取出。请特别注意：吸附之前一定要看清镜片的位置。

（五）摘戴镜时的问题及其处理

1. 移位

在角膜塑形镜配戴过程中，角膜上的镜片移位到结膜部位的情况很少发生。但是初戴者或未按正确方法配戴和摘取时偶尔会出现镜片移位，所以在进行戴镜和摘镜的指导时，患者须学会矫正的方法。

（1）方法一　患者手持一面小镜，对着镜子转动眼球，认真寻找镜片位于何处，必要时可拉开上下睑寻找。发现镜片后，眼睛注视与镜片位置相反的方向，利用眼睑阻止镜片滑动，然后眼球逐渐向正前方转动，促使镜片回到角膜上。

（2）方法二　用食指或是中指从眼睑的外面触知镜片的位置，发现后，在眼睑上用手指从角膜的远端轻轻将镜片推回至角膜。

（3）方法三　镜片向上方移位时，可用5个手指或是除拇指以外的4个手指头放在眼睑上扣住整个眼球，然后将镜片压向下方。

有时接触镜片吸附在结膜上不能移动，利用上述方法不能使其重定，这时可从眼睑上面用手指按压镜片周围的球结膜，让空气进入镜片下；或是滴入点眼液，使镜片能够活动后再进行重定。若重定失败，也可用吸棒将镜片取下后再重新戴镜，切记不可将接触镜翘起或用指甲取下。

2. 左、右眼镜片的错位

左、右眼所用镜片的基弧与屈光度不同时，如果发生错位，有可能干扰双眼视觉，出现配适过紧的现象，甚至对角膜造成损伤。为了便于区别，左、右眼镜片可按不同颜色定制，或在一双镜片上刻上标记。如果患者配戴的镜片发生混淆，应拿回验配机构进行检测后再进行配戴。

（六）角膜塑形镜的清洁与护理方法

1. 重视镜片的清洁护理，提高护眼意识

接触镜在配戴的整个过程当中，始终都需要进行护理，也就是要针对镜片进行清洗、消毒、保存、湿润、去除蛋白质沉淀等，同时也要对眼表特别是角膜进行相应的保护。接触镜护理系统包括护理液和护理工具。

护理液为用于对镜片进行清洁、消毒、湿润、去除蛋白质沉淀的化学溶液，由消毒剂、湿润剂、表面清洁剂、去除蛋白质成分等组成。

护理工具指护理时使用的专用镜盒、镜子、吸棒、手指以及用作消毒的器皿等。

在使用过程中角膜塑形镜会被泪液中的蛋白质、油脂以及粉尘等物质污染，对眼睛造成不良刺激，影响镜片的光学性能，降低镜片矫正效果。因此，镜片清洁护理的好与坏，直接关系到角膜塑形镜的疗效、寿命以及是否对眼部造成损伤。患者及家属必须高度重视戴镜卫生，严格按照操作规定护理镜片，提高自我保护意识，培养良好的个人卫生习惯。应尽量选择清洁效果好、有去除蛋白质沉淀作用的护理液，并使用硬镜专用镜盒。一般人提到护理，往往简单地认为是消毒，实际并不尽然。

在整个护理操作中，消毒占有举足轻重的地位，因为它与戴镜的安全性密切相关。然而蛋白质沉淀一直是困扰医师和戴镜者的一个难题，目前许多多功能护理液的改进，都在围绕这个难题进行。

蛋白质沉淀是诱发并发症的主要原因，所以对于蛋白质沉淀的去除，是软镜护理的一个重要内容；当然并不能因此而忽略了其他的步骤和环节。现代接触镜护理目的已经远远超出了单一的安全目标，清晰和舒适越来越成为人们追求的目标。

2．洗涤冲洗

戴镜前和摘镜后的镜片需洗涤、冲洗，特别是摘镜后进行保存之前，要仔细清洗。

首先彻底洗净双手，然后用主力手的拇指、食指和中指夹持住镜片，用洗涤剂认真清洗；或是把镜片凹面朝上，平放在非主力手的手掌上，滴几滴多功能护理液（注意每次用护理液时瓶子均应完全倒立再挤压，防止药液被瓶口污染），用主力手的食指或中指进行放射方向揉搓清洗20次左右，然后再用主力手的拇指、食指和中指夹住镜片，用流动的洁净水边冲边洗，将洗涤剂清除干净。在清洁过程中，常因不慎发生接触镜片的脱失，为了防止在流水下冲洗时冲跑镜片，可利用保存镜盒中的镜片夹来夹住镜片。若在下水道口处置一防漏塞，则更加安全。镜片上附着的污染物较多时，可用强力清洁液清洗镜片，并可利用修磨镜片的研磨剂配合洗涤剂。

但是这种处理只能在验配医院或厂家由专业技术人员进行操作，以保证镜片的曲率、屈光度不发生变化。

3．镜片保存

镜片必须放置在硬性接触镜的专用保存盒中，以防止划伤镜片。镜盒中要充满保存液，保存液中主要含有表面活性剂和杀菌防腐剂，具有清洁、消毒、保存镜片的功能。镜盒中的保存液需每日更换，不可重复使用。取出镜片后要用流动的洁净水将保存液彻底冲洗掉，每次镜片浸泡时间不少于4h。如果镜片长期不戴，镜盒中的护理液至少1周要更换1次。保存用镜盒也要每日清洁，镜盒每3~6个月要定期更换。

4．护理液

当前市场上所售的大部分接触镜护理液均为软性接触镜专用，不能用来清洗、保存角膜塑形镜片。

角膜塑形镜专用护理液一般分为两种：一种为清洗保存液与蛋白质清除剂分开使用，另一种为包含蛋白质清除功能在内的多功能护理液。应每周至少1次使用蛋白酶片或蛋白酶滴剂进行分解蛋白质、脂质等处理，以维持镜片的清洁度和透气功能。

多功能护理液的最大优点是将各个步骤所需要的成分集为一体，只需要使用一瓶护理液，就可以完成上述多个步骤，达到清洗、润泽、消毒、去除蛋白质沉淀的目的。同时，由于合并了环节，减少了护理的种类，也减少了镜片被污染的机会。但它也存在自身的不足，由于各种成分被融合在一起，势必降低某些有效成分的浓度，减弱了原有的抑菌和杀菌能力。

研究表明，即使是使用含有去除蛋白质成分的多功能护理液进行每日护理，仍不能十分充分地去除各种蛋白质和脂质沉淀。因此，在使用多功能护理液的情况下，为彻底清洁镜片也应每月进行 1~2 次的蛋白质沉淀清除处理。

5. 蛋白质沉淀的清除处理方法

在左右镜盒中分别注入 2/3 的多功能护理液，再放入蛋白酶片各半片或一片（使用剂量和时间根据护理产品品牌不同而有所不同），镜片浸泡时间过久则蛋白酶的溶解液不易冲洗干净，会对角膜产生刺激反应。

浸泡完毕的镜片要用护理液和洁净水反复冲洗，然后在护理液中浸泡 4h 以上，最好浸泡过夜，冲洗后再配戴。镜盒内的蛋白酶溶解液必须倒掉，不能再次使用。若使用蛋白酶滴剂，每次使用后及时将盖子盖紧，不要用手指触摸瓶口。

6. 目前国内常用的几种硬性角膜接触镜护理液

（1）"培克能"多功能护理液　清洁、保存、去除蛋白质和脂质功能三合一，是目前较常使用的多功能护理液，含有酶成分，有去除蛋白质的功能，一般无须另外使用蛋白酶片。该护理液不能直接接触眼镜，必须用洁净水将镜片冲洗干净后才可戴用。

（2）"博视顿"多功能护理液　清洁、保存功能二合一，不含蛋白酶成分，需每周配合使用蛋白酶片。

（3）"美尼康"多功能护理液　清洁、保存功能二合一，清洁、消毒功能佳。不含蛋白酶成分，需每周配合使用蛋白酶片或蛋白液（Menicon progent A、B液）。在镜盒中先注入 A 液，再注入 B 液，混合后即可对镜片进行蛋白质清除，浸泡 30min 之后再用多功能护理液彻底清洗镜片，备用。

特别注意：护理液特别是蛋白质清除剂和具有去除蛋白质功能的护理液，绝对禁止滴入眼内，以防对眼睛产生刺激等不良反应。

镜片从保存液中取出或经过蛋白质清除处理后必须用洁净水仔细清洗干净，确保戴镜前镜片上无残留清洗剂（详细请参阅护理液使用说明书或向医师咨询）。

（七）角膜塑形镜护理的注意事项

1. 护理液的使用期限

一般的护理液应在 4~25℃ 的温度下保存，保存期限都在 2 年以上。经常戴镜者,应该了解自己每天使用护理液的量,这样可以在购买护理液时作为参考。从安全和卫生的角度考虑,通常护理液在开封后的规定时间内使用(一般不超过60天),超过规定时间,不论有无剩余,都应该连瓶弃去,更换新鲜护理液。因为开封后,护理液的瓶口会经常暴露于外界,不再是相对无菌的状态,增加了污染的机会。时间越长发生污染的可能性越大,所以一瓶护理液不可使用时间过长。

有些人在每次护理操作结束后,没有将盒内的护理液全部倒掉,下一次再浸泡镜片时,只向盒内补充一点新的护理液,以达到节省的目的。岂不知,这种做法非常不妥,因为使用过的护理液已经是相对污染的液体,即使再加入新的护理液,也还是处于污染的状态。如此反复,使用的护理液总是不洁净的。每次换用新护理液的目的之一,就是要保证所使用的护理液总是处于相对洁净的状态。

2. 使用方法

① 每次摘镜后应先对镜片进行清洗、揉搓,然后把镜片放入镜盒内浸泡;而不应先浸泡,然后再揉搓。顺序颠倒了,会降低去除蛋白质沉淀的效果。

② 镜片在镜盒内浸泡的时间不要过长,一般6~8h足够,时间过长反而降低了洗脱效率,也容易使本已浸泡下来的部分沉淀物,在电荷等复杂的物理化学因素作用下,又重新结合到镜片上。

③ 某些戴镜者为了节省的目的,使用生理盐水替代护理液,尽管不乏使用多年没有事故发生的例子,但其实是很危险的。因为生理盐水仅仅可以在一定程度上发挥冲洗的作用,并不能代替护理液的其他功能,特别是生理盐水没有消毒的功能,无疑增加了发生潜在感染的机会。

3. 附属用品的使用

① 镜盒的使用:每一次护理操作完毕后,均要将镜盒内的剩余护理液倒掉,把镜盒冲洗干净,打开盒盖,在空气中自然晾干。相当多的戴镜者并没有很好地做到这一点。在护理操作之后,即将镜盒盖旋紧,没有晾干,这样一种湿润的环境,有利于各种病原微生物的生存。对镜盒还要定期煮沸消毒,一般每周1次,每3~6个月应更换一个新的镜盒。

② 吸棒的使用:如果吸棒每次使用以后,不能进行很好的消毒处理,反而增加了污染的机会;如果每次连同吸棒也进行相应的处理,无疑又增加了额外的负担,所以最好的方法,是使用自己保持清洁的双手。

4. 不规则使用镜片

① 有些患者不定期戴用接触镜，或者有一副备用镜片，当他们不使用时，就将镜片随便放入镜盒内，倒入一点护理液，保存起来，甚至几个月也不更换护理液，这种做法有更大的危险性，很容易导致细菌、霉菌、棘阿米巴等病原体滋生。正确的做法是，对不经常使用的镜片，也要经常进行常规的护理操作，使用"培克能"等多功能护理液，镜片可以连续存放 7 天，然后更换新的护理液。当重新戴用前，仍然要先进行一次清洗和消毒。

② 将长期不戴的镜片晾干，脱水后放置，也非常不妥。因为当再次使用时，镜片的参数和表面可能发生改变，会造成戴用不舒适或塑形效果不良。

5. 其他

① 洗手时，最好使用一般的肥皂，因为有些高级肥皂或香皂含有羊毛脂、乳霜以及防臭剂，这些都会影响手指和镜片的洁净度。每次戴镜、摘镜前均要反复清洁冲洗手指后才可触摸镜片。

② 多方面开展宣传教育，配备专业指导说明书，在接触镜的护理中，提高患者的依从性占有很重要的地位。如果戴镜者本人对于护理的意义缺乏足够的认识，不能依照眼视光医师的要求去做，即使镜片材料再好，护理系统再完美，也难以保证以上各种护理操作步骤的完成，难以达到安全戴镜的目的。

（八）角膜塑形镜护理的重要性

在临床使用过程中，严格按照操作程式进行日常护理的镜片的使用寿命往往要高于漫不经心使用者的 1 ~ 2 倍。一个有经验的眼科医师或验光师往往在患者配戴数月后就能通过裂隙灯观察到镜片的使用情况。不正确的使用方法往往导致镜片内外表面出现大量划痕，内弧过渡区尤其在反转弧区出现大量的沉淀，镜片的透光率下降，甚至在周边弧出现缺裂。这样的结果往往使镜片不能维持其正常的寿命。同时加大了角膜擦伤和感染的概率，必然要换镜片，增加了使用者的经济负担。

角膜塑形镜的设计和加工都非常精密，因此对其使用维护和保养就显得尤为重要。镜片因设计原因其横截面各弧之间厚薄明显不均匀。因此在清洗过程中应避免用力过猛。在临床上已发现有基弧区整体断裂脱落的现象，有时横断断裂也属于此种情况。在镜片掉落在地上时，千万不能用手指去捏取，必须使用吸棒吸起。有很多病例的镜片表面有严重的擦痕均源于此。镜片的反转弧区出现白色沉淀，一般手指很难触及，应用软棉签蘸清洗液清洗为妥。

【实训项目 13 】　角膜塑形镜的配适评估

一、目标

练习角膜塑形镜的取戴方法；掌握角膜塑形镜参数的选择和配适评估方法；能够选择合适的配戴对象。

二、仪器设备和材料

镜片盒、角膜塑形镜多功能护理液、角膜塑形镜清洁液、硬镜舒润液、吸棒、镜子、毛巾、纸巾等。

三、步骤

（一）角膜塑形镜验配适应设计各弧区含义（图6-4）

① 基弧区：压平角膜前表面。

② 反转弧区：使中央泪液聚集，促使中央镜片对角膜表面的压平作用。

③ 定位弧区：贴近角膜，起镜片的固定作用，即图中配适弧。

④ 周边弧区：引导泪液进入镜片与角膜之间。

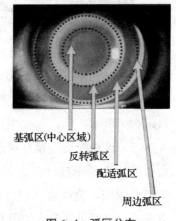

基弧区(中心区域)

反转弧区

配适弧区

周边弧区

图6-4　弧区分布

（二）角膜塑形镜配适评估内容

患眼戴上试戴镜片 15～20min 后评估镜片的配适，此时由于眼部刺激症基本缓解，且配适状况较接近真实的配适。滴入荧光素液，将多余荧光素液擦去。在裂隙灯显微镜下用黄光观察镜片的动态配适，用钴蓝光观察镜片的静态配适，

1. 评估内容

（1）动态评估

① 中心定位：镜片垂直和水平的坐标偏位均≤0.5mm。

② 移动度：移动 1～2mm；移动类型取垂直顺滑；移动速度适中。

（2）静态配适

正常配适：基弧区呈圆形暗区；反转弧区呈鲜绿色环形亮区；配适弧区呈

均匀环形淡绿色区；周边弧区呈鲜绿色环形亮区。如图 6-5 所示。

2．配适评价

（1）理想配适　镜片位置居中或偏下方，闭目时镜片可移至角膜中央，随着眨眼的移动度为 1～2mm；光学区为明显的黑色暗区（无荧光区），直径为 5～6mm；反转弧区为绿色的荧光区，宽为 0.5～1mm；配适弧区与角膜呈现环形紧密接触，表现为无荧光环，环的宽度为 1mm；边缘区为宽 0.5mm 的荧光区；镜片与角膜之间没有大气泡（或偶有气泡），但容易排除，如图 6-6 所示。

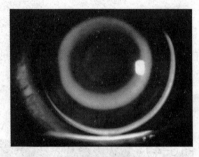
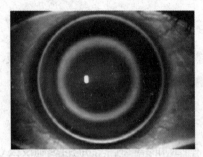

图 6-5　正常配适　　　　　　　　　图 6-6　理想配适

（2）过紧配适　眨眼时镜片移动度小于 1mm 或不动，镜下有较大的气泡且不易排出；光学区面积变小，与反转弧区分界不清，程度重时光学区可出现绿色的荧光积液；反转弧区与配适弧区边界极清晰；边缘区荧光带极细甚至消失，如图 6-7 所示。

（3）过松配适　镜片移动度大于 2mm，镜下荧光素较多且弥散。配适弧与角膜非环形紧密接触，无荧光的环不完整，镜片常位于下方，也可偏向上方、鼻侧或颞侧。镜片边缘超出角膜缘外，镜片的光学区大部分偏离瞳孔区，镜片边缘翘起，可见气泡，如图 6-8 所示。

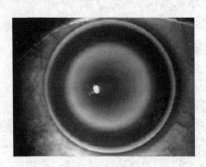
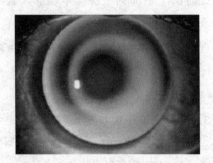

图 6-7　过紧配适　　　　　　　　　图 6-8　过松配适

（三）角膜塑形镜配适评估实验

① 每 3～4 人一组，每个同学的角膜接触镜参数由同组其他几位同学共同测出确定。

② 按照确定好的参数，领取相应的镜片。

③ 老师进行配适评估的方法示范。

④ 每组同学完成同组同学的配适评估，评估结果要通过组内决定并说出各自原因，然后进行调整。

⑤ 按照范例要求填写操作记录表。

四、操作记录表

1. 验配检查表（表 6-3）

表 6-3   验配检查表

实验对象	姓名 1		姓名 2		姓名 3	
眼别	左眼	右眼	左眼	右眼	左眼	右眼
角膜直径						
角膜曲率						
角膜地形图	K_f:		K_s:		e_s/e_m:	
参数选择						

注：K_f—平坦角膜曲率，K_s—陡峭角膜曲率，e_s—最小 e 值，e_m—平均 e 值。

2. 配适评估表（表 6-4）

表 6-4   配适评估表

			试戴片 1	
	项目		OD	OS
动态配适	居中性	瞬目前	☐居中 ☐上偏 ☐下偏 ☐内偏 ☐外偏	☐居中 ☐上偏 ☐下偏 ☐内偏 ☐外偏
		瞬目后	☐居中 ☐上偏 ☐下偏 ☐内偏 ☐外偏	☐居中 ☐上偏 ☐下偏 ☐内偏 ☐外偏
	瞬目移动度		☐＜1.5mm ☐1.5～2.5mm ☐＞2.5mm	☐＜1.5mm ☐1.5～2.5mm ☐＞2.5mm

续表

<table>
<tr><th colspan="6" style="text-align:center">试戴片 1</th></tr>
<tr><th colspan="2">项目</th><th colspan="2">OD</th><th colspan="2">OS</th></tr>
<tr>
<td rowspan="8">静态配适</td>
<td rowspan="2">基弧
（BC）</td>
<td>接触宽度</td>
<td>□<2mm　□2～5mm
□>5mm</td>
<td>接触宽度</td>
<td>□<2mm　□2～5mm
□>5mm</td>
</tr>
<tr>
<td>颜色</td>
<td>□绿　□淡绿　□淡黑
□黑</td>
<td>颜色</td>
<td>□绿　□淡绿　□淡黑
□黑</td>
</tr>
<tr>
<td rowspan="3">反转弧
（RC）</td>
<td colspan="2">弧宽：　mm　弧度：□360°□其他</td>
<td colspan="2">弧宽：　mm　弧度：□360°□其他</td>
</tr>
<tr>
<td colspan="2">颜色：□浓绿　□绿　□染色进不去</td>
<td colspan="2">颜色：□浓绿　□绿　□染色进不去</td>
</tr>
<tr>
<td colspan="2">与基弧界限：□清晰　□模糊</td>
<td colspan="2">与基弧界限：□清晰　□模糊</td>
</tr>
<tr>
<td rowspan="3">定位弧
（AC）</td>
<td colspan="2">弧宽：　mm　弧度：□360°□其他</td>
<td colspan="2">弧宽：　mm　弧度：□360°□其他</td>
</tr>
<tr>
<td colspan="2">颜色：□绿　□淡绿　□淡黑
□黑</td>
<td colspan="2">颜色：□绿　□淡绿　□淡黑
□黑</td>
</tr>
<tr>
<td colspan="2">与反转弧界限：□清晰　□模糊</td>
<td colspan="2">与反转弧界限：□清晰　□模糊</td>
</tr>
<tr>
<td></td>
<td rowspan="3">周边弧
（PC）</td>
<td colspan="2">弧宽：　mm　弧度：□360°□其他</td>
<td colspan="2">弧宽：　mm　弧度：□360°□其他</td>
</tr>
<tr>
<td></td>
<td colspan="2">颜色：□浓绿　□绿　□淡黑</td>
<td colspan="2">颜色：□浓绿　□绿　□淡黑</td>
</tr>
<tr>
<td></td>
<td colspan="2">与定位弧界限：□清晰　□模糊</td>
<td colspan="2">与定位弧界限：□清晰　□模糊</td>
</tr>
<tr><td colspan="6">评估结果：</td></tr>
</table>

续表

<table>
<tr><td colspan="9" align="center">试戴片 2</td></tr>
<tr><td colspan="3" align="center">项目</td><td colspan="3" align="center">OD</td><td colspan="3" align="center">OS</td></tr>
<tr>
<td rowspan="5">动态配适</td>
<td rowspan="3">居中性</td>
<td>瞬目前</td>
<td colspan="3">□居中 □上偏 □下偏 □内偏 □外偏</td>
<td colspan="3">□居中 □上偏 □下偏 □内偏 □外偏</td>
</tr>
<tr>
<td>瞬目后</td>
<td colspan="3">□居中 □上偏 □下偏 □内偏 □外偏</td>
<td colspan="3">□居中 □上偏 □下偏 □内偏 □外偏</td>
</tr>
<tr>
<td colspan="2">瞬目移动度</td>
<td colspan="3">□＜1.5mm □1.5～2.5mm □＞2.5mm</td>
<td colspan="3">□＜1.5mm □1.5～2.5mm □＞2.5mm</td>
</tr>
<tr>
<td rowspan="14">静态配适</td>
<td rowspan="2">基弧（BC）</td>
<td>接触宽度</td>
<td colspan="3">□＜2mm □2～5mm □＞5mm</td>
<td>接触宽度</td>
<td colspan="2">□＜2mm □2～5mm □＞5mm</td>
</tr>
<tr>
<td>颜色</td>
<td colspan="3">□绿 □淡绿 □淡黑 □黑</td>
<td>颜色</td>
<td colspan="2">□绿 □淡绿 □淡黑 □黑</td>
</tr>
<tr>
<td rowspan="3">反转弧（RC）</td>
<td colspan="4">弧宽： mm 弧度：□360° □其他</td>
<td colspan="3">弧宽： mm 弧度：□360° □其他</td>
</tr>
<tr>
<td colspan="4">颜色：□浓绿 □绿 □染色 进不去</td>
<td colspan="3">颜色：□浓绿 □绿 □染色 进不去</td>
</tr>
<tr>
<td colspan="4">与基弧界限：□清晰 □模糊</td>
<td colspan="3">与基弧界限：□清晰 □模糊</td>
</tr>
<tr>
<td rowspan="3">定位弧（AC）</td>
<td colspan="4">弧宽： mm 弧度：□360° □其他</td>
<td colspan="3">弧宽： mm 弧度：□360° □其他</td>
</tr>
<tr>
<td colspan="4">颜色：□绿 □淡绿 □淡黑 □黑</td>
<td colspan="3">颜色：□绿 □淡绿 □淡黑 □黑</td>
</tr>
<tr>
<td colspan="4">与反转弧界限：□清晰 □模糊</td>
<td colspan="3">与反转弧界限：□清晰 □模糊</td>
</tr>
<tr>
<td rowspan="3">周边弧（PC）</td>
<td colspan="4">弧宽： mm 弧度：□360° □其他</td>
<td colspan="3">弧宽： mm 弧度：□360° □其他</td>
</tr>
<tr>
<td colspan="4">颜色：□浓绿 □绿 □淡黑</td>
<td colspan="3">颜色：□浓绿 □绿 □淡黑</td>
</tr>
<tr>
<td colspan="4">与定位弧界限：□清晰 □模糊</td>
<td colspan="3">与定位弧界限：□清晰 □模糊</td>
</tr>
<tr><td colspan="3">评估结果：</td><td colspan="6"></td></tr>
</table>

项目七　接触镜配戴对眼睛的影响

|学习目标|

　　掌握接触镜配戴并发症；掌握接触镜沉淀物对眼睛的影响；了解接触镜配戴与光学的关系。

知识点 1　接触镜配戴与光学

|理论要求|

1. 接触镜对放大率的影响。
2. 接触镜对眼睛调节和集合功能的影响。
3. 接触镜对视野的影响。

一、接触镜对放大率的影响

　　与框架眼镜比较，接触镜形成的像的大小与物体本身更加接近。即对于正镜片，接触镜的放大率小于框架眼镜（都大于 1）；对于负镜片，接触镜的放大率大于框架眼镜（都小于 1）。

（一）眼镜放大率

　　眼镜放大率的定义：参看无穷远处物体时，已矫正的非正视眼中的视网膜像大小与未矫正眼中的像大小的比。可以用公式表达如下：

$$眼镜放大率 = \frac{像在入射光瞳中心所对角度}{物在入射光瞳中心所对角度}$$

　　对于正透镜，眼镜放大率总是大于 1；对于负透镜，眼镜放大率总是小于 1。显然，对某特定眼睛而言，无论眼镜戴在何处（除非戴在入射光瞳平面上，但这是不可能的），其戴镜前后的视网膜像的大小是不相等的。当使用接触镜来矫正非正视眼时，眼镜放大率与1的差异很小，甚至矫正较高度的非正视眼也如此。从放大率曲线可以看出，对于高度近视眼来说，用接触镜矫正的优点是明显的。

例如，当眼镜屈光度是 $-16.00D$ 时，对于框架眼镜放大率是 0.81，而接触镜的放大率是 0.96，也就是说，用接触镜时视网膜像较普通眼镜约放大 18.5%。

（二）放大效果的实际应用

1．近视

随着近视程度的增加，接触镜矫正后的像比等量普通眼镜矫正的视网膜像也逐渐增大，这对增进视力有好处。

2．无晶状体眼

白内障摘除后，视网膜像增加的百分比会引起视网膜像大小的明显改变。晶状体摘除后，戴框架眼镜视网膜像增加 20% ~ 50%，如戴接触镜可能分布范围为 ±2%。无晶状体眼配戴接触镜可产生双眼视，如果此时用框架眼镜，由于像大小相差过大而无法产生双眼视。

3．屈光参差

为了使视网膜像大小接近，对于轴性为主的，框架眼镜是最好的矫正形式；如果是屈光性为主的，接触镜是最好的矫正形式。

4．显著性散光

在显著性散光眼中，两条子午线的眼镜放大率不均等，造成视网膜像的变形，接触镜可明显减少此现象，但配戴者需要一段时间来适应戴接触镜后新的视网膜像。

二、接触镜对眼睛调节和集合功能的影响

在看近物时眼睛需要一定的集合和调节才可以看清楚，由于框架眼镜离角膜顶点有一定的距离，在看近时受顶点距离的影响，而接触镜与角膜间的距离很小，不受顶点距离的影响，所以戴框架眼镜和戴接触镜看近时所需的调节、集合都不相同。

因为接触镜距角膜光学中心的距离很小（可以忽略），当眼球转动时接触镜随眼球的转动而转动，所以在看近时的集合需求与正视眼相同。

对于框架镜，近视眼比远视眼调节少。对于接触镜，近视眼调节大，远视眼调节小。

三、接触镜对视野的影响

当眼睛处于静止状态时，框架眼镜的视野取决于镜片边缘与瞳孔的相对位置；当眼球转动时，框架眼镜的视野范围被限制在镜片的边缘范围之内，当视线指向镜片范围以外时，则不能获得良好的矫正视力。接触镜的光学区覆盖眼睛的整个瞳孔区，可保持配戴眼的视野范围与正视眼的视野范围相同。

知识点2　接触镜配戴对眼生理的影响

| 理论要求 |

1. 接触镜对角膜生理的影响。
2. 接触镜对泪液生理的影响。
3. 接触镜对瞬目的影响。

一、接触镜对角膜生理的影响

配戴接触镜会不同程度地减少角膜氧气的供应。缺氧状态下无氧代谢增加，导致乳酸聚积产生角膜水肿，并因日戴或配戴过夜等配戴方式而不同，受镜片厚度、含水量、度数和最低泪液交换量的影响。镜片的配适特征对于氧供有重要的影响。

角膜水肿是由于乳酸聚积产生的渗透压梯度引起的，很多镜片甚至不能达到日戴所需的必要的 Dk/L，许多配戴者会有轻度角膜水肿，但并无临床表现，上述状况在戴镜过夜或戴镜时间过长时更加严重。角膜水肿反应被广泛用来评价配戴接触镜后角膜的氧供水平。当接触镜不能提供给角膜足够的氧气时，角膜水肿就会发生，但是水肿程度因个体适应状况和测量的时间而异。此外，许多因素，如睁眼、闭眼对角膜水肿也产生明显作用。

在配戴同样材料的接触镜时，角膜水肿反应的个体差异非常大，尤其是配戴镜片过夜。当然可以将不同透氧性的镜片配戴在同一个配戴者的角膜上来测定角膜的水肿反应，通过这种方法，计算出个体配戴者日戴或长戴的最低需氧量。除了个体之间的差异外，同样材料、不同度数的镜片透氧性也有差异，高度数负镜片比低度数负镜片产生的中央水肿要明显，这说明前者有较大的平均厚度（边缘较厚），这是决定角膜水肿程度的主要因素。

二、接触镜对泪液生理的影响

1. 对泪液量的影响

配戴接触镜后，泪膜重新分布，在镜片前和镜片后各形成一层泪液膜，称为镜片前泪膜和镜片后泪膜。因此使得泪液的需求量增加。

① 接触镜的初戴适应阶段，泪液量刺激性增加。

② 适应期前后泪液量减少，虽然泪液分泌速率是正常的，但由于泪液蒸发增加，导致总体泪液量减少。

2. 对泪液膜结构的影响

① 配戴接触镜干扰脂质层的完整性，影响泪膜的稳定性。

② 配戴接触镜后，泪液膜的黏液层变薄，不同程度地影响泪液膜的稳定性。

③ 脂质层和黏液层的不完整均导致泪液膜的不稳定，使得泪液膜水层的蒸发增加。

3. 泪液成分变化

接触镜初戴者会刺激泪液量增加，因此泪液成分的浓度降低。长期配戴接触镜，泪液成分主要是蛋白质和葡萄糖苷。

① 泪液中含有丰富的蛋白质，包括乳铁蛋白、溶菌酶、乳酸脱氢酶和各种免疫球蛋白。长期配戴接触镜后，泪液中的乳铁蛋白、溶菌酶和白蛋白的浓度没有改变。但在接触镜引起的巨乳头性结膜炎配戴者中，免疫球蛋白和补体水会发生改变，与巨乳头性结膜炎的免疫炎症反应有关。乳酸脱氢酶水平与接触镜透氧性呈反比关系，接触镜透氧性低，则泪液中的乳酸脱氢酶浓度增高。

② 接触镜配戴者泪膜中的黏液层成分中葡萄糖苷会增加，可能会影响镜片的活动度。

4. 泪液物理性质的变化

① pH：配戴接触镜会降低泪液的 pH，原因是配戴接触镜的相对缺氧状态导致泪液呈相对酸性状态，因此 pH 降低。如不存在缺氧，则泪液膜的 pH 无明显变化。

② 渗透压：接触镜改变了泪液膜的正常结构，影响泪液的蒸发率，使泪液

膜的渗透压增高，泪液膜表现出高张力的变化。

三、接触镜对瞬目的影响

（一）正常的瞬目

1. 睑闭合

① 上睑：上睑很快向下，在接近光轴时速率最快，然后减速，在快接触下睑时基本不动。

② 下睑：下睑的活动和上睑不一样，下睑的活动和上睑同时开始，但不是垂直上提，而是朝内眦水平移动，这很重要，但往往被人们所忽略。过去一直认为下睑在闭目时向上移动，实际上有时还会向下移动 1 ~ 2mm，总的动作是向侧面移动 2 ~ 5mm。依瞬目的完整性而言，下睑的大部分移动发生在瞬目的后半阶段，当闭合完全、眼睑接触时，下睑向鼻侧移动的力量带动上睑也向这个方向移动，改变了上睑近乎垂直下降的方向。

2. 睑睁开

① 下睑：睁眼开始时下睑朝原来的静息中心位置移动，所以是按闭眼时的原路退回。

② 上睑：上睑是在下睑开始移动后才向上移动，加速到达视轴位置，然后减慢速率，回到原静息位。这样一个过程描述起来较长，实际上是在很短的时间内完成，一般正常情况下，非自主瞬目每分钟 4 次。

3. 伴随改变

眼闭合的同时眼球会向上转动，称为 Bell 现象。在正常瞬目时，几乎无 Bell 现象，只有在强迫性瞬目时，眼睑紧张，有不舒适感，才会出现明显的眼球上转现象。在配戴接触镜时，常常会因不适而瞬目不全，这时可能会出现眼球上转和内转。在正常瞬目过程中，眼球无上转，但在闭合过程时，眼球向后移，然后回到起始点，在上睑提起过程中更靠前些，接触镜可能增加了眼球后退的距离。

（二）接触镜和眼睑作用

接触镜置于角膜上，改变了眼睑与角膜之间的生理关系，主要有以下几个方面：

① 眼睑下降时碰上接触镜并从上面滑过，对眼睑的边缘产生抵抗力。

② 由于接触镜的厚度和其置于角膜上所占的空间，下降时的眼睑稍前偏位。

③ 接触镜对角膜施加了压力。

④ 镜片的前表面和眼睑的内表面有不同的摩擦力，该摩擦力与眼睑和角膜间的摩擦力不同。

⑤ 镜片前的泪膜（厚度、分布、破裂时间）和正常角膜前的泪膜不一样。

（三）瞬目的改变

配戴接触镜会改变瞬目率，即瞬目的间隙发生了改变，这种改变的差异很大，瞬目率既有增加的也有减少的，一般情况下，大部分人瞬目间隙为 5～6s，但有时可以延长，如从事一些精细的工作、阅读等。

配戴接触镜后瞬目频率增高，即瞬目间隙缩短，使总瞬目时间缩短。如上所述，镜片前的泪膜流失很快，仅在数秒钟内变薄并出现干燥点，正常情况下不配戴接触镜时的瞬目间隙为 4～5s，接触镜在此间隙内局部已开始出现干燥点，由于镜片变干，光学成像受到了影响。配戴接触镜后瞬目增加是为了努力保持光学像清晰的下意识的瞬目，充分地瞬目可保持镜片前表面有完整的泪液。

无论如何，配戴不良的接触镜减少瞬目率，而且会引起瞬目不完全，这时要重新配戴镜片，可以将镜片配戴疏松些来改善瞬目率和获得正常的瞬目方式。

知识点 3　接触镜沉淀物

|理论要求|

1. 掌握接触镜沉淀物的种类和来源。
2. 掌握沉淀物对眼睛的影响。
3. 掌握蛋白质、脂质、胶冻块、无机盐、真菌、锈斑沉淀物的来源、表现和处理方法。

接触镜配戴在眼睛表面，受眼表微环境的直接影响，泪液中的蛋白质、脂质和代谢产生的细胞碎片以及该微环境的污染物都容易沉淀在接触镜上，接触镜上的沉淀物不仅影响镜片的各种理化性能，也影响眼睛的正常生理。沉淀物种类有蛋白质、脂质、生物膜、胶冻块、无机盐、真菌和其他沉淀物。

一、蛋白质

1. 产生原因

正常的泪液中含有大量的蛋白质及其相应成分。配戴接触镜后眼部发生免疫反应和排异反应，使泪液中的蛋白质成分增加。在接触镜配戴过程中，泪液中变性的蛋白质堆积在镜片表面形成蛋白膜。导致形成蛋白质沉淀的因素有瞬目不良、泪液中蛋白质含量高、泪液量不足、高含水量离子型镜片、镜片使用时间过长、眼表慢性炎症、未定期使用蛋白酶片或护理液中不含去除蛋白质的成分等。

2. 表现

裂隙灯显微镜检查可见蛋白质沉淀物多为半透明的薄膜或硬块状（图7-1），通常很薄，呈乳白色。可部分或全部覆盖于镜片表面，由于疏水性增加常使镜片表面积聚水滴。蛋白质沉淀可影响戴镜视力，戴镜异物感增强。

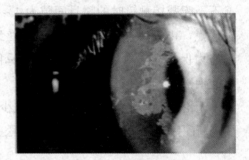

图7-1　蛋白质沉淀物

3. 处理

每日彻底揉搓和清洁镜片，使用含去除蛋白质成分的护理产品，定期使用蛋白酶片，定期更换镜片。

二、脂质

1. 产生原因

正常泪液中的脂质是由睑板腺和Zeis腺分泌的，通过瞬目分布到眼表，形成泪膜的外层，起到延缓泪液蒸发的作用。配戴接触镜后，脂质转移到镜片表面，当镜片表面脂质过多时堆积形成脂质沉淀物。容易引起脂质沉淀的因素有睑板腺发达或泪液脂质含量过高、镜片材料（非离子型镜片）容易吸引脂质、护理液含亲脂成分等。

2. 表现

裂隙灯显微镜下可见镜片表面微小的半透明颗粒（图7-2），也可为油腻、光滑和闪光的薄膜。薄膜多不完整，用

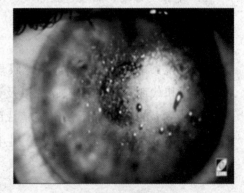

图7-2　脂质沉淀物

手取镜后可在脂质膜上看到指纹。对于 RGP 镜片，表面脂质层影响镜片表面泪液层的完整性，常常表现为戴镜后视物模糊。

3．处理

用含有表面活性剂的护理液彻底清洗镜片，避免采用具有亲脂性的镜片和护理液，及时更换镜片。

三、生物膜

1．产生原因

生物膜是因眼睛对接触镜的排异反应引起的。配戴接触镜后，镜片的机械刺激和干眼的刺激使结膜杯状细胞分泌的黏液增加，大量的黏液吸附在镜片表面形成透明的生物膜，生物膜较薄时可揉搓脱落，但长期配戴接触镜或清洁不当时，生物膜增厚，并吸附其他蛋白质、脂质沉淀物，较难清除。

2．表现

镜片表面有均匀、透明的层状附着物，揉搓后可以起皱、脱落。

3．处理

每日用含表面活化剂的护理液充分揉搓、冲洗镜片。

四、胶冻块

1．产生原因

对于高含水量离子型长戴型镜片，各种原因引起的泪液 pH 降低，容易导致镜片上出现胶冻块。胶冻块的主要成分是脂质沉淀物，还包括少量的蛋白质、无机盐、黏液等，其他的影响因素，包括瞬目不良、泪液的质量、泪液中相应成分的异常、镜片表面的污染等。

2．表现

透明或半透明的光滑斑块，呈白色或乳白色，突出于镜片表面（图 7-3）。胶冻块边缘光滑，可致戴镜视力波动，配戴异物感强，镜片活动度大。

3．处理

胶冻块常出现在使用时间较长的长戴型镜片上，一旦出现，较难去除，一般需要更换镜片。

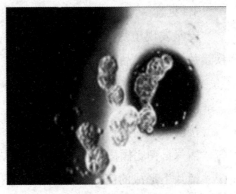

图 7-3　胶冻块沉淀物

五、无机盐

1. 产生原因

泪液中无机盐（如钙）的含量过高。

2. 表现

通常不单独出现，常与蛋白质沉淀一起出现，可见镜片表面有白色颗粒状沉淀。部分埋入镜片内部，部分突出镜片表面（图7-4）。

3. 处理

可使用加热的生理盐水浸泡；对镜片表面损害大时需要更换镜片。

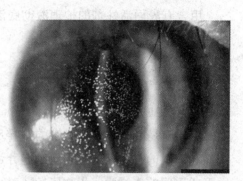

图7-4 无机盐沉淀物

六、真菌

1. 产生原因

护理液和镜片长期置于潮湿的环境，使用不含防腐剂的护理液或过期护理液，使得真菌在镜片及镜盒滋生。

2. 表现

黑色、灰绿色、粉红色、白色等片状或絮状物真菌寄生在镜片上（图7-5），不仅影响戴镜视力及舒适度，还会引起眼部感染，导致真菌性角膜炎。

3. 处理

一旦发现镜片有真菌感染应及时更换镜片和护理产品

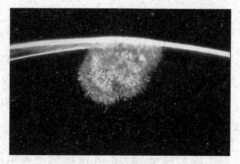

图7-5 真菌

七、其他沉淀物

接触镜上的其他沉淀物多种多样，如锈斑（图7-6）、药物成分、护理成分等，需每日彻底揉搓和清洁镜片，以防止沉淀物对眼健康的影响。

镜片上形成的沉淀物可刺激眼睛，引起黏液分泌增多以保护眼睛和包围有害物质。这些分泌物又会导致沉淀物增加，造成恶性循环，所以应该在使用前就对配戴者进行护理方面的教育。使用最合适的护理系统和定期更换镜片，是预防接触镜沉淀物最有效的办法。

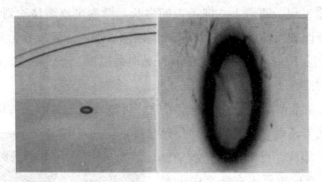

图 7-6　锈斑

综上所述，每日的清洁护理和定期更换镜片是防止接触镜沉淀物形成的有效办法，每日揉搓镜片是必要的步骤，揉搓可使镜片表面附着的污染物疏松，保证浸泡液中的有效成分到达镜片表面，起到清洁和消毒的作用。因此，即使使用的护理产品声称"免揉搓"，也不应从不揉搓镜片。

知识点 4　接触镜相关并发症

|理论要求|

1. 掌握缺氧相关并发症。
2. 掌握损伤相关并发症。
3. 掌握炎症和感染相关并发症。

一、缺氧相关并发症

（一）上皮的微泡和微囊

1. 产生原因

微泡和微囊的出现被认为是缺氧引起的改变。戴镜方式不同，微泡和微囊的发生率及个数不同，长戴型较日戴型更易发生；戴镜时间越长，微囊出现的个数越多，而且所戴的镜片透氧性越低，微囊发生的概率越高，程度也越严重。

配戴接触镜后，角膜处于一种缺氧状态，有氧代谢受到影响，内皮细胞的泵功能下降，不能把角膜过多的水分排出，过多的水分积聚在角膜上皮中形成微泡。微囊是由一些分化不全或坏死的基底细胞集聚成的团块，在上皮深层出现时一般很难发现，随着上皮向前方的生长，微囊也逐渐移动到上皮的浅层，甚至在上皮表面破溃，表现为针尖样着染临床表现。一般患者无明显症状，可以合并有其他的不适症状，或抱怨镜片配戴时间减少，一般不造成视力的下降。

2. 临床表现

裂隙灯后部照明法是最佳的观察方法，可以发现一些散在的病灶，微泡较大、圆而且边界清晰，微囊表现为反光明亮的实质性团块，可以被荧光素染色（图7-7）。微囊的位置多在角膜中央和环中央区，呈一致的圆形或卵圆形状。将裂隙灯的光带变窄，从一侧逐步观察到另一侧，可以观察评估全角膜上的微囊和微泡的数量，表浅的微囊破溃后被荧光素染色。

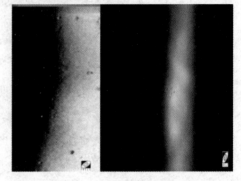

图7-7 上皮的微泡和微囊

微囊和微泡可以用裂隙灯"反转照明"和"非反转照明"的现象来区别。"反转照明"表现出被照射物会聚折射的效果，表明是高于周围角膜上皮的屈光折射率的物质，提示为微囊；而"非反转照明"则显示对光线发散折射的效果，提示为屈光折射率低于周围角膜上皮的物质，即为水肿液形成的微泡。

3. 处理

实际上，微囊也可以出现在非接触镜配戴者中，只是数量少，大约5个，所以一般情况下，发现微囊不必立即停戴接触镜。有学者提出微囊的临界数量为30个，当超过临界数量时，才需要停戴接触镜。微囊的消失需要几周甚至几个月。

减少微囊数量的临床措施有：减少过夜配戴频率；配戴方式由长戴改为日戴；更换有缺陷的或配适不佳的镜片；换戴较高 Dk/L 值的镜片；把普通软性接触镜改为硅水凝胶镜片；由配戴软性接触镜改为配戴硬性接触镜。

（二）角膜水肿

1. 产生原因

角膜水肿主要是指角膜基质层的肿胀增厚（图7-8）。角膜中78%的成分是水，基质层厚度占角膜厚度的90%，基质层最容易吸收水分而肿胀。配戴接触镜后，导致角膜水肿的可能因素有缺氧、二氧化碳堆积、温度变化、机械性作用、渗透压增加、炎症、湿度上升，上皮缺氧是角膜接触镜引起角膜水肿的主要原因。

角膜内皮层是保持角膜水分平衡的关键，角膜内皮泵不断地把基质层多余的水分泵入前房，保持基质层的水分维持稳定，一旦内皮泵功能下降，基质层水分滞留，角膜厚度也就相应增加了。

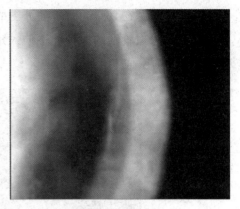

图7-8　角膜水肿

另一个导致水肿的原因是缺氧引起的糖代谢方式的改变。在氧供充足时，糖代谢方式为有氧代谢，通过三羧酸循环，每分子葡萄糖产生36分子ATP（三磷酸腺苷）。配戴接触镜降低了角膜获得的氧气量，角膜可能出现缺氧状态，氧代谢途径改为无氧酵解，每分子葡萄糖产生2分子ATP，同时产生2分子乳酸。当乳酸聚集量增加时，便向角膜基质层蔓延，基质层中乳酸浓度的增加使渗透压增加，水分沿着渗透压顺差进入基质直至达到渗透压平衡。当由渗透压差流入基质的水量超过了内皮泵出的水量时，角膜出现水肿。

2. 临床表现

角膜水肿除了表现为角膜基质层增厚外，裂隙灯检查可以发现角膜基质层呈薄雾状、弥漫性的乳白色小颗粒。当基质层丧失了透明性时，水肿程度至少达到15%。

需要说明的是，近些年市场上的任何一种接触镜，配戴时在裂隙灯下很少发现角膜水肿，特别是硅水凝胶镜片和RGP镜片，裂隙灯下能观察到的水肿极为少见。轻微角膜水肿可以用A超角膜测厚仪和相干光断层成像（OCT）来测量。

3. 处理

缺氧是接触镜引起角膜水肿的主要原因，临床上主要是通过提高角膜获得氧气、解除或缓解缺氧状态的方式减轻或消除角膜水肿。

（三）新生血管

1. 产生原因

由于各种原因导致毛细血管形成并深入本来无血管的角膜透明区域，这些深入角膜区域的毛细血管称为角膜新生血管（图7-9）。

睫状前动脉在直肌的肌腱处分支成巩膜上支，前行到角膜缘组成角膜缘血管网。角膜缘血管网的血管并不伸入角膜透明区，但缺氧可导致组织新生血管化，使新生血管伸入角膜的透明区。

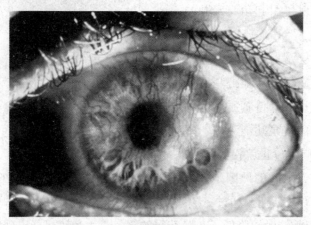

图 7-9　角膜新生血管

接触镜配戴可使角膜处于缺氧状态，乳酸堆积，乳酸可诱使新生血管的生成。配适过紧的软性接触镜紧紧压迫球结膜，限制了静脉的回流，使乳酸在角膜周边区堆积。临床上发现，新生血管化前多发生一定程度的角膜水肿，角膜基质层的水肿使原来排列致密的板层间隙变得疏松，基质层胶原纤维出现崩解，这些都降低了角膜的物理屏障作用，为血管的伸入提供了条件。

缺氧和镜片的物理刺激作用使得角膜内部血管活性物质增多，血管生长因子使角膜缘血管持续性扩张，血管细胞索条伸入角膜，并在索条内出现空腔，血细胞灌入后成为新生血管。

2．临床表现

角膜新生血管通常没有症状。裂隙灯下可见分支状血管从角膜边缘伸入角膜的透明区，新生血管与角膜缘拱环血管网是相连的，一些闭合的新生血管为灰白色的树枝状血管翳。偶尔有局部的角膜内血管出血，表现为角膜基质层内弥漫性出血，出血吸收后留下白色的云翳。一般超过角膜缘 0.2mm 以上才称为新生血管。临床上角膜新生血管分级如下：

0 级：无新生血管。

1 级：超过角膜缘 0.2mm 的表浅新生血管，长度在正常范围内。不同镜片和配戴方式的正常范围不一样，日戴硬性接触镜为 0.4mm 内，日戴软性接触镜为 0.6mm 内，长戴软性接触镜为 1.4mm 内。

2级：超过正常范围的表浅新生血管。

3级：表浅的新生血管超过正常范围较多，甚至接近瞳孔缘区域。

4级：广泛的表浅新生血管，血管的长度已伸入瞳孔区域。

3. 处理

主要是避免出现角膜缺氧和减少角膜缺氧程度。

① 选择高透氧材料的镜片。软性接触镜选择高含水量的镜片，当普通软性接触镜出现较严重的新生血管时，可以改戴硅水凝胶接触镜或RGP镜片。更换镜片的配戴方式，可考虑将长戴改为日戴，改用更换频率更快的抛弃型镜片，如原两周更换的改为一周更换或日抛型镜片。

② 停戴镜片。特别是对于新生血管合并一定程度的角膜炎和角膜局灶性病变。停戴镜片能有效缓解缺氧状态，3级或4级角膜新生血管提示视力有严重损害，需立即停戴接触镜。停戴后新生血管在2～8周内会自行排空，闭合血管腔。新生血管闭合后，如再给予缺氧和物理刺激仍会使得闭合的血管再充盈。

③ 通过接触镜的设计来减少缺氧。镜片要有最低的机械损伤和良好活动度。避免使用有角膜毒性和过敏性反应的护理系统。

④ 一些药物可以控制或减少角膜新生血管，如一些非皮质激素类抗炎制剂，局部使用皮质类激素可以防止新生血管伸入角膜。

⑤ 定期随访检查。

（四）内皮变化

1. 产生原因

内皮细胞的形态和生理改变是由于接触镜配戴改变了内皮细胞的生理环境，特别是内皮细胞生理环境pH的降低。pH下降的原因是配戴角膜接触镜后缺氧引起二氧化碳滞留而导致的碳酸增加，并且缺氧使乳酸堆积。这些都改变了内皮细胞膜的通透性和影响了内皮泵的功能，最终导致水分过多渗入到内皮细胞，从而引起内皮细胞水肿，裂隙灯检查观察到内皮有"水疱样"的改变。

2. 临床表现

① 局限性内皮细胞水肿：裂隙灯检查可以观察到内皮有"水疱样"的改变，表现为在内皮层密集排列的细胞群中出现一些黑色无反光区，看起来像内皮细胞的缺失而留下黑洞。内皮水疱具有明显的临床体征，但它一般不伴有任何症状。

② 内皮细胞多形化：裂隙灯下可以发现一些内皮细胞不再是等六边形，而是表现为多形化。

3．处理

改善角膜的缺氧状态。包括换戴更高透氧性的角膜接触镜、减少镜片厚度、避免睡眠时戴镜、改长戴方式为日戴、适当减少戴镜时间和更换 RGP 镜片。

二、损伤相关并发症

（一）角膜擦伤

1．产生原因

镜片破损变质、镜片表面有较硬的沉淀物、镜片配适不良、镜下异物等会导致角膜擦伤。操作不当时，镜片或指甲也可能擦伤角膜，较常见于硬镜配戴者。

2．表现

常有疼痛、畏光、流泪等眼部刺激症状，角膜表面可见与擦伤轨迹相应的条索状排列不整齐的荧光染色条，可伴球结膜充血（图 7-10）。

3．处理

停戴角膜接触镜，上皮浅表擦伤无须用药，严重者用抗生素滴眼液预防感染，可用表皮生长因子滴眼液等促进上皮损伤修复。

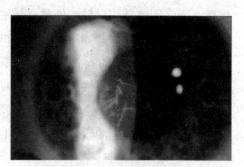

图 7-10　角膜擦伤

对应治疗，根据擦伤的原因更换镜片，改善配适或者加强操作练习。

（二）角膜微凹

1．产生原因

硬性接触镜和角膜塑形镜中央配适偏陡或镜片直径较大时，空气进入镜片下方生成大量的小气泡，小气泡被镜片压在角膜上，使角膜上皮排列改变，形成圆形的微凹（图 7-11）。

2．临床表现

一般无症状，当微凹弥散位于角膜中央时可影响视力。不伴有结膜充血，荧光素染色可见角膜表面散在的圆形荧

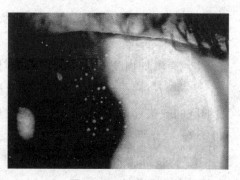

图 7-11　角膜微凹

光素蓄积现象，边界清晰，非真正着色。用人工泪液冲洗后，可见荧光素染色减轻或者消失。

3．处理

停戴镜片 1 ~ 2 天后可恢复。调整镜片的配适，降低镜片的矢高，加大镜片基弧或者减少镜片的直径。

（三）角膜上皮缺损

1．产生原因

角膜损伤包括机械性损伤、暴露性损伤、化学毒性损伤和过敏性损伤。

（1）机械性损伤　造成机械性损伤的原因有镜片破损、镜片抛光粗糙、镜片配适过陡、镜片偏位、镜片下异物、镜片后表面沉淀物及护理不当。

（2）暴露性（泪液相关）损伤　主要是由于各种原因引起的角膜不充分湿润，长时间暴露而引起角膜干燥，导致角膜上皮细胞的损害，荧光素染色表现为阳性。

软性角膜接触镜配戴者出现暴露性角膜炎常表现为角膜下方有一条弧形的荧光素着染，称为"微笑着染"。特别是镜片偏上位，瞬目又不够频繁时，角膜下方有一弧形的暴露区，始终不能被泪液湿润，造成角膜上皮的点染。也可表现为角膜中央的少量点染，一般多见于镜片过薄的、高含水量的镜片配戴者。

硬性角膜接触镜配戴者出现暴露性角膜炎多表现为典型的 3 点钟和 9 点钟角膜染色（图 7-12），角膜 3 点钟及 9 点钟的位置出现比较集中的着色，甚至涉及结膜，主要原因是由不完全瞬目或瞬目不频繁造成的。加上镜片突起的边缘使得角膜不能更好地与眼睑接触，从而导致 3 点钟与 9 点钟位置的角膜不能被完全湿润。另外，顺规散光的角膜水平方向上曲率较平坦，配戴球面 RGP 镜片时 3 点钟与 9 点钟位置上镜片对角膜

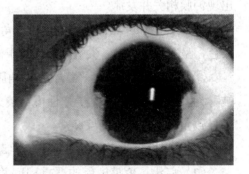

图 7-12　3 点钟和 9 点钟角膜染色

的压力大，镜片活动压力大的位置也容易造成对角膜上皮的损害。

（3）化学毒性损伤　最常见的化学毒性损伤是由护理液的毒性反应引起的（图 7-13）。护理液成分中的防腐剂和一些表面活性成分达到一定的浓度，就可能对角膜上皮造成损伤。一些护理液中防腐剂的浓度已接近损害眼表的阈值。

如双氯苯双胍己烷（洗必泰）等防腐剂成分可以与沉淀在镜片上的蛋白质结合，聚集浓度达到一定程度时，会导致角膜的化学毒性损伤。过氧化氢（双氧水）护理液如果未中和完全，进入眼内也可造成严重和疼痛的毒性反应。很多硬性接触镜的护理液都不能直接滴入眼中，如果配戴软镜却使用硬镜护理液，除了护理液中的成分会损害镜片外，很容易引起角膜的毒性损害。

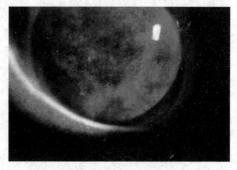

图 7-13　化学毒性损伤

（4）过敏性损伤　护理液中有些成分被证实会引起角膜的过敏反应，如苯扎氯胺（洁尔灭）、硫柳汞和双氯苯双胍己烷（洗必泰），这些过敏原对角膜的过敏反应可以以迟缓或即发的形式发生。这类成分正逐渐被废弃，而一些无毒性和非过敏性的成分如双胍和含氯成分在护理液中运用较多。

2. 表现

（1）体征　主要表现为荧光素染色阳性，裂隙灯显微镜下可观察到不同位置、不同范围、不同深度和不同大小的角膜染色。角膜的染色可伴随球结膜充血和水肿，角膜缘血管充血。

不同原因导致的角膜染色形态有不同表现。

① "微笑" 染色：平行于下方角膜缘的弓形染色，见于软性接触镜配戴者出现泪膜相关并发症。

② 3 点钟和 9 点钟角膜染色：在角膜缘 3 点钟、9 点钟位置可见点状或弥散染色，呈三角形形式，尖端远离，见于硬性接触镜配戴者出现泪膜相关并发症。

③ 上方弓形染色：平行于上方角膜缘的弓形染色。上皮层全层病灶，通常被称为 "上皮撕裂"，见于弹性模量较大的硅水凝胶镜片，以及上眼睑的内部压力导致角膜上方的机械性磨损。

④ 弥漫性角膜染色：多见于化学毒性或者过敏反应导致的角膜染色。

（2）症状　角膜染色的严重程度并不与眼睛症状的严重程度一致。如全角膜弥漫性的染色，也可以没有任何自觉症状；而配戴 RGP 镜片时，由于镜片下异物引起的小划痕染色，自觉症状反而很厉害，有明显的疼痛感。除了角膜中央严重的角膜染色会影响视力，一般角膜染色对视力的影响都不大。

3. 处理

最主要的处理是去除病因，角膜上皮的恢复能力是很强的，不超过 2 级的角膜染色，停戴后少则数小时多则一天即可恢复。异物引起的角膜划痕 24h 后也可以完全康复，一些严重的角膜染色需要更长的时间恢复，一般停戴后 4 天或 5 天角膜才恢复。

（1）机械性损伤的处理 防止沙尘等异物进入眼睛，当环境有较多沙尘时可以戴挡风镜。如果是镜片的破损、抛光不良或镜片下较硬的沉淀物引起的角膜损伤，需要及时给予抛光或更换新的镜片。

（2）暴露性损伤的处理 软性角膜接触镜配戴出现的暴露性角膜炎常见于偏上位的厚度较薄、高含水量的镜片，一般需要更换不同参数的镜片，使得镜片中心定位更好，必要时更换为低含水量、较厚的镜片类型。对于硬性角膜接触镜配戴者，可采用更大活动度设计的镜片（通常是更小直径、配适更松的镜片）；瞬目练习时应使用眼润滑剂；或改用软性角膜接触镜。

（3）化学毒性损伤的处理 最佳的处理方法是更换一种对患者无毒性作用的护理液。对使用过氧化氢护理液引起角膜灼伤的患者，应予以正确的使用指导，或使用其他不同配方的护理液。

（4）过敏性损伤的处理 治疗过敏性角膜染色的方法与上述治疗化学毒性损伤相似。更换无过敏性护理液；频繁更换型镜片；选择不同聚合物材料的镜片。有遗传性过敏症的患者，最好选择日抛型的角膜接触镜，以避免与护理液成分接触。

三、炎症和感染相关并发症

（一）巨乳头性结膜炎

巨乳头性结膜炎（giant papillary conjunctivitis，GPC）是角膜接触镜配戴者中最常见的并发症之一，曾被称为接触镜综合征，该病 1974 年被首次报道，开始认为其发生与软镜配戴有关，后来发现其他原因如 RGP 配戴者、义眼、术后缝线暴露、角膜异物等也能引起该病的发生。巨乳头性结膜炎近 20 年的发生率有下降的趋势，原因可能与镜片较薄、镜片的材料和镜片加工工艺改进、镜片护理液中引起过敏的成分减少、使用抛弃型镜片有关。

1. 病因和病理

（1）病因 巨乳头性结膜炎的发生与镜片沉淀物、机械损伤等有关。角膜接触镜配戴后在镜片上都会形成一层复合的沉淀物薄膜，并逐渐加重，无法清洁。沉淀物来自泪液和护理液，细菌也与沉淀有关；镜片的含水量越高，镜片沉淀物形成就越多越快。

（2）病理表现　覆盖在乳头上的结膜上皮增厚，不规则地陷向基质层，乳头间陷窝，黏液分泌因子增生肥大，细胞大小不一，绒毛扁平粗糙（图7-14）。

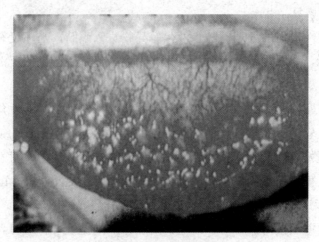

图 7-14　巨乳头性结膜炎

（3）病理生理　镜片上的沉淀物产生抗原刺激，引起泪液产生免疫球蛋白，如 IgE、IgG、IgM，补体系统被激活形成 C3a 过敏毒素，它们与巨噬细胞和嗜碱性粒细胞作用，引起血管活性胺的释放。另外，镜片上的沉淀物也可以使结膜机械损伤释放中性粒细胞趋化性因子，后者吸附嗜酸性粒细胞、巨噬细胞、嗜碱性粒细胞、淋巴细胞和基质细胞等，这些细胞再与 IgE、IgG 和 C3a 作用，释放血管活性胺，产生症状并引起更多的沉淀物，如此恶性循环。

2. 症状和特征

主诉为镜片异物感、烧灼感，镜片移动度增大，黏液性分泌物增多、有痒感，刚刚摘去镜片时痒感觉加重，可发现镜片上有沉淀膜。检查发现上睑结膜有炎症反应和直径大于 1mm 的乳头。

临床上将上睑结膜分为 3 个等面积区域，便于临床定位、定级，记录乳头的位置、大小和数量。微小乳头直径小于 0.3mm，大约 80% 的正常人中有微小乳头；乳头增大是指直径在 0.3～1mm，小于 1% 的正常人有大乳头；巨乳头是指乳头直径大于 1mm 者，正常人中不会产生。注意：在连接区域，如沿着翻转上睑的边缘、睑板的鼻侧和颞侧经常有乳头增生反应，这不属于病理状态。

巨乳头性结膜炎分为以下 4 期：

第 1 期：也称临床前期。晨起时内眦部有黏性分泌物，有时有轻微的痒感。检查发现上睑结膜轻度充血。

第 2 期：该期的特点是黏液增多，痒感明显，轻度的视力模糊，一般在戴镜几小时后出现症状，镜片配戴时间缩短。裂隙灯显微镜检查发现，上睑结膜轻度充血、增厚，乳头稍增大，有时几个乳头合并，滴 2% 荧光素液后用钴蓝光照明更易发现这些改变。

第 3 期：该期的症状非常明显，痒感明显增加，黏液较第二期明显增多，可发现镜片上有沉淀膜，镜片移动过度，视力波动和模糊，镜片配戴时间明显缩短。检查发现上睑结膜明显充血和增厚，上睑结膜乳头增多增大，乳头顶部苍白，染色明显。

第 4 期：患者无法耐受镜片，镜片上覆盖一层沉淀膜，镜片移动度很大且偏心，视力下降，黏液分泌量很多，晨起时上下眼睑可能被粘住。检查发现睑结膜严重充血，上睑结膜乳头很大，乳头顶部扁平。

3．预防

巨乳头性结膜炎的发生与角膜接触镜的戴用状态、镜片沉淀膜及配戴者的体质等有关。因此，验配前应了解配戴者有无过敏性疾病史，指导其做好镜片的清洁护理，定期使用蛋白酶片。

4．处理和治疗

治疗原则是降低镜片的抗原负载，减轻结膜损伤，抑制免疫反应。根据病状的程度进行以下不同的处理：

① 黏液分泌物轻度增加、轻度痒感、少量乳头增生，且乳头直径在 1mm 左右的配戴者，首先令其认真清洗镜片，终日配戴时应每日清洗，长时间连续配戴时至少每周两次使用蛋白酶片，除去镜片上的附着物，使用抗过敏眼液。

② 自觉症状增强，乳头数目增多的配戴者，应中止戴镜，使用抗过敏眼液。如果摘镜后行动不方便，可使用抛弃型镜片，最好换用 RGP 镜片，并用抗过敏眼液治疗。

③ 乳头的直径大于 1mm，数目明显增多，自觉症状明显加重的第 4 期配戴者，中止戴镜后，用抗过敏和低浓度皮质类固激素眼液交替滴眼。重戴镜片前应确认角膜点状染色消退，睑结膜乳头顶部染色消失，可换用抛弃型镜片或 RGP 镜片。

④ 通过改变镜片的类型如材料和设计、使用抛弃型或频繁更换型镜片（日戴），绝大多数巨乳头性结膜炎患者能够继续戴镜。

（二）上角膜缘角结膜炎

上角膜缘角结膜炎（super limbus keratitis，SLK）也称为镜片上方角膜缘角结膜炎、血管性角巩膜缘角膜炎。

1. 病因病理

镜片的机械摩擦、护理液防腐剂毒性等导致上方角膜缘血管扩张，通透性增强，炎性细胞和增生的上皮构成炎性结节。有人认为与镜片的变性蛋白质沉淀物有关，系迟发性超敏反应。

2. 症状和体征

上方局限性结膜充血和皱褶，上方角膜缘可见 3～5 粒圆形灰白色小结节（图7-15），结节破溃后荧光素染色阳性，病灶区角膜深层浸润伴新生血管，愈合后留下上皮下白色薄翳。戴镜者烧灼感、异物感增加，轻微畏光。

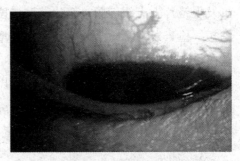

图7-15　上角膜缘角结膜炎

3. 处理

立即停戴接触镜。使用抗生素滴眼液，若角膜荧光素染色阴性可用少量皮质类固醇眼液。不论采取何种措施，上角膜缘角结膜炎都有一定的复发率。患者如果再戴接触镜，需待角膜荧光素染色转为阴性，基质浸润吸收后，改变镜片设计和配适，最好配戴 RGP 镜片。

（三）非感染性浸润性角膜炎

1. 病因病理

非感染性浸润性角膜炎（contact lens-induced sterile infiltrative keratitis，CL-SIK）的角膜浸润主要由炎性细胞组成，也包括细菌的内毒素和自角膜缘血管来的蛋白质。病变区为多形核白细胞浸润。

（1）细菌污染　CL-SIK 没有直接感染细菌，但细菌间接地通过其毒素和酶的产物启动组织的免疫系统，从而发生炎症反应。

（2）闭眼状态和缺氧　眼睑闭合时，镜片下的氧含量较低。在配戴长戴型接触镜人群中，具有高的 CL-SIK 发生率，也提示眼睑闭合时的眼内环境可能具有高致病性。

（3）接触镜片紧束　镜片后表面的有机物残骸或侵入的细菌被持久地紧附于角膜表面的某一固定位置。

（4）镜片沉淀物　接触镜表面的蛋白质、脂质、钙等起到了趋化组织抗体的抗原作用，从而启动炎症反应。

（5）机械性损伤　破损的镜片边缘擦伤角膜上皮，损伤的上皮释放出酶，并对来自角膜缘毛细血管的炎症细胞具有刺激趋化作用。

（6）护理液毒性　角膜接触了护理液中有毒性的防腐剂、化学缓冲剂、酶和螯合剂等引起。近角膜缘局灶或弥散性的角膜浸润是护理液毒性反应的典型体征。

2. 体征和症状

角膜缘带状、局灶雾状混浊，角膜浸润灶位于球结膜和角膜缘充血附近，浸润一般发生在上皮下及基质前 1/2 层，偶尔可见上皮间浸润。

① 接触镜所致急性红眼（contact lens-inducedacute red eye，CLARE）是长戴型软性接触镜的一种急性并发症，曾称为"急性红眼反应"和"镜片紧束综合征"。轻者仅有"红眼"现象，重者伴有疼痛、流泪和畏光等眼部刺激征。体征有结膜和角膜缘充血，近角膜缘小的角膜浸润灶，少量或没有染色。

② 接触镜所致角膜周边溃疡（contact lens-induced peripheral ulcer，CLPU）或培养阴性的角膜周边溃疡（culture-negative peripheral ulcer，CNPU），接触镜是最重要的"危险"因素，多见于戴水凝胶镜片的软镜配戴者。结膜和角膜缘充血，角膜全层上皮损伤，角膜溃疡在周边，单个局限性前基质浸润。患者可有轻、中度的不适感或异物感，轻度畏光和流泪。角膜刮片培养为阴性。

3. 临床处理

CL-SIK 患者的临床处理对策取决于患病的情况。

（1）一般建议　使用抛弃型或 RGP 镜片；接触镜（特别是长戴型）配戴者睡眠时摘除镜片；如果是镜片损害应更换镜片；取戴镜片前应彻底洗净双手，注意镜片盒的护理；使用含新一代高相对分子质量防腐剂的护理液，或无防腐剂的双氧水护理液；当发生红眼和有不适感时停戴接触镜，并就诊检查。

（2）处理　首先应停戴接触镜。以下情况需急诊处理：镜片摘除后仍严重眼痛、浸润区荧光素着色、严重前房闪辉、前房积脓、持续严重结膜充血或视力下降。

角膜刮片微生物培养对于鉴别是否为感染性浸润性角膜炎非常必要。在培养结果出来之前，用广谱抗生素预防感染；培养结果阴性且上皮完整者，可用激素眼液；前房有炎性反应可用散瞳剂预防虹膜后粘连。严重眼部不适的，一般摘除镜片后会迅速缓解，畏光会持续几个小时，角膜浸润则将会持续几周或几个月。如果体征和症状在 3 ~ 4 天后仍未消退，甚至恶化，患者必须立即接受临床治疗。若治疗效果好，应在浸润消退 75% 以及其他所有体征和症状都消失时，再配戴接触镜。

4. 愈后

一般 CL-SIK 的治疗效果较好。浸润灶需 2 周消退，其他体征和症状通常在接触镜片摘除后 48h 内消退。

（四）感染性浸润性角膜炎

感染性浸润性角膜炎（contact lens-induced microbial infiltrative keratitis，CL-MIK）由病原微生物（如细菌、病毒、真菌和棘阿米巴原虫等）直接感染角膜所致，它对角膜的破坏性大，常常致盲，所以 CL-MIK 是接触镜配戴最严重的并发症。

1. 病因和病理

CL-MIK 病例中最常见的致病微生物是铜绿假单胞菌（革兰氏阴性菌）和棘阿米巴原虫。

（1）铜绿假单胞菌　角膜上皮细胞完整时不会感染铜绿假单胞菌，因为健康角膜表面存在着泪膜黏液层、上皮细胞表面的多糖－蛋白质复合物和角膜上皮的紧密连接，这一自然保护层能阻止铜绿假单胞菌黏附完整的角膜表面。

铜绿假单胞菌所产生的蛋白溶解酶和溃疡组织释放的胶原溶解酶，对角膜板层极具溶解破坏作用，所以病情发展极快，常常来不及治疗就已波及整个角膜。

（2）棘阿米巴原虫　20 世纪 70 年代初期，世界上首次报告了棘阿米巴角膜炎的病例。棘阿米巴原虫广泛存在于自然界，在空气、泥土、水中都可发现此微生物，常出现在陈旧的镜片护理液或无防腐剂的生理盐水中。因多混合污染细菌，故以细菌为营养基础的棘阿米巴原虫容易生长。棘阿米巴原虫以活动的滋养体或休眠状态的包囊的形态存在，对一般的抗生素、过氧化氢、化学消毒剂、干燥和寒冷的耐受能力很强，感染后不易控制。

棘阿米巴原虫在角膜上皮缺损时才发生感染，原虫的毒性反应及宿主对原虫的免疫反应使病灶区角膜浸润、坏死。伴有放射状角膜神经炎时，可导致眼痛。

没有证据显示配戴接触镜是角膜真菌感染的危险因素，接触镜配戴者碰巧会患流行性角结膜炎和单胞病毒性角膜炎。配戴接触镜可改变部分配戴者的眼部菌落，这部分人群包括使用化学消毒制剂者、老年配戴者、间断戴镜者。配戴接触镜还可削弱角膜防御感染的能力。

2. 体征和症状

CL-MIK 的伴随症状包括眼红、眼痛、视力下降、畏光、流泪、眼睑肿胀、分泌物增多。镜片摘除后，仍有持续或逐渐恶化的眼部不适。病变早期，角膜感染区附近睫状充血，角膜浸润主要局限在上皮。疾病进一步发展，会出现基质混浊，角膜着染。

铜绿假单胞菌角膜炎进展快，破坏性大，伴有虹睫炎、前房闪辉、前房积脓。如果不及时治疗，几天后会出现基质溶解，角膜穿孔。

棘阿米巴角膜炎的病程发展一般不是很快。典型的体征包括角膜环形浸润、角膜着染、假树枝样染色、局限或弥散的上皮和前基质浸润、放射状角膜神经炎。

3．鉴别诊断

在疾病早期，重点是与 CL-SIK 相区别。关键区别在于体征和症状的严重程度。感染性角膜溃疡常伴中高度的眼痛、分泌物多、畏光、浸润灶范围大、上皮损伤和前房反应。而非感染性角膜溃疡则为小的浸润灶、无分泌物、很少发生上皮损伤、无前房反应、轻度疼痛和畏光。如果不能明确鉴别两者时，应按照感染性角膜炎的治疗原则处理。

棘阿米巴角膜炎有时在临床体征上与单纯疱疹病毒性角膜炎相似。在这些疾病的早期，其溃疡的形态及分布可有助于鉴别。单纯疱疹病毒性角膜炎呈树枝状、地图状溃疡，而棘阿米巴角膜炎呈圆形溃疡。

4．临床处理

（1）一般建议　改长戴为日戴是一种安全的选择；对于软性接触镜，建议配戴高含水量、薄的或硅水凝胶镜片；RGP 镜片配戴发生 CL-MIK 率最低，建议使用；减少角膜机械性创伤；因为棘阿米巴普遍生存在储备水里，护理镜片时避免使用储备水；应使用能有效对抗入侵微生物的护理系统；取戴镜片前应彻底洗净双手，注意镜片盒的护理；若摘镜后眼部不适持续或加重，则须及时就医。

（2）治疗　角膜刮片微生物培养对于确定是否为感染性疾病以及鉴定感染的微生物非常必要。在培养结果出来之前，应先用广谱抗生素以防感染性角膜炎的可能，然后再根据培养结果选择敏感的抗生素，严重时抗生素通过静脉途径给药。其他治疗包括散瞳剂防止虹膜后粘连、非甾体类抗炎药减少炎症，限制浸润反应。在疾病早期，一般不使用糖皮质激素，因为该类药物抑制上皮的新陈代谢，阻碍上皮和其他组织的修复。在后期愈合阶段，角膜上皮完整后，可酌情使用糖皮质激素。手术方法包括穿透性角膜移植和板层移植，适用于角膜大穿孔或未愈合的中央深层溃疡。

【实训项目 14】 裂隙灯显微镜检查镜片表面

一、目标

能够识别配戴角膜接触镜的常见并发症，并加以适当的处理。了解常见并发症的诱因和发生机理。

二、仪器设备和材料

裂隙灯显微镜、护理液、镜片、洗手液、放大加照明、镜片投影仪。

三、步骤

（1）清洗双手。

（2）充分清洁、冲洗镜片后，将其浸泡于新鲜护理液中。

（3）暗背景视场，观察锈斑、变色和霉菌等沉淀物时用白色背景。

（4）光源从侧方投照镜片外表面。

（5）调整焦距、放大倍率、镜片位置和观察角度，观察分析镜片上的沉淀物。

每位同学随机选择 3 片标记好的镜片，通过上述步骤观察镜片上的沉淀物，然后将沉淀物类型填入表 7–1。

表 7–1　　　　　　　　　　　操作记录表

沉淀物名称	镜片 1	镜片 2	镜片 3

项目八　接触镜与现代生活视觉

|学习目标|

了解接触镜与现代生活视觉的关系。

近几年，中国视力保健行业不断推出更优质、更高科技的功能性接触镜，如更高透氧的硅水凝胶、超水凝胶以及散光、彩色、多焦点的接触镜等；同时随着中国经济的增长，人们生活水平不断提升，生活中接触镜的应用也越来越广，人们用它进行日常生活、阅读、运动、工作等，但是接触镜的使用有特定的要求，正确、科学地选配和使用可以带来很多便利，反之，也会因一些不良因素带来一定困扰，影响视觉和眼部生理。本章将阐述接触镜在日常生活中的各项应用（例如，在进行阅读、使用视频终端等时如何合理使用接触镜；从事不同的体育运动项目时，如何科学选择和验配接触镜，以提高竞技状态；在工作或生活中配戴接触镜时，如何预防和处理意外的化学性、机械性、物理性危险）；彩色接触镜在日常生活中的应用范围和注意事项；此外，随着中国人口老年化的趋势，一镜多用需求增强，如何正确选择和验配多焦点接触镜，以提升生活品质。

知识点 1　接触镜与日常生活

|理论要求|

1. 了解视频终端设备诱发的症状。
2. 了解配戴框架眼镜和接触镜用于视频终端设备时的差异。
3. 了解配戴接触镜和框架眼镜眼睛产生调节的差异。
4. 了解接触镜与干眼的关系。

一、视频终端设备与接触镜

现代生活中各种带视频终端（video display terminal，VDT）的设备，如手机、IPAD、电脑、显示屏等，已被人们在日常生活中广泛应用。人们的阅读习惯发生了变化，书本不再是唯一的阅读对象，这些设备在为人们带来各项便利之余，也引起一些问题与忧虑。在视频终端设备上阅读有以下特点：

① 画面的生动性和变化性，导致持续阅读时间增加。

② 注意力高度集中的阅读工作，使平均瞬目次数减少，正常情况下瞬目12～15次/min，注意力高度集中阅读时平均瞬目＜10次/min。

③ 视频终端设备的亮度、闪烁、像素、对比度变化等不同于普通书本阅读，人眼的视觉系统需因此做出调整。

④ 视频终端设备视标的动态变化使阅读时眼球运动更复杂化，是扫视、追踪、固视、微颤等多种眼球运动和注视方式的综合。

现代人每天近处用眼需求（主要是手机等电子产品）超过10h，人往往容易出现视觉疲劳症状，包括眼睛干涩、眼部充血、视物模糊、头痛、头颈部及肩部肌肉酸痛等。这些症状往往在减少使用视频终端设备或停止使用后得以缓解或消失，但由于症状的持续存在会造成人们在工作时间错误率上升、工作效率降低。因近距离阅读、工作、娱乐而诱发的症状和体征可以分为3个方面：视觉症状、眼部生理改变、光敏感症状。

（一）视觉症状

视觉症状主要有视物模糊、复视、色觉感知变化。视物模糊是最常见的症状之一，在近距离工作后出现视远模糊，大多数是由眼睛调节痉挛引起的；如果在视近时间歇出现视物模糊，则提示可能是调节幅度下降或调节灵敏度下降；而偶尔出现视近模糊的原因还可能是干眼，这可以通过询问患者的相关情况来分析，如是否在瞬目之后视物变清晰。如果出现复视，大多数情况下会考虑是双眼视问题造成的，可以测量隐斜、集合近点、融合功能以明确诊断。色觉感知问题常发生于使用旧式单色视频终端设备的人群，有时出现在长时间注视高饱和度颜色之后，可以通过降低色彩饱和度或使屏幕色彩变暗来解决这个问题。

（二）眼部生理状况

与眼部生理相关的症状有眼痒、烧灼感、流泪或频繁瞬目等。由于在使用视频终端设备时瞬目次数减少，而注视屏幕时的水平方向的视角大于日常阅读书本向下看时的视角，泪液蒸发速度加快，产生干眼症状。许多患者在日常活动时并无任何症状，但在长期注视屏幕后即出现眼干症状。和近距离工作有关的视疲劳也有可能是由非斜视性双眼视异常引起的，在做集合近点检查时，可注意询问患者眼部是否有明显紧绷感。

（三）光敏感症状

光敏感症状有屏幕闪光感、眩光、对光敏感。引起光敏感症状大多数的原因是工作照明设置不当，最常见的是患者因头顶上的荧光灯眩光或窗户外的强光而感到不舒适，针对这种情况，可通过调整光源位置、屏幕亮度来缓解症状。一些患者抱怨屏幕闪光感，如患者使用的是阴极发光管屏幕而不是液晶显示器，且刷新频率较低，如 60 ~ 70Hz，就有可能引起这类不适，可通过调整刷新频率或降低屏幕亮度来缓解症状。

应充分重视科学使用视频终端设备，对使用者的情况进行综合评估，如定期的健康检查，及早发现眼部屈光问题及双眼视问题，通过配戴合适度数的眼镜或进行视觉训练以获得最佳视觉。有研究指出，调节幅度将随双眼向上方注视的程度而下降，故降低视频终端屏幕的高度至双眼水平以下，同时将屏幕往后倾斜 10° ~ 20°，让使用者的注视角度为水平向下 15°左右，可减轻因调节幅度或泪水蒸发过快而产生的视疲劳症状；避免屏幕周围存有较强的光源，以减少自窗外的光线放射屏幕后造成的光晕；调节视频终端屏幕亮度，使之与周围环境亮度相匹配；定期清洁视频终端屏幕，减少电荷所积聚的灰尘，缓解可能因灰尘所导致的皮疹、眼部刺激等症状；调整工作安排，劳逸结合。综合考虑各种因素并进行调整，可有效缓解因视频终端设备导致的视疲劳症状。

使用视频终端设备时配戴接触镜，与配戴框架眼镜相比，由于减少了镜片表面反光及减少部分球面像差的原因，将会比配戴框架眼镜带来更清晰的视觉。但有以下问题需要关注：

① 老视前期近视患者，若从框架眼镜转换为接触镜时，会出现突然"老视"的症状。

② 在配戴框架眼镜时，一般忽略的微小屈光度数，特别是少量的散光度数，在人们配戴接触镜使用视频终端设备时，这部分残余度数容易诱发视觉不适。

③ 由于注意力高度集中，瞬目次数减少，导致接触镜移动度减少，干眼症加重。

二、阅读与接触镜

（一）正视眼的调节

正视眼在调节放松的状态下，注视远距离（5m 以外）物体时，所注视物体成像在视网膜上。当物体移近时，要想使得物体也成像在视网膜上，就需要通过调节增加眼的总屈光力。物体距离越近，所需要的调节力越大，反之亦然。

（二）配戴接触镜时的眼调节

配戴框架眼镜与配戴接触镜，两者的视近调节需求存有差异。

正视眼注视眼前 25cm 的物体时，调节需求为 4.00D。

近视眼配戴 –8.00D（P）框架眼镜，镜片与角膜顶点的距离为 12mm（d），所视物体与眼镜距离为 25cm（S），根据公式计算其调节需求（A）为：

$$A = \frac{1}{S(1-2dP)} = \frac{1}{0.25 \times [1-2 \times 0.012 \times (-8.00)]} = 3.36(\mathrm{D})$$

远视眼配戴 +8.00D（P）框架眼镜，注视相同距离的物体，其调节需求（A）为：

$$A = \frac{1}{S(1-2dP)} = \frac{1}{0.25 \times [1-2 \times 0.012 \times (8.00)]} = 4.95(\mathrm{D})$$

由此可见，由于框架眼镜的顶点距离效应，近视眼戴框架镜阅读时调节需求较正视眼少一些；而远视眼戴框架镜阅读时调节需求较正视眼大一些。当屈光不正患者戴上接触镜，镜片与角膜顶点的距离（d）为零，其调节需求即与正视眼相同，为 4.00D。

因此，同样度数的屈光不正者，在相同的阅读距离下，近视者配戴框架眼镜时所需要的调节低于配戴接触镜；而远视者正好相反，配戴框架眼镜时所需的调节高于配戴接触镜。屈光不正度数越高，这种调节需求的差异就越大。由于调节需求因不同的镜片配戴方式而存有差异，在临床验配中需要注意以下几点：

① 长期配戴框架眼镜的近视者，在初次配戴接触镜阅读时，可能会由于调节需求的增加而出现一些视疲劳症状，若该配戴者调节功能正常，经过一段时间的配戴应该能很快适应。

② 若年龄超过 40 岁而长期配戴框架眼镜的近视患者改戴接触镜，需要提前告知患者，增加的调节需求会使患者感觉瞬间出现老视，可能难以接受。这

一问题，可采用适当负镜欠矫或验配多焦点接触镜等方法解决。

③ 对于调节功能有异常的近视患者，由于配戴框架眼镜时调节需求少一些，调节功能异常的症状如视近物模糊，可能表现不明显。一旦改为配戴接触镜，调节需求增加，视近物模糊等症状将随即出现。

④ 远视患者在配戴接触镜后比配戴框架眼镜时调节需求减少，故一般不会出现症状。但需注意，对于存有双眼视异常（例如中高度内隐斜）的框架眼镜配戴者，在改为配戴接触镜以后，可能会出现视疲劳症状。

⑤ 对于屈光参差患者，配戴接触镜可解决双眼调节力不平衡的问题。

（三）配戴接触镜时的眼集合

双眼注视远处物体时，两眼视轴平行而且调节处于松弛状态，注视近处物体时，除了需要眼调节外，双眼同时内转，以使双眼视网膜黄斑区能同时对应逐渐靠近的物体，保持融像，此现象称为集合。

与近距离工作有关的视疲劳多数情况是由调节或集合异常引起的。集合异常的常见症状除了视疲劳外，还会出现复视或头痛等。临床体征是视远时双眼为正视眼而视近时存有高度隐斜，可能伴有视近时融合功能降低，集合近点位置、AC/A（调节性集合／调节）比异常等情况，上述问题均可以通过视觉训练改进。

配戴框架近视眼镜视近物时，视线向内偏离眼镜光学中心会产生底朝内的棱镜效应，从而降低配戴者的集合需求；而配戴框架远视眼镜时，由于视线向内偏离眼镜光学中心会产生底朝外的棱镜效应，对配戴者的集合需求则相应增加。而配戴接触镜时，镜片可随眼球转动，故视近时的集合需求与正视眼相同；因此配戴框架眼镜和接触镜，注视同一距离的视标时的集合需求是不同，屈光不正度数高，这种集合需求的差异就越大。

由于集合需求因不同的镜片配戴方式而存在差异，在临床验配中需要注意以下几点：

① 一直习惯配戴框架眼镜的近视患者，若伴有中高度外隐斜，在刚改戴接触镜时，阅读时可能会由于集合需求比原来增加而出现视觉疲劳或间歇性复视症状；如检查患者的正向融合功能较差，可通过相应的视觉训练来解决；如果患者的正向融合功能正常，这种症状通常可于短期内适应。

② 一直习惯配戴框架眼镜的远视患者，若伴有内隐斜，在改戴接触镜初期，阅读时可能会由于集合需求比原来减少而出现视觉疲劳症状；如检查患者的负向融合功能较差，可通过相应的视觉训练来解决；如果患者的负向融合功

能正常，这种症状通常可于短期内适应。

③ 对于习惯配戴框架眼镜的近视眼（伴内斜视）患者或远视眼（伴外隐斜）患者，可以通过改戴接触镜减轻集合需求带来的压力，改善视疲劳症状。

三、日常环境与接触镜

（一）湿度

人体感觉最适宜的相对湿度为 40%～60%，一般而言，相对湿度高对接触镜配戴者没有影响。研究发现，软镜、硬镜在相对湿度分别为 21% 和 97% 的环境里，镜片与角膜间的黏附力并无区别。因此除非在特别干燥的环境下，环境的湿度对接触镜配戴者并无重要影响。

然而，对于较薄的、高含水量的接触镜镜片，相对湿度低的环境会加速镜片的脱水及变形，从而影响镜片的清晰度及舒适度，令戴镜者感觉眼干不适。研究发现，镜片表面脱水将导致戴镜者泪膜破裂时间缩短以及影响镜片的透氧性，而镜片表面沉淀物增加、镜片配适过紧等因素都与眼部不适有密切关系。镜片表面有沉淀物而泪膜破裂时间较短的接触镜配戴者，对低湿度的环境会特别敏感。因此可以建议戴镜者：将镜片配戴方式改为频繁更换型，使用含蛋白酶的护理液以减少镜片上的沉淀物，选择较厚、低含水量、配适偏松的接触镜片，以提高配戴的舒适度。另外要注意，风会增加眼干的程度及刺激流泪，故在有大风的环境下，可配戴框架防护眼镜。

（二）温度

一般在高温环境下泪液容易蒸发，可能令接触镜干燥程度加快。另外，接触镜在减少高温烧伤方面无明显效果。软镜可能保护角膜免于中度的烫伤，但保护也是短暂的。低温环境不影响接触镜的配戴。

（三）飞行

机舱内的接触镜配戴者，如乘务员及旅客，可能因舱内低湿度、低气压、低氧分压和舱内空气的致病等因素而影响戴接触镜的舒适度。飞行中可能出现的眼部不适症状包括眼干、眼红等。研究指出，在飞机起飞 30min 内，舱内相对湿度会降至 11%，单单低湿度因素就会造成眼部的明显不适。其他如饮用含咖啡因或酒精的饮品、配戴高含水量软镜、因机舱条件局限而致镜片护理不当等，都可能导致眼部不适的进一步加重。另外，接触镜配戴者也会遇到由于低气压引起相对缺氧带来的挑战，由于氧分压下降，角膜接收的实际氧气减少，若此时戴上接触镜，容易诱发角膜水肿。

因此，对于机舱内的接触镜佩戴者有如下建议：

① 登机前彻底清洁接触镜。

② 减少咖啡因、酒精的摄入量，以减少因泪液分泌减少而造成的干眼症状。

③ 勿在机舱内进行长时间的阅读，注意休息，多瞬目。

④ 睡眠时勿戴普通接触镜，可配戴透氧性较高的硅水凝胶材质镜片。

⑤ 长时间飞行时可使用润眼液或眼部清洗液。

⑥ 长时间的飞行会增加镜片脱水的可能性，酌情调整处理。

⑦ 如眼部不适持续，摘下接触镜，飞行时随身携带框架眼镜备用。

（四）大气污染

由于大气中有大量污染物，烟霾现象在现代生活中经常可见。这些污染物易导致结膜充血及点状角膜上皮侵蚀；而汽油等挥发类物质则可能导致滤泡性结膜炎或边缘性角膜溃疡。由于吸收了大气中的二氧化硫，角膜表面的 pH 会发生改变。研究发现，超薄接触镜配戴者中这种改变较小，戴镜舒适度影响不大；而使用人工泪液则有可能中和已降低的 pH，从而提高戴镜的舒适度。

有学者发现，人群对于大气污染的反应有适应现象。长时间暴露于污染环境中的人群与新迁入的人群相比较，眼部症状往往较轻。如果工作、生活环境中烟尘较多，可考虑缩短接触镜镜片更换周期，以及增加眼罩或面罩保护。

（五）化妆品

化妆品、肥皂、香水、润肤露等都有可能黏附在手部皮肤及眼睑皮肤上，并随着戴镜者配戴接触镜时进入眼睛，造成眼部不适。不同化学物质在眼部的残留时间不同，有的甚至会残留一天或更久。对于经常化妆的接触镜配戴者，往往可以在结膜囊内发现有睫毛膏残留。其他化学物质，如造型喷雾剂，如果在喷洒时不慎进入眼睛，则会引起角膜上皮的点状染色，或与镜片黏附，令镜片受损以及引起各种眼部刺激症状。

这些存在于化妆品内的色素、油脂、溶剂不仅对眼部有刺激，同时也可能引起眼部过敏。接触镜配戴者使用眼部化妆品时需要注意的事项见表 8-1。

表 8-1　　　　　　　　　　使用化妆品时需注意的事项

禁止事项	注意事项
眼部红肿发炎时勿上妆	戴镜前用不含油及香味的皂液洗手
勿共用化妆品	用性质较温和的卸妆液卸妆
勿将眼线画在睫毛根部内	每次卸妆时彻底卸去睫毛膏及眼线

续表

禁止事项	注意事项
使用造型喷雾时勿睁眼	先戴镜，后化妆
勿在戴镜后使用指甲油或卸妆油	先摘镜，后卸妆
勿让化妆品接触镜片	使用防水睫毛膏
勿用不含防腐剂的化妆品	定期更换化妆品
勿将化妆品长时间暴露于空气中	
勿使用油性卸妆液	

四、接触镜与干眼

据一项在中国北京进行的研究调查数据显示，在 40 岁以上的人群里，干眼的发病率达 21%，并在女性、年长者、城市居住者中更多见。干眼所产生的不适可影响人们在阅读时的注意力，进而影响人们的工作与学习。

配戴含水量高的长戴型软性接触镜、在干燥环境中工作或镜片蛋白质沉淀很严重的戴镜者，都是干眼的高危人群。干眼最常见症状是眼部干涩和有异物感，其他症状有烧灼感、畏光、眼睛红痛、视物模糊、视力疲劳。

接触镜配戴者的年龄、性别，曾经戴的接触镜的类型，刺激物接触史（如烟尘、空调、吸烟、饮酒），用药史（如抗组胺药、利尿药、镇静剂、避孕药等），风湿病史（如 Sjogren' S 综合征），角膜暴露史（如眼球突出症、睑裂闭合不全、角膜上皮基底膜功能失调等），致敏原接触镜史等，都是可能引起接触镜配戴者干眼症状的危险因素。

对于干眼症状的接触镜配戴者，应该注意以下几点。

（一）消除干眼的诱因

① 干眼者常见有睑缘炎或睑板腺功能失调，而眼部热敷及眼睑按摩是缓解睑板腺功能失调及防止睑缘炎最有效的方法。每天至少早晚各一次用热毛巾敷眼 10min，并在敷眼时配合按摩眼睑，完后擦净眼睑部，有利于使堵塞的睑板腺开口再通、提高泪膜质量。

② 环境也会对戴镜舒适度产生影响，如低湿度、低气压及空气污染会令镜片更易脱水而造成戴镜不适。在高湿度的环境中，有超过 75% 的软镜配戴者报告干眼症状有所减轻；泪液中的脂质层对空气中的湿度很敏感，脂质层的厚度会随着湿度的增加而增加；改善室内湿度已被证明对缓解干眼症有效，故可建

议患者在家庭和办公场所使用空气湿度加强设备；减少和避免长时间处于烟尘的环境中，或使用空气过滤器以减少空气中的悬浮颗粒，对缓解干眼症状有所帮助；在室外戴太阳眼镜，因镜片的遮挡减少眼表与风、空气中的灰尘接触，故也可降低干眼戴镜者的眼部不适程度。

③ 在使用电脑时，使用较理想的向下 10°～15°注视视角；改善阅读环境，选用非高温照明光源；尽量少喝含咖啡因的饮料；通过多饮水来改善体内环境；同时有意识地改善和增加阅读时的瞬目活动。

（二）选择合适的镜片

选用中等含水量、厚度较厚的软镜，因镜片越薄越易脱水。选用抛弃型接触镜。镜片上的沉淀会造成眼睛不适，而干眼者不稳定的泪膜使沉淀更易生成。有轻度干眼症状的软镜戴镜者可以选择日抛型镜片。选用硬性接触镜，由于硬镜不从泪膜中吸取水分，故适用于有干眼症状的戴镜者。但需留意一些戴镜者并不能接受硬镜所带来的不适感。

（三）选择合适的镜片护理液

由于软镜对防腐剂的吸附作用是导致接触镜配戴者出现干眼的原因之一，因此对于使用多功能护理液系统而有干眼症状的戴镜者，可考虑使用含有甲基纤维素的润眼液。改用过氧化氢溶液护理液。

对于硬镜配戴者而言，可采取在戴镜前用不含防腐剂的生理盐水冲洗镜片的方法，降低防腐剂与眼表接触的量。

（四）强调瞬目的重要性

完整的瞬目有助于维持泪膜的完整性与稳定性，同时清除附着于眼表的异物。有研究指出，接触镜配戴者的瞬目频率有所下降，可能与角膜被镜片覆盖而致的角膜敏感度下降有关，也可能是因为配戴者在瞬目时因镜片与眼睑接触产生不适而减少瞬目次数，在消除产生不适的原因后，应教育戴镜者多瞬目。

（五）眼药水的使用

人工泪液等润眼液是治疗干眼的首选，但缺点为症状缓解的维持时间短。而某些含防腐剂的人工泪液，因软镜对防腐剂有吸附作用，可能会对角膜上皮产生影响而使干眼症状加重，故软镜配戴者宜使用不含防腐剂的润眼液。需引起注意的是，过度使用人工泪液会对泪膜的脂质层造成破坏，从而使泪液蒸发速度加快。

（六）严重干眼患者

应当禁止配戴接触镜。

知识点 2　接触镜与体育运动

|理论要求|

1. 了解接触镜与各种运动环境的关系。
2. 了解接触镜与中老年的关系。

通常来说，软性接触镜与硬性接触镜由于特点各异，适合在不同类型的体育活动中配戴。软镜的特点为镜片直径比角膜直径大，相比硬镜，软镜在眼球转动时镜片的移动度较少。硬镜的直径比角膜直径小，镜片能在泪膜上滑动，并通过毛细作用黏附在角膜上。

软镜的优点在于：

① 配戴舒适，不存在适应期或适应时间很短。

② 镜片位置相对固定，很少发生移位。

③ 镜片能提供宽阔视野及视物清晰度。

相比之下，硬镜存有一定的局限：

① 需要一定的适应时间，对于间歇（非长期）配戴接触镜的人群，戴上镜片时可能需较长的时间才可获得舒适感。

② 镜片容易发生移位。

③ 在低照明环境下因瞳孔放大而容易出现眩光。

因此，对于平时配戴框架眼镜在做运动时才配戴接触镜的人群而言，即间歇性配戴接触镜进行体育活动，配戴软镜无疑是最佳选择。那么，长期从事体育运动时究竟应选择软镜还是硬镜？同时需要考虑哪些因素的影响？如何针对运动的类型对镜片参数进行调整或镜片类型进行选择？本节就这些问题进行阐述。

一、体育运动持续时间

在选择镜片时，要考虑体育运动所持续的时间，因为对某项运动最适合的镜片未必能为双眼提供最佳的生理环境。例如，从事水上运动时所配戴的接触镜往往是低含水量、厚度较厚的镜片，这种镜片在短时间内配戴不会对眼睛造成影响，然而长时间配戴，则容易因镜片的透氧性不足导致角膜缺氧而出现角膜水肿。因此，体育运动持续时间的长短，是选择接触镜时需考虑的一项重要因素。

二、运动环境因素

（一）寒冷环境

人眼球及泪膜的温度为33℃左右，故即使在寒冷的环境中接触镜也不会因此而在眼球表面冻结。而寒冷环境里往往湿度较低，此时选择大直径、低含水量的镜片有助于防止镜片脱水。但由于厚而低含水量的镜片易致角膜氧供不足，故需缩短戴镜时间，防止角膜缺氧出现水肿。

（二）高海拔地区

随着海拔高度的提升，大气氧分压下降，气温会以海拔高度每上升1500m下降10℃的速度降低，眼睛对镜片的耐受能力也将随海拔的升高而降低。直径大、厚度厚、低含水量的镜片由于具有镜片位置稳定、镜片脱水较少的特点，在寒冷低湿度的环境下表现较佳。然而不能忽视的是这种镜片所潜在的透氧性低的问题。故类似短道速滑这种短时间内就可完成的运动，可以选择上述镜片；对于需较长时间在雪地上进行的运动，如马拉松式滑雪，则宜选择中、高含水量的镜片；而对于爬山这种需要长时间进行的运动，则需选择高透氧、大直径的硬镜，或含水量大于70%的软镜。

（三）沙尘环境

例如进行沙滩排球运动，扬起的沙尘易困于镜片的内表面，加之镜片极易发生移位，故在该环境中不宜配戴硬性接触镜。此时，大直径的软镜因不易产生移位，为沙尘环境中进行运动的首选，而镜片的含水量相比之下为次要考虑因素。

（四）干燥环境

相对低的湿度通常与海拔高度和寒冷有关，容易引起接触镜干燥和脱水，导致眼睛的不适和视力下降；室内运动时空调往往也会加重镜片的干燥，因此，一般建议配戴低含水量的镜片，同时鼓励使用润滑液。

（五）水上运动

戴接触镜进行水上运动常常遇到的问题是镜片丢失，或发生眼部微生物感染。因此，一般不推荐在从事水上运动时配戴接触镜。如确实需要配戴，为保障眼睛健康及防止镜片丢失，以下是进行水上及水中（深度不超2m）运动配戴接触镜所需遵循的原则：

① 跳水时闭眼。

② 在水中勿完全睁眼，保持眯眼状态。

③ 出水时，在睁开眼睛前把水从眼部轻轻擦掉。

④ 运动后用生理盐水冲眼。

⑤ 运动后马上摘除接触镜并消毒镜片。

在淡水区域（包括含氯的游泳池水）的常见眼部致病菌为棘阿米巴，而在海水里为嗜盐菌，如溶藻弧菌。如果在运动后能马上摘下接触镜，并按照常规要求进行镜片清洁及消毒，发生眼部感染的概率是很低的。

进行水上运动时，配戴硬镜容易造成镜片丢失，故在不得不配戴接触镜时，宜配戴大直径、较厚、低含水量的软镜。但这种镜片的配戴时间不宜超过 3h。如需长时间配戴，建议改为高含水量的镜片。

（六）水下运动

潜水时应戴硬镜还是软镜，人们时有争论。常见的做法是在配戴接触镜的基础上再戴传统面罩。在戴上面罩后，需要注意的是眼表泪液交换问题：如果配戴硬镜，需减小镜片直径，使镜片边缘稍翘起，选择较松及较平配适的镜片；如果配戴软镜，同样需选择较松及较平配适的镜片，以促进泪液交换，使角膜有充足氧供。另外，需注意的是，由于面罩内湿度较大，潜水人员往往减少瞬目的频率，应注意多瞬目来帮助泪液交换。

由于水下的压强比大气高，接触镜配戴者由水下游至水面时，由于压强的下降，戴镜者经常抱怨眼睛不舒适、眩光或视力下降，这些症状可能持续若干小时。如果是从较深的水下（>21m）浮出水面，硬镜与角膜的接触面可能出现水泡，水泡在出水 30min 后消失并同时在角膜水肿的上皮上留下椭圆形斑。在高压舱减压过程中配戴软镜或硬镜也可能出现气泡。

（七）极限运动

配戴接触镜进行极限运动，如骑摩托车、玩滑板，镜片需要有较好的稳定性，硬镜因较易产生移位而被禁用。软镜方面，宜选择大直径的镜片以使镜片稳定度增加，同时由于较厚、低含水量的镜片较少在眼内发生折叠，也适宜使用，但需注意该类设计的镜片长期配戴会造成眼睛不适。

（八）搏击运动

搏击运动如拳击，由于触及脸部，配戴接触镜被列为禁忌。但在配戴了防护头盔的情况下，可考虑选择大直径的软镜。硬镜因较易产生移位而被禁用。

（九）气流影响

在有强烈气流的运动状态下，如跳伞时，有研究指出，对于有屈光不正的运动者，配戴接触镜结合防护镜优于戴有度数的防护镜。在镜片选择方面，宜选择大直径、低含水量的软镜。另外，由于跳伞时往往需要极高的注意力，瞬目的频率降低，运动者需养成良好的瞬目习惯以保证正常的泪液交换。

（十）重力影响

在驾驶飞机时因加速度的作用，受到的引力往往为几倍于地球重力。此时宜配戴大直径、配适较紧的软镜以达到最佳视觉效果。

（十一）耐力运动

对于需要极长时间进行的运动，如航海、登山等，运动者往往需要长时间体力及精神方面的投入。接触镜配戴者在此时往往容易忽视镜片的摘除及护理，故长戴型接触镜（包括硬镜和软镜）为最适合的选择。但如果是较为剧烈的运动，则不宜配戴硬镜。

（十二）瞄准运动

如射击、射箭等运动，由于运动者往往要求获得一个稳定的清晰视力，而接触镜通常会在瞬目时带来短暂不稳定的视力变化，所以这些运动不适合配戴接触镜。

三、中老年运动爱好者

基本上，超过 45 岁的体育爱好者都会因为老视的出现而需要阅读附加，理论上双光接触镜由于光学设计上的限制并不适合在运动时配戴，如果在运动时一定要配戴接触镜，可以尝试"单眼视"，然而这种方法在进行需要深度觉的运动时不太适合。

总之，为运动爱好者验配接触镜时，应确保接触镜镜片能提供稳定、良好的动态视力，镜片要有好的中心定位，即使在眼位、头位和体位发生变化时，镜片仍能保持相对稳定。对于绝大多数的体育运动，软性和硬性接触镜都能在不同的自然条件和身体对抗状态下提供优异的矫正视力。相对于硬镜，具有以下特点的软镜通常更适合在运动时配戴：较紧的配适、大直径、中等厚度、低含水量，虽然这种类型镜片的透氧性较差，但短时间配戴无妨。

最后要注意提醒体育运动爱好者，适合运动时配戴的软镜参数会与日常配戴的软镜有所不同，在运动结束后，应该及时换上平时配戴的接触镜或框架眼镜，以更好地保护眼睛健康。进行体育运动时应备有额外的接触镜镜片及其护理包，以备不时之需。

知识点 3 接触镜与安全防护

|理论要求|

1. 了解配戴接触镜时对不同危险因素应该怎么防护。
2. 了解配戴接触镜时出现危险应该如何规避危险。

环境和医学的关系日益成为医学保健热点，环境因素及配戴者的工作状况都可能影响接触镜的安全配戴，其中环境相关危险因素相当复杂，包括化学、机械和物理等方面。在很多职业中，配戴接触镜会比配戴框架眼镜存在优势，比如对消防员的研究就发现配戴接触镜时使用氧气面罩比戴框架眼镜方便。越来越多的配戴者不仅希望能在日常生活中配戴接触镜，还希望在一些特殊工作环境中也能配戴。因此，理解和掌握相关安全知识非常重要。

在一些特定环境下，与配戴框架眼镜相比，配戴接触镜具有以下优势：

① 视觉在雨雾环境受影响较少。
② 镜片不易损坏、丢失。
③ 镜片在环境温度或湿度发生改变时不会产生雾气。
④ 镜片不产生表面反光。
⑤ 使用显微镜、望远镜时不会发生镜片或镜框与仪器相碰的情况。
⑥ 不会出现镜片破裂而致戴镜者受伤。
⑦ 镜片不会因沾上油渍、积聚灰尘而影响工作。
⑧ 配戴防护面罩时更自然。
⑨ 视野更开阔。

下面介绍在不同环境下如何选择接触镜或配适比较安全，如何防范意外等。

一、化学性危险环境

化学性物质的溶液、粉尘或气体一旦进入或接触眼部，常引起眼部损伤。

与化学危险因素相关的眼部损伤通常包括化学烧伤、烟和蒸汽损伤，多发生在化工厂、实验室或施工场所。在这种环境下配戴接触镜，有研究认为，当化学性物质接触眼睛后，会被吸附在硬性接触镜的镜片底下，或被软性接触镜所吸收、浓缩，进而被释放至已经受干预的角膜上，可能加重对眼睛的伤害。

（一）烟雾与蒸汽

一些有毒的气体、蒸汽、烟雾、气溶胶或烟能渗入配搭不当的防护面罩中，进而对眼表产生影响。不同浓度的毒物对眼睛造成的影响不一。高浓度有毒气体往往引起眼睛的急性反应，如眼红、眼痛，且同时激发机体的防御系统，机体通过眼睑痉挛、流泪等机制阻止毒物进一步进入眼睛，同时使有毒物质得以稀释。但如果机体长期暴露在潜存的低浓度有毒物质中，则往往出现慢性结膜炎或轻微的角膜点状上皮染色，此时，对于接触镜配戴者而言，戴镜舒适度将大受影响。不少软镜配戴者在戴着接触镜切洋葱时较少出现流泪现象，这提示接触镜能防止因洋葱中的二硫化丙烯释放而致的流泪现象。而对于同为非水溶性的气体——邻氯苄叉缩丙二腈（催泪弹所释放的气体），已有报道指出，配戴接触镜能防止该气体对眼睛造成的流泪现象，即软镜能够有效保护眼睛免受催泪弹的干扰。

对于水溶性的气体、烟雾等能附着于软镜或被镜片材料吸收的化学物质，以往认为对眼睛会造成更严重或慢性的影响，但近期的研究发现影响并非严重，有害物质被软镜吸收后在角膜表面释放的浓度非常低，远不及角膜直接接触镜的浓度高；当然在这种环境下接触镜镜片需及时清洁和更换，但并不意味着不允许配戴；如果工作者戴上护目镜，配戴接触镜就不成问题。

（二）化学物质溅入

因化学物质的意外溅入眼睛而致的眼外伤，是工伤中比较常见的严重眼外伤之一。动物研究发现，软镜对强碱或强酸液体溅入眼球没有任何保护功能，但也没有证据表明配戴软镜会加重伤害，而高度远视软镜和硬镜则可对眼角膜提供部分保护作用。需要注意的是，这一结果并非提示接触镜可以替代防护眼镜。实际上在接触化学物品时，应严格按照安全操作规范配戴护目镜，在正确配戴防护面罩或护目镜的情况下，配戴接触镜并不会增加眼睛受伤的风险。

一旦眼睛接触到化学性危险物质，应撑开眼睑，并用大量清水冲洗眼睛。如接触镜还在眼睛里，应该立即取出镜片再行冲洗，然后到医院接受治疗。如果溅入腐蚀性较强的化学物质，应该立即冲洗并在送医院途中继续持续冲洗。如果接触有害气体、蒸汽、烟、喷雾剂，无论眼睛有无刺激感，均需摘除接触镜，并且对镜片进行彻底冲洗和清洁。如果再次戴入后仍然有不适感，应更换镜片。

（三）机械性危险

眼部机械性损伤通常包括眼球的挫伤、震荡伤、异物伤、擦伤及穿通伤。有文献表明，接触镜在某些情况下（如钝伤）能对眼睛起到一定的保护作用。

角膜异物是常见的眼外伤原因之一，接触镜对角膜异物的防护作用取决于镜片的厚度和硬度；对于空气中的金属细微粒和油滴状微粒，近期有证据表明，在这种环境下可以安全配戴软镜，虽然软镜和硬镜均能提供一定的保护作用，但硬镜可因将微粒夹在镜片和角膜之间而产生问题，需要慎重。对于体积较大的弹射微粒（直径大于1mm），软镜基本没有保护作用；根据文献资料报道，与不戴任何镜片相比，配戴低含水量镜片能少量提高角膜抵抗穿孔的能力；而硬镜镜片在遇到高能量微粒冲击时会碎裂，且碎片可能会进入角膜，造成进一步的伤害。研究发现，配戴接触镜可对防止摩擦伤和断裂伤起到一定作用，作用的大小依机械冲击力的方向而定，在这种情况下，与配戴接触镜相比，配戴框架眼镜受眼外伤的风险更大。

二、物理性危险环境

除了化学及机械性危险以外，温度、辐射等物理性因素，也和接触镜配戴有着密切关系。

（一）温度

动物实验发现，在极低温环境下配戴接触镜不会对眼睛造成伤害，相反，接触镜可在低温环境下保护眼睛免受风雪的侵袭。同样，在高温状态下，高温高湿的环境里（室温可高达80℃），也可以正常配戴接触镜，只是当处于高温而低湿的环境时，泪膜蒸发率升高，镜片可能会出现脱水的情况，但可以通过增加瞬目来减缓症状。

（二）辐射

辐射能量可分为离子型和非离子型的。离子型辐射在能量光谱的高频端，它通过撞击电子使电子离开轨道（离子性），种类和来源有：X射线和γ射线（太阳射线）、α粒子（地球射线）、β粒子（地球射线）、中子（地球射线）、宇宙射线（宇宙－外部的空间）。

视频终端设备辐射会造成白内障、流产、畸胎等，接触镜有防辐射功能，可以减少因辐射引起的相关并发症，但角膜接触镜不能代替防护镜，同时要注意因为注意力集中，瞬目次数减少，配戴角膜接触镜增加了干眼现象的发生。

（三）振动应力

对于时常受到振动应力影响的人群，如骑摩托车者、使用冲击钻挖掘地面或墙面的工人，其视力可因双眼所受到的快速振动作用而有所下降，但具体受影响的程度与振动的频率、工作者的头位、双眼运动状态有关。考虑到接触镜相对于框架眼镜更稳定，离眼节点的位置也更近，所以推断配戴接触镜所受振动应力的影响应小于配戴框架眼镜，特别是对于高度屈光不正的患者。有研究显示，在受到振动应力的作用时，配戴接触镜与配戴框架眼镜的视觉效果并无差异，没有观察到接触镜出现移位的情况。

（四）加速度状态

人体会在某些环境下因加速度的作用而受到几倍于重力的力量，例如飞机驾驶员，或乘坐"过山车"。有人认为加速度会使接触镜镜片出现移位甚至脱离，但研究显示，这种情况下镜片出现移位的情况并不严重，对于配适较紧的镜片更没有出现移位；重力作用下出现的视力受影响，往往是因视网膜缺血引起，而非与镜片移位有关。这些证据证明，从事空中格斗的飞行员可以安全配戴接触镜。

三、配戴接触镜时出现意外的应急处理

无论是接触镜配戴者本人，或是医护人员，均需要清楚在出现意外时如何对接触镜配戴者进行处理。

1. 暴露于烟雾及蒸汽环境下

及时摘除并清洁、冲洗镜片。如眼睛无不适感，可将镜片重新戴上。

2. 化学性物质溅伤

应撑开眼睑，并用大量清水冲洗眼睛。如果接触镜还在眼睛里，应该立即取出镜片再冲洗眼睛，然后到医院接受治疗。如果溅入腐蚀性较强的化学物质，应该立即冲洗并在送医院途中继续持续冲洗。

3. 沙子等异物入眼

摘除镜片并冲洗眼睛，如眼睛仍感不适，或怀疑异物仍可能存留在眼睛里，或出现视物模糊，应至医院进行眼部健康检查，待情况好转后才可戴上接触镜。

4. 钝挫伤

由于可能伴随有角膜水肿及擦伤等情况出现，摘除镜片变得困难。此时应立即进行全面检查及情况评估。

5．戴镜出现眼红、眼痛等不适

立即停戴接触镜，并向医生咨询。

6．镜片黏附

如镜片因高温、红外线、低湿度的影响而变得干燥，可先将镜片润湿后（多瞬目或使用生理盐水）再将镜片摘除。切勿在镜片干燥的状态下进行摘除。

7．焊接工作

如果在进行焊接工作时没有戴防护眼镜，应在电光性眼炎发生前尽快摘下接触镜；如果 24h 后没有出现电光性眼炎症状，可继续戴上接触镜。

8．镜片丢失

首先确认镜片有无落入结膜囊中，如在结膜囊中可将其小心推回角膜表面。查看镜片是否掉落在衣服、地板上，找到镜片后应将其彻底清洁并观察其是否损坏。如镜片无损，在彻底清洁后可重新戴上。如戴镜后出现眼睛不适，应向医生咨询。

事实证据表明，在很多情况下，配戴接触镜较配戴框架眼镜安全。在一些表面看上去有危险的工作环境里，仍然可以安全配戴接触镜。在有化学物质飞溅、沙尘、悬浮颗粒、非电离配戴防护设备的环境下，接触镜并不能取代护目镜或防护面罩。

知识点 4　彩色接触镜与日常生活

|理论要求|

1．了解彩色接触镜的镜片类型。

2．了解配戴彩色接触镜的注意事项。

3．了解彩色接触镜与日常生活的关系。

彩色接触镜指的是有颜色的接触镜，对接触镜进行染色的原因通常有：

① 使镜片易于辨认，便于镜片的配戴。

② 娱乐或节假日活动化妆需要。主要目的在于增强或改变现有虹膜的颜色，为娱乐或节假日活动提供特殊的效果或气氛，或达到化妆的效果。

③ 治疗（美容）的目的。作为一种修复器具，彩色镜片的主要目的是改善眼外观，如角膜白斑、无虹膜症等；帮助有色觉缺陷的患者区分他们经常混淆

的颜色；完全不透明染色的镜片可用于弱视，作遮盖健眼用。

由于目前市面上出售的彩色接触镜种类越来越多，而人们也因化妆等需要而对彩色接触镜产生兴趣。医生首先应评估患者的需求，确定所需的接触镜类型，然后再决定色彩的种类，例如深色的镜片不适合全天配戴，因为患者的夜间驾驶能力会因此受严重影响。在每次接诊时，必须向彩色接触镜配戴者强调镜片并非单纯的装饰品，而是有可能影响眼部健康的医疗器械用品。应该根据配戴者的要求、虹膜的颜色进行选择，同时告知配戴者若镜片护理产品使用不当时有可能出现的问题，以及配戴这类镜片对角膜生理潜在的负面影响。

一、彩色接触镜镜片的类型

彩色接触镜主要分为两大染色类型：最常见为透明染色，其次为不透明染色。水凝胶镜片是目前最常见的材料，水凝胶镜片相比其他染色镜片的优势在于中心定位好，相对于眼表的移动较少。从美容的角度来看，这点非常重要。

（一）透明染色水凝胶镜片

透明染色水凝胶镜片是常见的染色镜片，具有很浅的颜色，染色区直径大，接近配戴者的可见虹膜直径。其用途包括染色使镜片易于辨认，加深眼睛自然的颜色，帮助色觉缺陷的患者。

当镜片的染色区覆盖瞳孔区，会减少和改变进入眼睛光线的光谱特性，但美容效果往往更好。在某些条件下，有些染色镜片可能会引起配戴者视觉工作吃力的问题，例如，在海上航行能见度较低时配戴深琥珀色接触镜可能影响发现红色信号灯的能力，但一般来说透明染色镜片不会明显影响颜色视觉，尤其是瞳孔区清晰的镜片。

镜片的透明染色工艺主要有两种：浸染法和共价结合法。浸染法产生的镜片比共价结合法产生的镜片更趋于稳定，不易与镜片护理产品的成分发生反应，但缺点是镜片染色密度会略有不同；而共价结合法产生的镜片染色均匀，但色彩较易被镜片护理产品漂白（尤其是含氯的护理液系统）。

透明染色水凝胶镜片可有各种颜色，且每种颜色通常有浅色和深色两种镜片，有时还有作为过渡色的第三种。在评估配戴透明染色镜片的视觉功能时，应注意以下参数有无明显变化：视力、对比敏感度、颜色分辨力。在选择颜色种类时，首先要评估配戴者的正常色觉，临床上发现通过配戴某些颜色的镜片可提高色弱患者区分颜色的能力；但注意不应将透光率小于 85% 的染色接触镜处方给予有意夜间使用的配戴者。配戴透明染色的接触镜需要注意镜片可随时间而褪色,造成镜片褪色的因素包括含氯的游泳池水、含有机过氧化物的外敷药品等。对透明染色水凝胶镜片,有必要维持良好的中心定位,以防止镜片染色区域出现在巩膜上;评估染色镜片对眼睛颜色的影响也应在明亮或日光的条件下进行,光源的色温也很重要。

(二)不透明染色水凝胶镜片

不透明染色水凝胶镜片的用途包括美容性地改变眼睛的颜色、隐藏角膜瘢痕组织、隐藏虹膜缺陷、遮盖弱视患者的健眼,以及表演时营造特殊气氛。在市场上大量出现的美容性不透明染色镜片,其色彩实际上仅是部分遮蔽虹膜区,这是为了能显示出虹膜自然颜色和镜片图像相混合的颜色,从而使虹膜产生一些真实深度的外观,镜片看起来更有真实感。

不透明染色水凝胶镜片染色工艺主要有扩布法、分层法、涂层及点阵法。前面两种方法是比较早应用的工艺,扩布法生产的镜片单调且不自然,分层法生产的镜片较厚且硬;而涂层及点阵法是近期的创新,使镜片供应更容易并且价格更便宜,镜片在明亮灯光下呈现更自然的外观。不透明染色水凝胶镜片有固定直径的清晰瞳孔区,一般镜片上的清晰瞳孔区应位于角膜的中央并略大于配戴者的瞳孔。由于不透明染色水凝胶镜片比透明镜片更厚、更硬,需注意配戴这种类型的镜片时容易出现角膜缺氧的问题,应根据患者的角膜生理情况限制配戴时间;另外,因镜片上固定直径的瞳孔区,可使配戴者的视野受到一定影响,加上配戴者的低对比度视力可能下降,因此不鼓励需要进行夜间驾驶的人群配戴不透明染色的接触镜。

二、配戴彩色接触镜的注意事项

需要注意的是,与一般含度数的接触镜一样,配戴用于化妆或娱乐用的平光(不含度数)彩色接触镜,同样需要进行戴镜前的眼睛健康检查、合理的镜片护理及定期的复查。由于镜片度数为零,故经常发生有戴镜者相互交换镜片配戴而发生交叉感染的情况。针对该问题对大众健康造成的潜在威胁,美国在2005年宣布所有接触镜(无论是否含有屈光力)均属于医疗器械,如药品一样,必须经有资格的执业人士配方。中国目前尚未有如此法例规定,但作为医务人员对此应有所认识,在接待戴镜者时多加注意。

曾有配戴彩色镜片引起角膜畸变的报道,畸变往往发生在角膜中央对应于清晰瞳距的区域,可能是由于镜片无色与着色交界处含水量下降,或结合其他因素导致角膜局部受力不均，从而引起角膜畸变；也有研究认为，或是由于染色镜片弹性模量的改变而使角膜局部受力不均；这种角膜畸变在停戴镜片后是可逆的，但医生须对配戴者进行严密随访，减少并发症的发生。

现在，彩色（染色）接触镜因能够改善眼睛的外观而在日常生活中被大量使用，在选择适宜的美容镜片之前，必须进行个体化的评估，确认患者配戴彩色接触镜的初始动机（视力的需要？美容的需要？任意改变外观的需要？），然后对环境光源及周围光线、镜片染色和虹膜自然颜色3个因素进行综合考虑，这样有助于达到配戴者的期望值。当配戴者纯粹是为了改变眼睛颜色而戴彩色接触镜时，要提醒配戴者认真对待，注意可能引起的角膜缺氧（特别是不透明染色接触镜）的问题，避免并发症的发生，做到频繁更换染色水凝胶镜片，同时还需考虑护理系统对镜片染色的影响。

知识点 5　多焦点接触镜与日常生活

理论要求：

1. 了解渐变多焦点接触镜的设计。

2. 熟悉渐变多焦点接触镜的验配处方。

新时代的生活方式已经和过往大大不同，现代人每天近处用眼需求（如手机等电子产品）超过 10h，在 40 岁左右，老视开始出现，看不清近处的小字，对现代人日常生活质量影响日益加剧。

中国人口的年龄中位数如下：1990 年为 24.8 岁，2000 年为 29.6 岁，2010 年为 34.6 岁，2020 年为 37.7 岁，2030 年为 42.1 岁。

到了 2030 年，中国有一半人口进入老视年龄，对渐进多焦点接触镜的需求上升。目前，绝大多数消费者根本不知道多焦点接触镜的存在，所以了解如何正确选择和验配多焦点接触镜是非常重要的。

（一）渐进多焦点设计

1. 同时视设计

容易验配，戴镜舒适感好，对大一点的瞳孔更适合。

2. 中央视远设计

最适合大瞳孔，在瞳孔区可同时有视远和视近部分，如图 8-1 所示。

3. 中央视近设计

对于稍微更小瞳孔的人，在瞳孔直径范围内得到无论近距视力还是远距视力都是最好的，如图 8-2 所示。

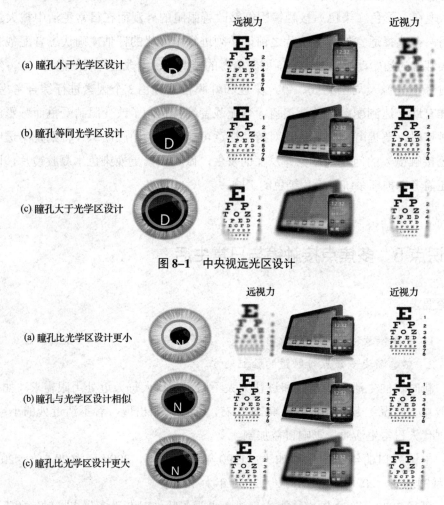

图 8-1　中央视远光区设计

图 8-2　中央视近光区设计

4. 非球面渐进多焦设计

屈光度从镜片光学区的中心到光学区的边缘逐渐变化，瞳孔同时覆盖远用光区和近用光区（同心圆形，同时性视觉），大脑视觉中枢感知其中更加清晰的影像。非球面渐进多焦设计原理：根据瞳孔生理反射视近时缩小、视远时散大的特征，中央光学区视近设计可以更好地发挥作用。

（二）渐进多焦点验配

软性多焦接触镜的理想配戴人群，如果从屈光焦度考虑，为新出现的老视、低散光（≤0.75D）、中等近视（>-3.00D）和目前的接触镜配戴者。

验配 4 步曲：

步骤 1　确定远用光度，通过顶点度数换算法确定配戴者远用的等效球面光度，开具最大正光度镜片处方，柱镜光度最好不超过 1.00DC，测量双眼视力（远用和近用）。

步骤 2　确定主眼和副眼（主眼一般为较常用或决定方向的一只眼）。

步骤 3　确定下加光度，初期老视选用低下加光度镜片，深度老视选用中、高下加光度镜片。

步骤 4　镜片配适评估。试戴 10min 后，检查镜片配适状态，良好的配适包括良好的中心定位和适当的移动度等；在正常室内照明下进行光度追加矫正（片上验光）；如果双眼看远和看近均没有问题，就可以配发镜片了。检查时，以正常使用情况为标准，如阅读报纸、再检查室外看远等。

如果配戴者不满意，在双眼同时视的情况下，用框架眼镜的试戴片改变光度，以提高视力。提高远视力：在主眼上追加（Add）-0.25D 或将主眼上"高下加"（High Add）光度镜片改为"低下加"（Low Add）光度镜片；提高近视力：在副眼上追加 +0.25D，或将副眼上的镜片换成"高下加"光度镜片。

示例 1　验配情况

验光光度 OD：-4.50D，Add +1.25D，为主眼；OS：-3.00D，Add +1.25D，为副眼。试戴后处方为 OD：-4.25D，Low Add；OS：-3.00D，Low Add。试戴后配适和配戴者反应表现为镜片中心定位，移动度良好；看远视力良好；看近视力良好。

示例 2　提高远视力

验光光度 OD：-5.00D，Add +1.75D，为副眼；OS：-6.00D，Add +1.75D，为主眼。试戴后处方为 OD：-4.75D，High Add，副眼；OS：-5.50D，High Add，主眼。试戴后配适和配戴者反应表现为镜片中心定位，移动度良好，远视力不够清晰，近视力良好。因此需要提高看远视力。可以主眼加 -0.25D，主眼改成 Low Add 提高远视力。有两种方案可以实现：

方案一：OD：-4.75D，High Add；OS：-5.75D，High Add。

方案二：OD：-4.75D，High Add；OS：-5.50D，Low Add。

示例 3　提高近视力

验光光度 OD：-1.75D，Add +1.75D，为副眼；OS：-2.50D，Add +1.75D，为主眼。试戴后处方为 OD：-1.75D，High Add，为副眼；OS：-2.50D，High Add，为主眼。试戴配适和配戴者反应表现为镜片中心定位，移动度良好，看远视力良好，看近视力不够清晰，因此需要增强看近视力，可以通过副眼加 +0.25D 和副眼改成 High Add 改进，有以下两种方案实现：

方案一：OD：–1.50D，High Add；OS：–2.50D，High Add。

方案二：OD：–1.25D，High Add；OS：–2.50D，High Add。

（三）渐进多焦点接触镜验配注意事项

（1）消费者教育方面　在阅读时加大照明亮度，有助于提高近视力矫正效果；耀眼的日光下配戴太阳镜可以改善远视力。即使验配很满意，也要叮嘱消费者按时复查，以便及时解决使用过程中出现的问题。

（2）系统视觉优化过程随访　首先确定远视力，如远视力模糊，重复远调整；如近视力模糊，重复近调整。应先询问戴镜方式、戴镜过程中的问题后再调整。

附录　曲率与半径换算表

36.00–9.37	39.00–8.65	42.00–8.03	45.00–7.50	48.00–7.03	51.00–6.61	54.00–6.25
36.12–9.33	39.12–8.62	42.12–8.01	45.12–7.48	48.12–7.01	51.12–6.60	54.12–6.23
36.25–9.30	39.25–8.59	42.25–7.98	45.25–7.45	48.25–6.99	51.25–6.58	54.25–6.22
36.37–9.27	39.37–8.57	42.37–7.96	45.37–7.43	48.37–6.97	51.37–6.56	54.37–6.20
36.50–9.24	39.50–8.54	42.50–7.94	45.50–7.41	48.50–6.95	51.50–6.55	54.50–6.19
36.62–9.21	39.62–8.51	42.62–7.91	45.62–7.39	48.62–6.94	51.62–6.53	54.62–6.17
36.75–9.18	39.75–8.49	42.75–7.89	45.75–7.37	48.75–6.92	51.75–6.52	54.75–6.16
36.87–9.15	39.87–8.45	42.87–7.87	45.87–7.35	48.87–6.90	51.87–6.50	54.87–6.15
37.00–9.12	40.00–8.43	43.00–7.84	46.00–7.33	49.00–6.88	52.00–6.49	55.00–6.13
37.12–9.09	40.12–8.41	43.12–7.82	46.12–7.31	49.12–6.87	52.12–6.47	55.12–6.12
37.25–9.06	40.25–8.38	43.25–7.80	46.25–7.29	49.25–6.85	52.25–6.46	55.25–6.10
37.37–9.03	40.37–8.36	43.37–7.78	46.37–7.27	49.37–6.83	52.37–6.44	55.37–6.09
37.50–9.00	40.50–8.33	43.50–7.75	46.50–7.25	49.50–6.81	52.50–6.42	55.50–6.08
37.62–8.97	40.62–8.30	43.62–7.73	46.62–7.23	49.62–6.80	52.62–6.41	55.62–6.06
37.75–8.94	40.75–8.28	43.75–7.71	46.75–7.21	49.75–6.78	52.75–6.39	55.75–6.05
37.87–8.91	40.87–8.25	43.87–7.69	46.87–7.20	49.87–6.76	52.87–6.38	55.87–6.04
38.00–8.88	41.00–8.23	44.00–7.67	47.00–7.18	50.00–6.75	53.00–6.36	
38.12–8.65	41.12–8.20	44.12–7.64	47.12–7.16	50.12–6.73	53.12–6.35	
38.25–8.82	41.25–8.18	44.25–7.62	47.25–7.14	50.25–6.71	53.25–6.33	
38.37–8.79	41.37–8.15	44.37–7.60	47.37–7.12	50.37–6.70	53.37–6.32	
38.50–8.76	41.50–8.13	44.50–7.58	47.50–7.10	50.50–6.68	53.50–6.30	
38.62–8.73	41.62–8.10	44.62–7.56	47.62–7.08	50.62–6.66	53.62–6.29	
38.75–8.70	41.75–8.08	44.75–7.54	47.75–7.06	50.75–6.65	53.75–6.27	
38.87–8.68	41.87–8.06	44.87–7.52	47.87–7.05	50.87–6.63	53.87–6.26	

参 考 文 献

1. 吕帆，谢培英. 角膜接触镜学 [M]. 北京：人民卫生出版社. 2004.

2. 陈浩. 角膜接触镜验配技术 [M]. 北京：高等教育出版社. 2005.

3. 陈浩. 接触镜验配技术 [M]. 北京：高等教育出版社. 2015.

4. 惠延年. 眼科学 [M]. 北京：人民卫生出版社. 2004.

5. 徐国兴. 眼科学基础 [M]. 北京：高等教育出版社. 2014.

6. 谢培英. 接触镜验配技术 [M]. 北京：人民卫生出版社. 2012.

7. 吕帆. 隐形眼镜与眼健康吕帆 2017 观点 [M]. 北京：科学技术文献出版社. 2017.

8. 吕帆. 角膜塑形镜验配技术（基础篇实习指导）[M]. 北京：人民卫生出版社. 2015.

9. 谢培英. 角膜塑形镜验配技术（基础篇）[M]. 北京：人民卫生出版社. 2014.

10. 梅颖，唐至萍. 硬性角膜接触镜验配案例图谱 [M]. 北京：人民卫生出版社. 2015.

11. 王宁利，杨智宽. 软性角膜接触镜临床验配技术 [M]. 北京：中华医学电子音像出版社. 2015.